A MULTIDISCIPLINARY
APPROACH IN MANAGING
PEDIATRIC LIVER TRANSPLANTS
A SELECTED CASE COLLECTION

# 儿童肝移植

## 疑难病例多学科诊疗案例精选

主编

夏 强　薛 峰

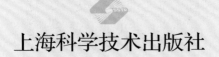

上海科学技术出版社

**图书在版编目（ＣＩＰ）数据**

儿童肝移植：疑难病例多学科诊疗案例精选 / 夏强，薛峰主编. -- 上海：上海科学技术出版社，2022.10
　ISBN 978-7-5478-5811-0

Ⅰ. ①儿… Ⅱ. ①夏… ②薛… Ⅲ. ①小儿疾病—肝移植 Ⅳ. ①R726.573

中国版本图书馆CIP数据核字(2022)第153521号

本书受以下项目资助：

（1）基于"儿童罕见病的肝移植治疗"科普教育工程，上海市2020年度"科技创新行动计划"科普专项（第二批）项目（20DZ2312300）。

（2）中国-东南亚儿童终末期肝病转化研究中心，上海市2021年度"科技创新行动计划""一带一路"国际合作项目（21410750400）。

**儿童肝移植：疑难病例多学科诊疗案例精选**
主编　夏　强　薛　峰

上海世纪出版(集团)有限公司　出版、发行
上 海 科 学 技 术 出 版 社
（上海市闵行区号景路159弄A座9F-10F）
邮政编码201101　www. sstp. cn
苏州美柯乐制版印务有限责任公司印刷
开本 889×1194　1/16　印张 14.25
字数 300千字
2022年10月第1版　2022年10月第1次印刷
ISBN 978-7-5478-5811-0/R · 2571
定价：198.00元

# 内容提要

　　上海交通大学医学院附属仁济医院肝脏外科是全国最大的儿童肝移植中心。本书精心挑选了肝脏外科学术带头人夏强教授带领的上海交通大学医学院附属仁济医院儿童肝移植多学科团队所诊治的38例特殊、疑难病例。每个病例详述了病史资料、诊疗经过和随访管理等内容，并结合指南和最新文献，总结病例特点与诊疗难点，最后设置了专家点评，从整体医学视角点评每个病例的精华和要点。书中附有大量清晰的影像学资料、术中图像和病理图像等，部分案例同时配以生动形象的插画，提升了全书的可读性和专业性，以图文并茂的方式分享了我国在儿童肝移植领域的创新性工作、规范管理和独到经验。

　　本书作者权威、编排得当，可供肝移植专业医师及相关研究和工作人员参考。

# 编者名单

## 主 编

夏　强　薛　峰

## 副主编

张　婷　罗　毅

## 编　者

（按姓氏笔画排序）

万　平　上海交通大学医学院附属仁济医院

吉　浩　上海交通大学医学院附属仁济医院

朱建军　上海交通大学医学院附属仁济医院

刘　源　上海交通大学医学院附属仁济医院

池嘉昌　上海交通大学医学院附属仁济医院

李　萌　上海交通大学医学院附属仁济医院

李小露　上海市儿童医院

吴　忌　上海交通大学医学院附属仁济医院

吴浩翔　上海交通大学医学院附属仁济医院

张　婷　上海市儿童医院

张家旭　上海交通大学医学院附属仁济医院

陈　晨　上海交通大学医学院附属仁济医院

陈其民　上海儿童医学中心

林冬妮　上海交通大学医学院附属仁济医院

罗　毅　上海交通大学医学院附属仁济医院

周　韬　上海交通大学医学院附属仁济医院

周艾炜　上海交通大学医学院附属仁济医院

宗志鹏　上海交通大学医学院附属仁济医院

封明轩　上海交通大学医学院附属仁济医院

赵　东　上海交通大学医学院附属仁济医院

夏　强　上海交通大学医学院附属仁济医院

钱永兵　上海交通大学医学院附属仁济医院

奚志峰　上海交通大学医学院附属仁济医院

高君达　上海交通大学医学院附属仁济医院

高怡瑾　上海儿童医学中心

黄永馨　上海交通大学医学院附属仁济医院

薛　峰　上海交通大学医学院附属仁济医院

## 学术秘书

张家旭　林冬妮　吴　忌

# 主编介绍

## 夏强 · 教授

上海交通大学医学院附属仁济医院院长、肝脏外科学术带头人

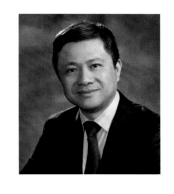

主任医师、教授、博士研究生导师。1997年毕业于复旦大学上海医学院（原上海医科大学），获医学博士学位。现任上海交通大学医学院附属仁济医院院长、肝脏外科学术带头人、上海器官移植研究所所长、上海市器官移植与免疫工程技术研究中心主任、上海市肝移植质控中心主任。为上海市优秀学科带头人、上海市领军人才。还担任国际肝移植学会（ILTS）学术委员会委员、国际肝移植学会儿童委员会委员、国际活体肝移植学会（ILDLT）执行委员、中国医师协会器官移植医师分会常委、中国医师协会器官移植医师分会儿童器官移植专业委员会主任委员、中华医学会器官移植学分会儿童移植学组组长、上海医学会器官移植分会主任委员。2014年获第九届中国医师奖、上海市"五一劳动奖章"、上海市职工职业道德模范先进个人；2015年获上海市先进工作者；2016年获上海市"年度劳模人物"；2017年获"上海市科技精英"奖、上海交通大学"教书育人"奖、上海医学发展杰出贡献奖、"全国十大最美医生"称号；2018年获"感动上海人物""上海工匠"称号，享受国务院政府特殊津贴。目前，担任*Hepatobiliary & Pancreatic Diseases International*副主编，以及*Clinical Transplantation*、《中华消化外科》《中华移植杂志》等杂志编委。作为项目第一负责人获国家科学技术进步奖二等奖、上海科学技术进步奖一等奖、高等学校科学技术进步奖一等奖、华夏医学奖一等奖、上海医学科技奖一等奖。作为首席专家牵头科技部国家重点研发计划项目1项，主持国家自然科学基金重大研究计划（重点支持项目）等国家和省部级课题25项。以第一或通讯作者发表论文300余篇，其中SCI收录论文140余篇，总影响因子610分。擅长成人及儿童终末期肝病与肝脏良、恶性肿瘤的外科治疗，尤其在成人与儿童肝移植领域做出了杰出贡献。

## 薛峰·教授

### 上海交通大学医学院附属仁济医院肝脏外科儿童病区主任、教学主任

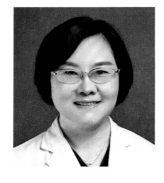

主任医师、教授、博士研究生导师。1992年毕业于上海交通大学医学院（原上海第二医科大学）临床医学专业。2000—2004年获日本海外文部省奖学金，赴日本国立富山医科药科大学攻读肝脏病学博士学位；2004—2006年获日本科学技术振兴会科研基金，在日本国立大阪大学从事器官移植博士后研究。现任上海交通大学医学院附属仁济医院肝脏外科教学主任、儿童病区主任及涉外医疗负责人。担任中华医学会肝脏病学分会药物性肝病学组副秘书长、上海医师协会小儿肝病工作组副组长、上海医学会肝脏病学分会儿童及遗传代谢性肝病学组副组长、中国医师协会器官移植分会委员、中国器官移植病理委员会委员、上海市高级女医师协会委员、上海市食品药品监督管理局审评专家、国家自然科学基金委员会课题评审专家和国家科学技术部课题评审专家。还担任 *Journal of Pediatric Gastroenterology and Nutrition*（中文版）、*Journal of Gastroenterology and Hepatology*、*Journal of Digestive Diseases*、《肝脏》《胃肠病学杂志》等国内外杂志编委或审稿人。2000年获国际肝脏病学会奖（HANS POPPER PRIZE），2007年入选上海市浦江人才计划。主持国家自然科学基金面上项目、国家科学技术部重大项目子课题等省部级课题9项，发表论文、论著80多篇，其中以第一作者及通讯作者发表60多篇；参编著作4部；以第一完成人授权的国家发明专利3项。擅长肝脏移植内科并发症的诊断处理，儿童肝移植疑难病例的多学科管理，在器官移植免疫监控、感染、个体化用药和移植病理方面具有丰富的临床经验。

# 序 一

自 1963 年 Starzl 教授成功实施人体首例肝脏移植以来，肝脏移植技术历经半个世纪的发展，已经成为治疗终末期肝病的重要手段。中国的肝脏移植起步于 20 世纪 70 年代，21 世纪初迎来了肝移植临床应用的快速发展时期。2015 年 1 月 1 日起，公民自愿捐献成为移植器官的唯一合法来源，开启了中国肝移植法制化、规范化发展的新历程。截至 2021 年底，中国累计完成各类肝移植手术超过 3.5 万例，成为国际上完成肝移植例数第二位的国家，仅次于美国。中国儿童肝移植起步较晚，曾远远落后于欧美各国、日本和韩国等，1996 年才实施了首例儿童肝移植。在夏强教授等一批中青年专家的努力下，2012 年之后进入快速发展阶段，2018 年突破年度 1 000 例，使我国成为儿童肝移植例数最多的国家。

儿童肝移植因患儿自身的特点，在病种、发病机制、病理生理特点、围手术期管理、手术方式、供体来源、术后随访及并发症处理等各个方面，均与成人肝移植有非常大的差异。由于历史原因，我国儿童肝移植也主要在成人肝胆外科或器官移植外科开展，而成功的儿童肝移植则需要包括儿科在内的多学科参与。多学科综合诊疗（multidisciplinary treatment, MDT）是由多学科资深专家针对同一病例以共同讨论的方式，为患者制订个性化最优诊疗方案的过程。在欧美国家，MDT 已成为常态化诊疗模式，大大提高了肝移植患者的术后生存率。国内的器官移植中心也逐步建立了 MDT 诊疗制度，但临床效果仍参差不齐。

夏强教授和薛峰教授总结了多年儿童肝移植丰富的临床经验，编写了这本非常有特色的书。《儿童肝移植：疑难病例多学科诊疗案例精选》通过描述 38 个病例的 MDT

多学科诊疗经过，结合疾病的最新进展及笔者单位的经验体会，辅以插图，帮助读者对复杂性、全身性疾病深入理解，同时作为一本实用的工具书，向肝移植专业人员推介儿童肝移植的诊疗规范。

希望广大肝移植医师和年轻医师从中汲取精华，获得经验与启发，共同把我国儿童肝移植事业推向新的高峰！

中国工程院院士

树兰国际医学院院长

2022 年 5 月

# 序 二

现代外科发展步入精准时代，追求安全、高效、微创，使病患获益最大化。在肝移植领域，儿童肝移植是精准外科学最为集中的体现。

在儿童肝移植的术前适应证方面，罕见病、先天性遗传病较多，不同疾病有各自特点，往往涉及全身多个系统、器官，围手术期处理也各有不同。这和成人肝移植中以乙型肝炎相关性疾病、肝癌、自身免疫性肝病、急性肝衰竭等为主的发病特点有显著的区别，儿童肝移植更加强调精准的诊断和治疗。例如：肝移植治疗先天代谢性疾病时，强调通过特殊饮食、药物等治疗来减轻代谢异常的损害，以及评估手术的时机和获益；合并肝外系统损害和病变时，注意识别并协同处理；并且，需要为病患提供未来的遗传、生育指导，避免新的家族性病例出现等。这些无一不是依靠精准医学来实现的。

在手术评估与实施阶段，尤其体现精准外科学的特点。传统的成人肝移植多为全肝移植，而儿童肝移植则多为部分肝移植，需要精准评估。在肝脏供体、受体之间需要详细确定肝内脉管系统的走行和口径，各段体积、厚度。只有术前精细规划，手术过程精细操作，严格按照预定的手术计划实施，才能最大化地保证供体的安全、供肝的血供与回流通畅，以确保供者创伤最小和手术安全成功。

术后并发症的准确诊断和处理决定了肝移植儿童的生存期。进行可逆性后部白质脑病、肝窦阻塞综合征、抗体介导的排斥反应等并发症的诊断时常常面临困难，而只有做到精准诊断，才能实施有效的治疗。对于门静脉闭塞患者，需要从临床表现进展、影像学、介入效果等多维度评估血管闭塞特点、程度、范围和原因，详细了解周围侧支循环的情况，精准制订合理的最佳方案。

　　《儿童肝移植：疑难病例多学科诊疗案例精选》是上海交通大学医学院附属仁济医院儿童肝移植团队多年经验的积累和总结，内容翔实丰富，MDT诊疗意见极具参考价值，是我国儿童肝移植领域为数不多的临床参考书。希望本书可以给儿童肝移植同道以借鉴和启发！

中国工程院院士
清华大学临床医学院院长
北京清华长庚医院院长
2022年5月

# 前　言

　　儿童肝移植是挽救终末期肝病及一些先天性、遗传性、代谢性疾病患儿生命唯一有效的治疗手段。由于儿童疾病具有特殊性和复杂性，儿童肝移植是一项需要多学科合作的综合治疗。上海交通大学医学院附属仁济医院肝脏外科是全国最大的儿童肝移植中心，截至2022年4月，累计完成儿童肝移植超过2 850例，本着对肝移植患儿终身管理的理念，在国内最先开展了儿童肝移植多学科诊疗（MDT）模式。MDT的核心理念是以患者为中心，帮助患者获得个性化、多学科、全方位的"一站式"高质量、高效率诊疗，同时不同医院、不同学科之间优势互补、互相促进，对医学人才培养和学科建设具有积极的推动作用。

　　上海交通大学医学院附属仁济医院儿童肝移植MDT团队始建于2016年，以儿童肝移植为主导，联合上海儿童医学中心、上海市儿童医院、上海东方肝胆医院等单位的儿科及病理科等优势学科，以及上海交通大学医学院附属仁济医院消化内科、放射介入科等多个相关学科，建立稳定的MDT团队，帮助患儿获得个性化、多学科、全方位的"一站式"高效率诊疗，并积累了丰富的经验。

　　本书精心挑选了上海交通大学医学院附属仁济医院儿童肝移植MDT诊治的38例特殊、疑难病例，有些是罕见珍贵的，有些是诊断困难的，有些是治疗棘手的，甚至有些是容易误诊、漏诊的病例。每个病例详述了临床资料、诊治经过、随访管理及预后等内容，围绕病例的特点和诊疗难点总结经验；结合指南和最新文献，提供了病例学习的拓展内容，最后设置了专家点评，从整体医学视角点评每个病例的精华和要点。书中附有大量清晰的影像学资料、术中图像、病理图像等，提升了全书的可读性和专业性。部分病例同时配以生动形象的插画，旨在加深对疾病和治疗的理解。本书以肝移植外科专科、儿科医师及相关研究人员为读者对象，是开展儿童肝移植专业医师临床工作的实用参考图书。

在本书出版之际，衷心感谢我们的好邻居、好队友——上海儿童医学中心PICU科、感染科、小儿外科、血液肿瘤科、心脏内科、心外监护室、消化内科、肾脏内科的各位专家给予的大力支持，感谢所有编者的努力和付出，感谢科普工作室对本书医学插画的绘制，感谢上海科学技术出版社的大力支持。

鉴于儿童肝移植在国内尚处于起步阶段，书中难免有不足之处，敬请各位读者批评、指正。

夏 强 薛 峰

2022年4月

# 目　录

## 第三部分
## 儿童肝移植术后并发症的处理 133

## 第四部分
## 儿童肝移植新治疗与新技术 189

# 第一部分
# 儿童肝移植概况

- 肝移植手术是挽救终末期肝病儿童生命的重要手段（包括急、慢性肝衰竭，肝肿瘤和一些遗传代谢性疾病）。

- 建立一个多学科团队对于满足儿童肝移植的临床需求和保障良好预后至关重要。

- 由于肝移植供体短缺，以及供体、受体之间存在肝脏大小匹配难题，在临床实践中，儿童多采用活体和劈离式肝移植技术。

- 目前积极开展优化免疫抑制方案的研究，减少药物副作用，并促进免疫耐受。

肝移植手术是终末期肝病唯一有效的治疗方法，也是一些特殊代谢性疾病和不可切除肝脏肿瘤的治疗手段。根据美国获取和移植网络及移植受者科学登记系统报道，美国每年有500～600名患儿接受肝移植手术[1]。中国儿童肝移植在2012年之后进入快速发展阶段，2018年突破1 000例/年，成为儿童肝移植例数最多的国家[数据来源：中国肝移植注册中心（China Liver Transplant Registry, CLTR）][2]。2020年国际肝移植学会（International Liver Transplantation Society, ILTS）年会报告中显示，近5年全球累计有10 619名儿童接受了肝脏移植手术。由于移植前管理、患者选择、手术技术、器官保存、免疫抑制和移植后随访的不断完善和进步，儿童肝移植1年和5年生存率分别超过90%和80%，取得了令人满意的效果。

# 适应证与禁忌证

## 儿童肝移植适应证

儿童肝移植以延长患儿预期生命和提高生活质量为目标，其手术适应证与成人有很大区别。常见的儿童肝移植适应证如表1-0-1所示。胆道闭锁引起终末期肝病是早期开展儿童肝移植最重要的适应证，现在仍然是儿童肝移植最常见的原因。随着终末期肝病诊断技术的进步和肝移植治疗良好的长期效果，儿童的适应证也在发生改变[3, 4]。低龄儿童组，常见适应证包括先天性胆道闭锁、遗传代谢性疾病、急性肝衰竭和胆汁淤积性肝病。1～5岁年龄组，肝脏恶性肿瘤是儿童肝移植的第4位常见病因。11～17岁年龄组，非胆汁淤积性肝硬化是肝移植最常见的原因，其次是急性肝衰竭、代谢性疾病和胆汁淤积性肝硬化。

表 1-0-1　儿童肝移植的适应证

| 分类 | 疾病 | 分类 | 疾病 |
|---|---|---|---|
| 胆汁淤积相关 | 胆道闭锁<br>硬化性胆管炎<br>肠外营养相关的胆汁淤积性肝病<br>Alagille综合征<br>进行性家族性肝内胆汁淤积症<br>朗格汉斯细胞组织细胞增生症 | 代谢性疾病 | 原发性高草酸尿<br>糖原贮积症<br>血友病<br>某些线粒体疾病 |
| 肝炎 | 自身免疫性肝炎<br>乙型肝炎<br>丙型肝炎 | 肿瘤 | 肝母细胞瘤<br>血管内皮瘤<br>肝细胞癌<br>肉瘤 |
| 代谢性疾病 | α1抗胰蛋白酶缺乏症<br>囊性纤维化<br>Crigler-Najjar综合征<br>尿素循环缺陷<br>有机酸血症<br>枫糖尿病<br>酪氨酸血症<br>Wilson病 | 其他 | 隐源性肝硬化<br>妊娠同种免疫性肝病<br>Budd-Chiari综合征<br>先天性肝纤维化<br>Caroli病<br>药物性肝损<br>肝肺综合征<br>急性肝衰竭 |

　　儿童代谢性疾病肝移植的适应证相对复杂，一些疾病（如α1抗胰蛋白酶缺乏症、酪氨酸血症、糖原贮积症及Wilson病）可能导致肝脏结构破坏（包括肝硬化）。当出现急性或慢性肝功能衰竭、恶性肿瘤倾向或者频繁发作的严重代谢紊乱时，需及时实施肝移植手术[5]。另一些代谢性疾病，移植供肝可以替代疾病相关酶的缺陷并减少并发症（尿素循环缺陷、有机酸血症和Ⅰ型Crigler–Najjar综合征）；也有些代谢性疾病肝移植，虽然不能纠正肝外其他器官的酶缺乏，但有望改善患者的生活质量并减少肝外并发症，或预防疾病肝外表现的进展，如原发性高草酸尿Ⅰ型和有机酸血症[6]。另外，随着肥胖的流行，非酒精性脂肪肝正在成为成人和青少年肝移植的主要原因之一[7]。

　　儿童急性肝功能衰竭的病因与成人有所差异，大体可以分为感染性、代谢性、免疫和药物相关性几类，伴或不伴有肝性脑病表现。值得注意的是，超过50%的患儿没有得到明确诊断[8]。目前缺乏有效的体系判断肝移植手术合适的时机，也无法确切地判断哪些急性肝功能衰竭患儿能够自愈。

　　近年，随着儿童肿瘤学的进步，化疗和新辅助化疗后不可切除的肝母细胞瘤、肝细胞性肝癌，控制良好但侵犯胆管的朗格汉斯细胞组织细胞增生症等越来越多的肿瘤性疾病，不断成为肝脏移植手术新的适应证[9]。

## 儿童肝移植禁忌证

　　随着支持措施和医学专业知识的进步，合并症相关的肝移植的相对禁忌证正在减少。然而，一些绝对禁忌证仍然存在。主要包括：未控制的脓毒症、无法切除的肝外恶性肿瘤、严重的代谢紊乱或多系统器官功能衰竭无法通过移植纠正，以及存在不可逆的严重神经系统损伤。

# 转诊和移植评估

## 转诊患儿

　　及时转诊进行移植评估是确保在肝移植早期和长期阶段取得良好结局的关键步骤。转诊并不意味着只有肝移植一种结局，而是让移植团队能够在内科治疗效果不佳、需要移植的情况下有时间制订周详的肝移植计划。

　　是否转诊至肝移植科室取决于患儿的疾病进展：确诊急性肝衰竭并且快速进展或发生不可逆转的多器官衰竭时，必须尽快将患儿转诊至移植中心。转诊的时机取决于疾病进展速度与程度。总之，患儿生命体征越平稳，越有机会得到及时移植救治。对于某些代谢性疾病而言，早期转诊可能有助于避免多系统并发症和不可逆转的器官损伤[10]。

## 移植评估

　　评估过程的主要目标是根据内、外科全面检查结果建立一个完整的移植计划。儿童的临床疾病易感性、生理反应、神经认知和神经发育特征与成人不同，一些特征在儿童不同年龄阶段也有所不同。因此，儿童肝移植团队的多学科成员包括移植外科医师、具有儿科肝脏疾病专业知识的肝脏专科医师/消化科医师、移植协调员、营养学家、移植药剂师和财务顾问。整个过程还可能涉及多个学科，包括传染病学、移植免疫学、重症医学、麻醉学、精神/神经心理学、儿童发育学、心脏病学、肾病学、代谢性疾病、放射影像学及医学伦理学等。

多学科讨论疾病全过程治疗措施并排除手术禁忌证。共同制订终末期肝病相关并发症的处理方案（腹腔积液、瘙痒、门静脉高压症、营养不良、维生素缺乏和生长延迟），改善移植前营养状态和控制感染；条件允许的情况下，在移植前尽可能安排完成免疫接种[10]。

患儿术前应该接受胸部X线、超声多普勒、心电图或超声心动图、计算机断层扫描（CT）或磁共振（MRI）检查，还需要进行肝肾功能、电解质及出/凝血功能评估，以及评估EB病毒（Epstein-Barr virus，EBV）和巨细胞病毒（cytomegalovirus，CMV）的露风险。一些疾病还需要进行特殊评估，如肝母细胞瘤患儿在移植前应进行肿瘤分期、制订化疗方案并排除无法R0切除的肝外转移灶[9]。Alagille综合征患者需要评估疾病对心脏和肾脏功能的影响，以及脑血管畸形的风险[11]。肝移植治疗家族性肝内胆汁淤积症（familial intrahepatic cholestasis，FIC）疗效不一，FIC 1型患者术后可能发生严重腹泻和肝脂肪变性[12]。对于存在先天性门-体静脉分流或者门静脉高压的患儿，术前则应进行静坐时氧饱和度测定和肺动脉压力评估，准确评估肝肺综合征（hepatopulmonary syndrome，HPS）和新生儿持续性肺动脉高压（persistent pulmonary hypertension of the newborn，PPHN）对肝移植手术的风险，必要时甚至要考虑多器官联合移植[13, 14]。肝移植患儿父母的知情同意内容应包括适应证讨论、禁忌证讨论、移植替代方案、器官可用性讨论和活体供者的选择、供体风险评估、拒绝移植的权利、手术的风险及移植后并发症等告知。

# 外科技术

肝脏移植的外科技术基本成熟，移植物的大小是儿童肝移植手术中最为重要的问题。

大多数儿童在列入移植等待名单时年龄很小（有些不到1岁），由于小儿尸肝肝源有限，儿童的等待死亡率很高，在一些移植中心甚至高达25%。为了解决幼小患儿供体不足的状况，临床实践中发展出了一系列缩小大体积移植物的技术，旨在改善供体、受体移植物体积的匹配程度。推荐儿童供肝者体重为受者的0.5～2倍；部分肝移植推荐移植物受体体重比（graft to recipient weight ratio, GRWR）在1%～4%（图1-0-1和图1-0-2）[15]。

减体积肝移植技术是在移植物较大而受体较小不匹配时，将较大移植物削减至适当大小后再进行移植的手术技术[16]。劈离式肝移植技术是将1个供体分为2个移植物分别为2例受体手术的技术，由于能扩大供体来源和降低儿童受体等待期间的死亡率，劈离式肝移植技术得以在很多移植中心推广[17]。活体肝移植技术则是由健康供者切取部分肝脏作为患儿供肝，通常是切取供体的左外侧段（占肝体积的15%～20%）或完整左叶（占肝体积的30%～35%），以满足不同体重的低

### 尸体捐献肝移植

| 全肝脏 | 减体积肝脏 | 劈离肝脏 | | 改良劈离肝脏 | | 单 段 |
|---|---|---|---|---|---|---|
| 肝段 I～VIII | II～III ± IV | I+IV～VIII | II～III | V～VIII | I～IV | II 或 III |
| GRWR*<br>A 0.5～2 | — | A 0.5～2 | 40 50 60 70 80 90 100<br>B: 8 11 13 17 20<br>C: 5.3 6.7 9 11.3 13.3<br>D: 4 5.5 7 8.5 10 | 40 50 60 70 80 90 100<br>B: 24 33 42 51 60<br>C: 16 22 28 34 40<br>D: 12 16.5 21 25.5 30 | 40 50 60 70 80 90 100<br>B: 16 22 28 34 40<br>C: 11 15 19 23 27<br>D: 8 11 14 17 20 | — |

图1-0-1 · 尸体捐献的全肝/肝段与受体体重的匹配关系。A. 全肝移植的供体为受体体重的0.5 ～ 2倍，GRWR为1% ～ 4%。B ～ D. 劈离式肝移植供体与受体体重对照表（第一行为供体体重，B ～ D为受体体重（kg）对应的GRWR分别是2%、3%、4%）

### 活体肝移植

| 左外叶 | 左 肝 | 右 肝 |
|---|---|---|
| 肝段 II～III | II～IV ± I | V～VIII |
| GRWR* | 100 200 300 400 500 600 700 800<br>A: 10 20 30 40 50 60 70 80<br>B: 5 10 15 20 25 30 35 40<br>C: 3.3 6.7 10 13.5 17 20.5 24 27<br>D: 2.5 5 7.5 10 12.5 15 17.5 20 | |

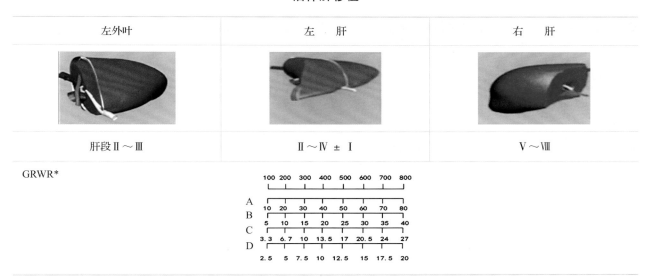

图1-0-2 · 活体肝移植GRWR对照表。第一行为活体供肝的重量（g）。A ～ D. 受体体重（kg），对应的GRWR分别为1%、2%、3%、4%

龄受者的需求；活体肝移植另一个优势是可以有计划地为患儿实施肝脏移植手术，使患儿获益最大化。活体肝移植的死亡率低于0.1%，手术并发症的发生率为3% ～ 5%[18]。

儿童肝移植术后门静脉血栓和胆道并发症的发生率高于成人受者。其中以胆道并发症最多见（14% ～ 15%）；血管并发症0 ～ 7.5%，在年龄较小的儿童中更为常见，积极主动干预可以明显改善患儿和移植物的预后[19, 20]。不同类型的移植疗效具有可比性，并且受到手术时机、移植团队的专业水准等因素影响，这种影响在婴幼儿移植手术中尤其突出。由于对儿童肝移植有更高的外科技术要求，减少手术并发症对于改善预后至关重要。

# 长期随访管理

长期随访是逐步将儿童肝移植受者从移植中心的医疗护理转向以家庭生活照顾为主的过程。在此过程中，免疫抑制药物的使用管理，儿童受者从儿童时期、青少年时期向成人期的过渡依然面临着诸多挑战。

## 免疫抑制与免疫耐受

钙调磷酸酶抑制剂（calcineurin inhibitor，CNI）（他克莫司或环孢素）是器官移植后最普遍使用的免疫抑制药物，其他常用药物还包括激素和吗替麦考酚酯（mycophenolate mofetil, MMF）。儿童肝移植受者术后早期一般接受2种或3种免疫抑制剂抗排斥治疗，通常术后3个月内停用激素、6个月或1年内停用吗替麦考酚酯。大多数儿童受者仍需要终身服用CNI类单药维持治疗，随着移植后时间的增加，逐步将免疫抑制药物减少到控制排斥反应的最低剂量。

与成人相比，儿童的单位公斤体重需要更高剂量的免疫抑制药物，因此必须注意平衡免疫抑制过度[感染、移植后淋巴增殖性疾病（post-transplant lymphoproliferative disorder, PTLD）等]与免疫抑制不足（排斥）之间的风险。低龄儿童，特别是婴儿受者，发生感染的风险最高，排斥的发生率相对较低[21]。免疫抑制过度导致的机会性感染和PTLD等并发症导致的死亡占儿童肝移植中长期死亡的30%[22]。另一方面，可能由于免疫抑制不足导致近半数的儿童受者在肝移植5年后表现出肝酶持续异常，或是肝酶正常的受者接受程序性肝活检病理诊断中发现40%～50%的儿童受者表现为慢性肝炎、肝纤维化或两者兼有的病理改变[23]。

随着越来越多的儿童肝移植受者步入成年，人们也更加关注免疫抑制剂本身潜在的危害，包括肾功能不全、心血管疾病、糖尿病、PTLD和骨质疏松症等，由此开展了免疫抑制剂最小化和停药的探索与尝试。由于多数儿童在2岁内接受了肝移植治疗，低龄患儿自身免疫系统尚未发育完善，加之亲属肝移植的组织相容性优势，使得他们对移植物的耐受性更好。据报道，20%～30%的儿童肝移植受者可能在停用免疫抑制的情况下达到移植物耐受[24]。实现免疫耐受具有三种方式：被动耐受、主动操作性耐受和诱导耐受。被动耐受主要是患儿因感染、严重免疫抑制剂相关副作用等原因被迫停用免疫抑制剂，部分患儿在长期停用免疫抑制剂后肝功能仍维持稳定，无明显肝内炎症和排斥反应的表现，达到免疫耐受状态。主动操作性耐受是在长期随访肝功能稳定的患儿中主动程序性撤除免疫抑制剂，在逐步撤药过程中筛选出可以达到免疫耐受状态的患儿[25]。诱导性耐受主要是通过输注干细胞、调节性T细胞、树突状细胞等免疫细胞诱导儿童受者对移植物的耐受，从而达到诱导免疫耐受的目的。上述工作目前尚在临床研究阶段，并不适于普遍推广。

## 依从性

据估计，35%～50%的青少年曾发生不依从医嘱的行为，这是儿童受者出现迟发性急性排斥反应和晚期移植物丢失最常见的原因[26]。随着儿童年龄的增长，定时服药的责任从监护人（通常是父母）转移至儿童自己。到达9岁时，约30%的儿童自主服药，从儿童期过渡到青春期和早期成年，儿童的心理需求随时间的推移发生很大变化。

保持儿童患者的依从性具有挑战性。儿童成长至成年，必须有一个过渡过程，以便安全有效地将护理责任从儿科转移到成人管理。没有过渡的情况下，青少年患者可能会经历焦虑、意识模糊、痛苦、无法适应新环境的要求，增加不依从风险，从而增加排斥甚至死亡风险。儿童受者成年之后应该进行自我管理，包括与治疗团队独立讨论自己的疾病、预约治疗等。然而，盲目促进青少年自我管理也不可取，过渡期可以在11～12岁就开始，措施包括为过渡中的青少年开设专门门诊[27]，以及指导父母的角色从"管理"向"监督"转换[28]。

（薛峰 编写；薛峰 校稿）

## · 参考文献 ·

[1] Kwong AJ, Kim WR, Lake JR, et al. OPTN/SRTR 2019 Annual Data Report: Liver[J]. Am J Transplant, 2021, Suppl 2: 208–315.

[2] 中国肝移植注册网，http://www.cltr.org/pages/index.jsp.

[3] Pham YH, Miloh T. Liver Transplantation in Children[J]. Clin Liver Dis, 2018, 22(4): 807–821. Review.

[4] Rawal N, Yazigi N. Pediatric Liver transplantation[J]. Pediatr Clin North Am, 2017, 64(3): 677–684. Review.

[5] Liu Y, Luo Y, Xia L, et al. Living-donor liver transplantation for children with tyrosinemia type I[J]. J Dig Dis, 2020, 21(3): 189–194.

[6] Mazariegos G, Shneider B, Burton B, et al. Liver transplantation for pediatric metabolic disease[J]. Mol Genet Metab, 2014, 111(4): 418–427.

[7] Alkhouri N, Hanouneh I A, Zein NN, et al. Liver transplantation for nonalcoholic steatohepatitis in young patients[J]. Transplant International, 2016, 29(4): 418–424.

[8] Kulkarni S, Perez C, Pichardo C, et al. Use of Pediatric Health Information System database to study the trends in the incidence, management, etiology, and outcomes due to pediatric acute liver failure in the United States from 2008 to 2013[J]. Pediatr Transplant, 2015, 19(8): 888–895.

[9] Sindhi R, Rohan V, Bukowinski A, et al. Liver Transplantation for Pediatric Liver Cancer[J]. Cancers (Basel), 2020, 12(3): 720. Review.

[10] Squires RH, Ng V, Romero R, et al. Evaluation of the pediatric patient for liver transplantation: 2014 practice guideline by the American Association for the Study of Liver Diseases, American Society of Transplantation and the North American Society for Pediatric Gastroenterology, Hepatology and Nutrition[J]. Hepatology, 2014, 60(1): 362–398.

[11] Carpenter CD, Linscott LL, Leach JL, et al. Spectrum of cerebral arterial and venous abnormalities in Alagille syndrome[J]. Pediatr Radiol, 2018; 48(4): 602–608.

[12] Squires JE. Protecting the allograft following liver transplantation for PFIC1[J]. Pediatr Transplant, 2016, 20(7): 882–883.

[13] Kanazawa H, Nosaka S, Miyazaki O, et al. The classification based on intrahepatic portal system for congenital portosystemic shunts[J]. J Pediatr Surg, 2015, 50(4): 688–695. Review.

[14] McLin VA, Franchi Abella S, Debray D, et al. Congenital portosystemic shunts: current diagnosis and management[J]. J Pediatr Gastroenterol Nutr, 2019, 68(5): 615–622. Review.

[15] Grimaldi C, Spada M, Maggiore G. Liver transplantation in children: an overview of organ allocation and surgical management[J]. Current Pediatric Reviews, 2021, 17: 245–252. Mini-review.

[16] Broelsch CE, Emond JC, Thistlethwaite JR, et al. Liver transplantation with reduced-size donor organs[J]. Transplantation, 1988, 45(3): 519–524.

[17] Kim JS, DC Broering, RY Tustas, et al. Split liver transplantation: past, present and future[J]. Pediatr Transplant, 2004, 8(6): 644–648.

[18] Tulla KA, Jeon H. Living donor liver transplantation: technical in innovations[J]. Gastroenterol Clin North Am, 2018, 47(2): 253–265. Review.

[19] Grimaldi C, di Francesco F, Chiusolo F, et al. Aggressive prevention and preemptive management of vascular complications after pediatric liver transplantation: a major impact on graft survival and long-term outcome[J]. Pediatr Transplant, 2018, 22(8): e13288.

[20] Feng M, Wan P, Qiu B, et al. Improved portal vein venoplasty with autogenous patch in pediatric living donor liver transplantation[J]. Liver Transpl, 2018, 24(8): 1084–1090.

[21] Xue, F, Gao W, Qin T, et al. Immune cell function assays in the diagnosis of infection in pediatric liver transplantation: an open-labeled, two center prospective cohort study[J]. Transl Pediatr, 2021, 10(2): 333–343.

[22] Mohammad S, Hormaza L, Neighbors K, et al. Health status in young adults two decades after pediatric liver transplantation[J]. Am J Transplant, 2012, 12(6): 1486–1495.

[23] Ekong UD, Melin-Aldana H, Seshadri R, et al. Graft histology characteristics in long-term survivors of pediatric liver transplantation[J]. Liver Transpl, 2008, 14(11): 1582–1587.

[24] Feng S. Complete immunosuppression withdrawal and subsequent allograft function among pediatric recipients of parental living donor liver transplants[J]. JAMA, 2012. 307(3): 283–293.

[25] Feng S. Efficacy and safety of immunosuppression withdrawal in pediatric liver transplant recipients: moving toward personalized management[J]. Hepatology, 2021. 73(5): 1985–2004.

[26] Duncan S, Annunziato RA, Dunphy C, et al. A systematic review of immunosuppressant adherence interventions in transplant recipients: decoding the streetlight effect[J]. Pediatr Transplant, 2018, 22(1).

[27] Lu Y, He K, Zhu J, et al. Long-term outpatient management of pediatric patients after liver transplantation[J]. Ann Transplant, 2021, 26: e933806.

[28] Annunziato RA, Bucuvalas JC, Yin W, et al. Self-management measurement and prediction of clinical outcomes in pediatric transplant[J]. J Pediatr, 2018, 193: 128–133.e2.

# 第二部分
# 儿童肝移植的特殊案例

- 规范且全面的肝移植术前评估是影响患儿和移植肝存活率的重要因素。

- 多学科团队应于肝移植术前明确肝移植适应证，排除手术禁忌，选择合适的手术方式。此外，亲体肝移植还应进行供体评估。

- 肝移植术前应进行重要器官功能评估，改善患儿营养状况，及时处理合并症。

- 肝移植术前应积极进行感染筛查与防治，完成计划免疫方案。

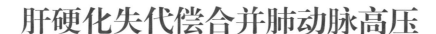

# 一
# 肝硬化失代偿合并肺动脉高压

## 病史摘要

患儿男性，2岁5个月，因"门静脉高压性肺动脉高压"入院。

患儿于2021年7月1日在无明显诱因下出现运动后口唇青紫，伴乏力、手足冰凉，休息5分钟后症状有所缓解。至当地医院就诊，超声心动图检查估测肺动脉收缩压75 mmHg，平均压37 mmHg，右心室肥大。腹部超声提示门静脉高压、肝纤维化，胃镜检查提示食管胃底静脉曲张。前往北京儿童医院进一步明确，诊治过程中发生急性心包积液、右心功能不全。收入重症监护室予以西地那非、波生坦、曲前列尼尔三联药物控制肺动脉高压，强心和利尿剂抗心力衰竭（简称"心衰"）治疗后，肺动脉高压得到控制，心包积液消退，心功能改善。为进一步诊治，2021年7月30日至上海交通大学医学院附属仁济医院（以下简称"仁济医院"）就诊，收入病房。

## 体格检查

体温36.5℃，脉搏95次/分，呼吸22次/分，血压92/60 mmHg。

专科检查　神清，精神可，发育正常，体型适中，营养良好，自主体位。双肺呼吸音粗，未闻及明显干、湿性啰音及胸膜摩擦音。心脏相对浊音界向左扩大，心音有力，律齐，各瓣膜未闻及杂音，颈静脉怒张，肝颈静脉回流征阳性，奇脉。全身皮肤、巩膜无黄染，无皮下出血。腹平软，无压痛、反跳痛及肌紧张，肝肋下约1 cm，质中，边锐，表面光滑，脾肋下未触及，移动性浊音（－），肠鸣音5次/分，双下肢无水肿。

## 实验室检查

▸ 2021年7月8日

BNP　1 356.3 pg/mL↑。

▸ 2021年7月12日

心肌酶谱　肌红蛋白34.3 μg/L，肌钙蛋白I 0.09 μg/L↑，肌酸激酶同工酶＜1 U/L。

▸ 2021年8月

1. 血常规　白细胞计数$4.76×10^9$/L，嗜中性粒细胞百分比18.3%↓，红细胞计数$3.47×10^{12}$/L↓，血红蛋白89 g/L↓，血小板计数220×10⁹/L。

2. 出/凝血功能　凝血酶原时间12.7秒↑，国际标准化比值1.13，部分凝血活酶时间31.2秒，凝血酶时间18.3秒。

3. 生化检查　总胆红素3.5 μmol/L，直接胆红素1.9 μmol/L，丙氨酸氨基转移酶59 U/L↑，天门冬氨酸氨基转移酶92 U/L↑，碱性磷酸酶183 U/L↑，γ-谷氨酰基转移酶38 U/L，总胆汁酸38.5 μmol/L↑，总蛋白52.1 g/L↓，白蛋白32.0 g/L↓，球蛋白20.1 g/L，白球比例1.59，前白蛋白199.6 mg/L↓，尿素3.2 mmol/L，肌酐28 μmol/L，尿酸324 μmol/L，总胆固醇3.24 mmol/L，甘油三酯0.96 mmol/L，空腹血糖3.82 mmol/L↓，血氨89.10 μmol/L↑。

## 辅助检查

▶ 2021年7月11日

1. 心电图　窦性心律，电轴右偏，右心室肥大。

2. 超声心动图（首都儿科研究所附属儿童医院）　肺动脉高压（重度），右心增大，心包积液（中-大量）。肺动脉瓣可见微量反流，三尖瓣可见微量反流，连续频谱多普勒（CW）测肺动脉瓣最大反流速度304 cm/s，平均压37 mmHg，CW测三尖瓣最大反流速度366 cm/s，肺动脉跨瓣压差54 mmHg，估测肺动脉收缩压约75 mmHg。

▶ 2021年8月2日

肝脏超声检查（仁济医院）　肝脏弹性测值偏高（平均值9.4 kPa，中位数9.5 kPa）；门静脉右支内径5.2 mm，胰腺后方门静脉主干内径5.5 mm，最大流速28 cm/s，血流方向向肝。

▶ 2021年8月4日

1. 胸部气道重建CT检查（仁济医院）　胸廓两侧对称，气管居中，纵隔无移位。两上肺纹理模糊伴絮样增密影，两肺门影未见明显增大，两侧胸膜未见异常，两侧胸腔未见明显积液，纵隔内未见明显肿大淋巴结。心影未见明显增大，心包积液，肺动脉干较宽。气道重建示气管及双侧支气管通畅，未见明显梗阻表现（图2-1-1）。

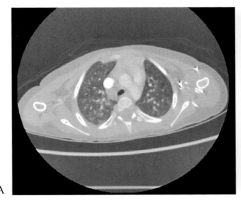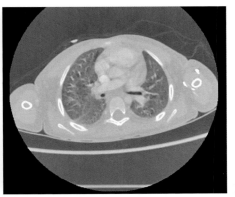

**图2-1-1** · 胸部气道重建。A. 胸廓两侧对称，气管居中，纵隔无移位。两上肺纹理模糊伴絮样增密影，两肺门影未见明显增大，两侧胸膜未见异常，两侧胸腔未见明显积液，纵隔内未见明显肿大淋巴结。心影未见明显增大，心包积液，肺动脉干较宽。B. 气道重建示气管及双侧支气管通畅，未见明显梗阻表现

2. 上腹部CTA检查（仁济医院）　肝脏轮廓欠光整，肝裂增宽伴左、右叶比例失调，增强前、后肝实质内未见异常强化结节灶。胆囊未见异常。脾脏饱满，增强后密度均匀。腹腔散在渗出积液。计算机体层血管成像（CTA）示腹腔干及其分支走行如常，右肾双支动脉供血；门静脉主干、肠系膜上静脉内未见明显充盈缺损影，胃底静脉和食管黏膜下静脉曲张；下腔静脉通畅（图2-1-2）。

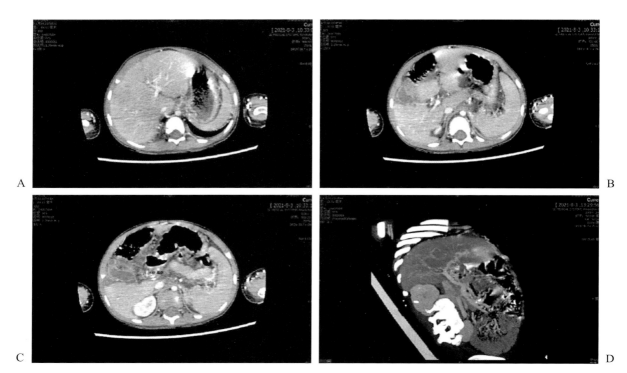

图2-1-2 · 上腹部CTA。A～C.肝脏轮廓欠光整，肝裂增宽伴左、右叶比例失调，增强前、后肝实质内未见异常强化结节灶。胆囊未见异常。脾脏饱满，增强后密度均匀。腹腔散在渗出积液。D.CTA示腹腔干及其分支走行如常，右肾双支动脉供血；门静脉主干、肠系膜上静脉内未见明显充盈缺损影，胃底静脉和食管黏膜下静脉曲张；下腔静脉通畅

## 临床诊断

门静脉高压，肝纤维化，肺动脉高压，右心功能不全。

## 多学科讨论关键问题

（1）合并门肺动脉高压时肝移植的指征。
（2）合并肺动脉高压肝移植受者在移植围手术期的管理注意事项。

## 治疗经过

　　患儿因肝纤维化、门静脉高压引起严重肺动脉高压、右心功能衰竭，基础病变在肝脏，有明确肝移植指征。入院后肝移植科召集麻醉科、儿童心外监护科、肝移植重症监护科及小儿外科开展了多学科讨论，评估患儿的肝移植手术适应证、术中及围手术期肺动脉高压管理。与会专家一致认可肝脏移植手术指征明确；但患儿肺动脉高压情况严重，需要三联药物控制肺动脉压力。围

手术期血流动力学改变，有诱发右心功能衰竭风险。因此，讨论重点在制订术前、术中和术后肺动脉高压管理的治疗方案。

患儿从北京儿童医院出院后一直口服西地那非、波生坦二联用药控制肺动脉高压，术前评估检查发现，白细胞计数和血红蛋白明显降低，考虑为波生坦副作用。为手术安全起见，术前停用波生坦，同时加服利尿剂呋塞米降低心脏负荷，并监控肺动脉压力变化。术前复查肺动脉平均压（mPAP）50 mmHg。

2021年8月26日，患儿于全身麻醉（简称"全麻"）下行活体肝移植术，术中漂浮导管实时监测肺动脉压力。麻醉后患儿外周血压开始下降（72/41 mmHg），肺动脉压升高（71/62 mmHg），曲前列尼尔从20 ng/（kg·min）的初始剂量开始泵入，根据肺动脉压监测结果逐步调整至60～80 ng/（kg·min），手术全程药物控制平均肺动脉压低于45 mmHg。历经5小时，手术顺利结束。

患儿术后曾一度因肺动脉压力增高（平均压力60 mmHg）出现心功能不全，使用曲前列尼尔联合西地那非控制肺动脉压力、严格液体入量并加强利尿，保持适度液体负平衡改善肺水肿；同时适度镇静、低浓度吸氧，预防肺部感染等。术后5天心功能不全好转，患儿转入普通病房。随后，患儿肝功能等各项指标恢复顺利，术后3周顺利出院。

## 案例分析

门肺动脉高压（portopulmonary hypertension, PoPH）通常定义为在门静脉高压基础上并除外其他原因发生的肺动脉高压，伴有或不伴有肝脏疾病。PoPH患者早期症状往往不明显，随着疾病进展，可出现活动后呼吸困难、乏力等肺动脉高压相关症状、体征，甚至发生右心衰竭。PoPH占肺动脉高压的5%～10%，门静脉高压患者中发病率为1%～5%[1]。英国的一项研究表明，PoPH的人群发病率约为0.85/100万，5年生存率仅为35%[2]。肝硬化患者PoPH的患病率在2%～10%[3]，在等待肝移植患者中，这一比例为5.3%～8.5%[4]。

儿童患者发生PoPH多见于不明原因的肝硬化及先天性门-体静脉分流[5]。患儿通常因为心肺功能不全前往心内科就诊，右心导管检查（RHC）是确诊PoPH的金标准，但鉴于其有创性，超声心动图检查是筛查PoPH更实用的方法。在排除其他原因所致肺动脉高压后，满足以下各项即可诊断PoPH：存在门静脉高压，肺动脉平均压（mPAP）> 25 mmHg，肺动脉楔压（PAWP）< 15 mmHg，肺血管阻力（PVR）> 3 Wood Unit[6]。PoPH的治疗策略包括一般支持治疗、靶向治疗及肝移植治疗[1]。一般支持治疗主要有氧疗、利尿降低心脏前负荷等。靶向治疗主要是三类药物：一是前列环素及其类似物，如曲前列尼尔；二是内皮素受体拮抗剂，如波生坦；三是磷酸二酯酶5抑制剂，如西地那非。对于伴有肝脏疾病的PoPH，肝移植治疗则需要多学科的讨论和评估。

关于肝移植治疗PoPH的主要争议点在于部分PoPH患者行肝移植术所面临的肺动脉高压相关死亡风险。有研究报道mPAP > 50 mmHg的PoPH患者的肝移植病死率为100%，而mPAP为35～50 mmHg的PoPH患者的病死率约为50%[7]。2016年国际肝移植学会指南建议，mPAP > 35 mmHg时需药物治疗，mPAP > 35 mmHg或肺血管阻力增加可明显增加手术并发症率和死亡率，mPAP在45～50 mmHg或以上为肝移植的绝对禁忌证[6]。近年来，多项研究提示肝脏移植可以改善 PoPH 患者的肺血流动力学及长期生存[8-10]，30% ～ 50% 的患者能够在移植后停止靶向治疗且未出现疾病复发。需要注意的是，PoPH 患者肝移植术后 6 个月内死亡的风险依然很高，肝移植术后仍需要继续使用靶向药物控制肺动脉压力。总而言之，PoPH 肝移植属于高风险手术，在精细化管理下总体预后良好。

## 专家点评

本例患者由于特发性肝硬化、门静脉高压，继发严重肺动脉高压，属于门静脉高压引起的严重并发症。尽管患儿肝功能尚处代偿期，但继发的肺动脉高压，会随着患儿年龄增长进一步加重，甚至发展为右心衰竭，威胁患儿生命。这种情况下，肝移植是治疗的最佳选择。由于重度肺动脉高压是肝脏移植手术的相对禁忌证，因此，合并肺动脉高压的肝移植受者应做好充分的术前准备和围手术期预案以保障手术的安全性。要强调一点，肝脏移植虽然解决了肺动脉高压的始发原因，但术后仍需服用治疗药物控制肺动脉压力，服药时间从 6 个月至 2 年不等，约 1/3 的门静脉高压性肺动脉高压患者肝移植术后可逐渐撤除靶向药物，这个过程需要在心脏内科共同随访下进行。

（吴浩翔，薛峰 编写；钱永兵 校稿）

## · 参考文献 ·

[1] 中华医学会呼吸病学分会肺栓塞与肺血管病学组 . 中国肺动脉高压诊断与治疗指南（2021 版）[J]. 中华医学杂志，2021，101（1）：41.

[2] Sithamparanathan S, et al. Survival in portopulmonary hypertension: outcomes of the United Kingdom National Pulmonary Arterial Hypertension Registry[J]. J Heart Lung Transplant, 2017, 36(7): 770-779.

[3] Benz F, et al. Pulmonary complications in patients with liver cirrhosis[J]. J Transl Int Med, 2020, 8(3): 150-158.

[4] Sadd CJ, et al. Long-term outcomes and survival in moderate-severe portopulmonary hypertension after liver transplant[J]. Transplantation, 2021, 105(2): 346-353.

[5] Joye R, et al. Outcome of paediatric portopulmonary hypertension in the modern management era: a case report of 6 patients[J]. J Hepatol, 2021, 74(3): 742-747.

[6] Krowka MJ, et al. International Liver Transplant Society Practice Guidelines: diagnosis and management of hepatopulmonary syndrome and portopulmonary hypertension[J]. Transplantation, 2016, 100(7): 1440-1452.

[7] Krowka MJ, et al. Pulmonary hemodynamics and perioperative cardiopulmonary-related mortality in patients with portopulmonary hypertension undergoing liver transplantation[J]. Liver Transpl, 2000, 6(4): 443-450.

[8] Reymond M, et al. Does portopulmonary hypertension impede liver transplantation in cirrhotic patients? A French multicentric retrospective study[J]. Transplantation, 2018, 102(4): 616-622.

[9] Deroo R, et al. Vasomodulators and liver transplantation for portopulmonary hypertension: evidence from a systematic review and meta-analysis[J]. Hepatology, 2020, 72(5): 1701-1716.

[10] Savale L, et al. Portopulmonary hypertension in the current era of pulmonary hypertension management[J]. J Hepatol, 2020, 73(1): 130-139.

# 先天性门－体静脉分流（Abernethy 畸形）

## 病史摘要

患儿男性，6岁2个月，诊断"门-体静脉分流异常"1年余，因随访体检发现"肝占位1个月"入院。

患儿5岁时在无明显诱因下出现呕吐、昏迷，至外院检查提示血氨升高，行血管造影明确诊断为"肠系膜上静脉-下腔静脉先天性分流"。1个多月前于外院随访体检发现肝占位性病变，B超检查显示肝内低回声病灶，胆囊轻度炎症样改变，胆囊附壁息肉样改变。CT检查显示肝右叶前外缘结节，考虑占位，肝右叶及肝左叶多个血管瘤。

患者生长发育正常，平素无发热，无腹痛，无黄疸，胃纳及两便正常。

## 体格检查

体温37.3℃，脉搏82次/分，呼吸18次/分，血压122/72 mmHg。

专科检查　皮肤无黄染，巩膜无黄染，腹部软，无压痛、反跳痛，未触及腹部包块，上腹部未见陈旧性手术瘢痕。肝肋下未触及，脾肋下未触及，移动性浊音（－），肠鸣音5次/分，双下肢无水肿。

## 实验室检查

▶ 2018年7月30日

1. 血常规　白细胞计数$3.81 \times 10^9$/L，嗜中性粒细胞34.2%，血红蛋白129 g/L，血小板计数$230 \times 10^9$/L。

2. 出/凝血时间　凝血酶时间11.9秒，国际标准化比值1.03。

3. 生化检测　白蛋白42.8 g/L，总胆红素15 μmol/L，丙氨酸氨基转移酶 81 U/L，天门冬氨酸氨基转移酶 87 U/L，肌酐26 μmol/L。血氨59 μmol/L，AFP 1.5 ng/mL。

4. 血型鉴定　ABO血型A型，RH（D）血型阳性。

## 辅助检查

▶ 2018年6月12日

1. 上腹部CTA检查　肝内多发团块样占位，恶性肿瘤性病变可能性大，肝母细胞瘤可能；肝门处门静脉显示不清，肠系膜上静脉发出分流支直接汇入下腔静脉（图2-2-1）。

2. 胸部CT气道重建　两肺纹理略增多；气管三维重建显示右肺上叶支气管开口位置偏高、独立开口于气管，考虑先天性改变（图2-2-2）。

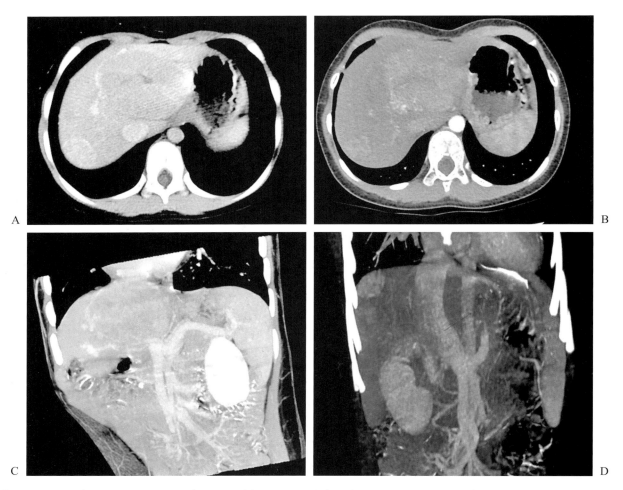

图2-2-1・上腹部CTA。A、B.肝内多发团块样占位，恶性肿瘤性病变可能大，肝母细胞瘤可能。C、D.肝门处门静脉显示不清，肠系膜上静脉发出分流支直接汇入下腔静脉

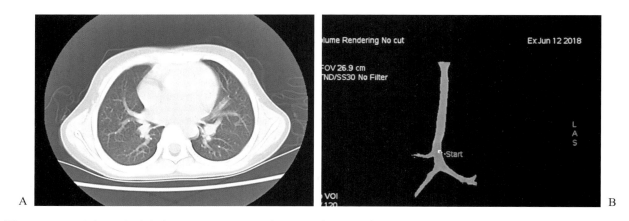

图2-2-2・A.胸部CT气道重建显示两肺纹理略增多。B.气管三维重建显示右肺上叶支气管开口位置偏高、独立开口于气管，考虑先天性改变

▶ 2019年5月24日

　　**腹部CTA检查**　术后9个月，肠系膜上静脉、门脉主干吻合血管走行正常，肝静脉和下腔静脉通畅（图2-2-3）。

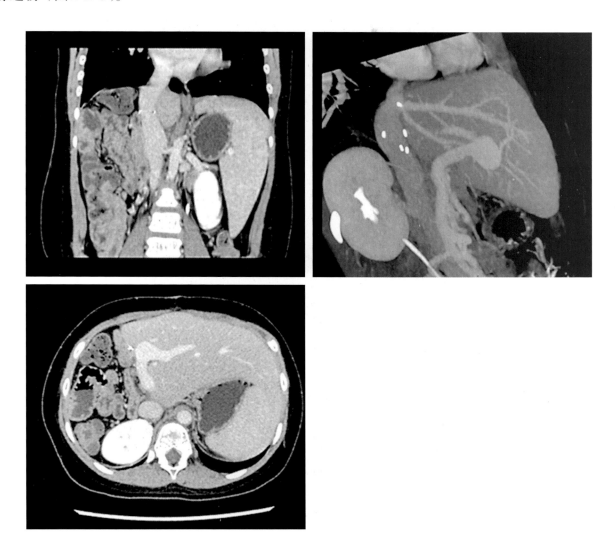

　　**图2-2-3**·术后9个月，腹部CTA显示肠系膜上静脉、门脉主干吻合血管走行正常，肝静脉和下腔静脉通畅

▶ 2018年8月

　　**病理检查**　肿瘤旁正常肝组织。肝小静脉周围和汇管区周围纤维化，Ⅰ区和Ⅲ区肝细胞肿胀，肝窦毛细血管化表现（图2-2-4A）。肝组织和肝母细胞瘤组织（图2-2-4B）。免疫组化："全肝"结节状增生细胞GS（＋）、GPC-3（－）、AMACR（＋）、CD235a（－）、B-Catenin（－）、CD10（减弱）、CK19（－）、CD34（阳性血管网增加）、CD68（减弱）、p53（－）、AFP（－）、CD56（少量＋）、ki-67（5%），符合肝母细胞瘤。

### 临床诊断

1. 术前诊断　肝占位性病变；肠系膜上静脉-下腔静脉分流。

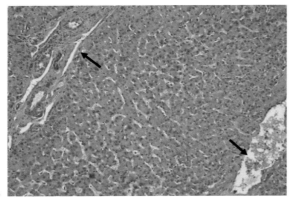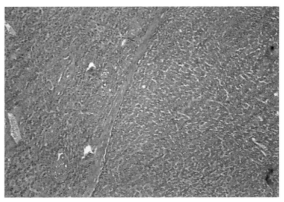

图2-2-4 · 病理检查。A. 肿瘤旁正常肝组织。肝小静脉周围和汇管区周围纤维化，Ⅰ区和Ⅲ区肝细胞肿胀，肝窦毛细血管化表现。B. 肝组织和肝母细胞瘤组织。免疫组化："全肝"结节状增生细胞GS（＋）、GPC-3（－）、AMACR（＋）、CD235a（－）、B-Catenin（－）、CD10（减弱）、CK19（－）、CD34（阳性血管网增加）、CD68（减弱）、p53（－）、AFP（－）、CD56（少量＋）、ki-67（5%），符合肝母细胞瘤。

2. 术后诊断　先天性门-体静脉分流；肝母细胞瘤（混合性胎儿胚胎型）。

## 多学科讨论关键问题

先天性门-体静脉分流是否具备肝移植手术指征？

## 治疗经过

患者入院后完善相关术前检查，针对新发的肝脏多发占位性病变进行了包括儿童消化内科、影像科、儿童肿瘤科及肝移植团队在内的多学科讨论。排除禁忌证后于2018年7月31日行活体肝移植术，术中见肝脏12 cm×10 cm×8 cm，质软，肝内可触及多发质韧结节，最大者位于右肝，直径约5 cm。肝脏与周围组织无明显粘连。游离第一肝门发现门静脉缺如，肠系膜上静脉与脾静脉合并后（直径约1.5 cm）直接汇入肝后段下腔静脉（图2-2-5）。盆腔及腹腔脏器未及明显肿块。无腹腔积液。左外叶供肝305 g。受体端使用肠系膜上静脉分流支直接与供肝门静脉做吻合（图2-2-6），对胆道行Roux-en-Y胆肠吻合术，各吻合口吻合满意，术中出血约200 mL。

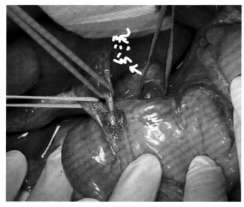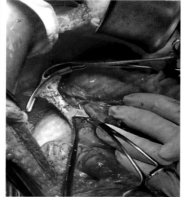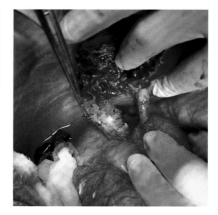

图2-2-5 · 术中所见分流血管　　　　　　　　图2-2-6 · 门静脉重建后图像

## 案例分析

先天性门静脉缺失（congenital absence of portal vein, CAPV），也称为先天性肝外门-体静脉分流（congenital extrahepatic portosystemic shunt, CEPS），也称Abernethy畸形，最早由John Abernethy于1793年在英国伦敦发现并描述。先天性门-体静脉分流（congenital portosystemic shunt, CPSS）可进一步分为两型：Ⅰ型为完全性门-体静脉分流，无门静脉血入肝，如先天性门静脉缺如。根据肠系膜上静脉与脾静脉是否共干又可分为Ⅰa型、Ⅰb型，主要表现为端侧分流，女性多见。Ⅱ型为部分性门-体静脉分流，主要表现为侧侧分流，门静脉细小，可通过分流管与下腔静脉或其他体静脉沟通[1]（图2-2-7）。Sakamoto等的研究表明，截至2012年，全球已有34例与CEPS相关的肝移植。其中，大多数病例在儿童期被确诊[在1岁之前为13例（38.2%）]。接受肝移植的年龄为4个月至45岁（平均6.8岁），在CEPS诊断的首发表现多为肝肺综合征或肺动脉高压，常与胆道闭锁、先天性心脏病、多脾、胆管闭锁，镜面人等先天性发育异常并发[2]。临床上常根据患者的症状、分流的类型及有无并发症等来决定干预时机及治疗方式（图2-2-8和图2-2-9）。

肝移植的适应证有肝肺综合征、呼吸系统并发症、肝脏肿瘤、胆管闭锁及持续性的胃肠道出血等。肝移植作为Abernethy畸形导致的终末期肝病及并发症的有效治疗手段，在Abernethy畸形的诊治中发挥越来越重要的作用。笔者所在医院目前已经为5例患儿施行了肝移植术，这些患儿均在术前进行了血管造影以明确门-体静脉分流的类型，在无法通过封堵分流血管获得控制或自体肝内门静脉未见的情况下，患儿进行了移植前评估。主要手术指征包括难以纠正的高血氨、消化道出血及肝内占位形成。患儿在肝移植手术中均实现了分流血管和供肝门静脉的直接吻合，血流恢复理想，患儿术后门静脉系统完全恢复正常，随访至今，病情稳定（表2-2-1）。

## 先天性门-体静脉分流

　　Ⅰ型——肝外型（Abernethy畸形）：端侧分流，门静脉与下腔静脉（最常见）、奇静脉、肾静脉。右心房、髂静脉等交通，肝内门静脉完全缺失。
　　　　Ⅰa型：脾静脉和肠系膜上静脉无共汇，分别汇入体静脉。
　　　　Ⅰb型：脾静脉和肠系膜上静脉形成共汇后入体静脉。
　　Ⅱ型——肝内型：侧侧分流，门静脉与体静脉相交通，但同时灌注肝内门静脉。

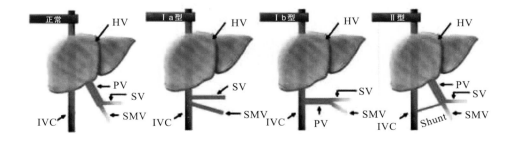

图2-2-7 · Abernethy分型。IVC，下腔静脉；SV，脾静脉；SMV，肠系膜上静脉[5]

## CPSS常见临床表现及并发症

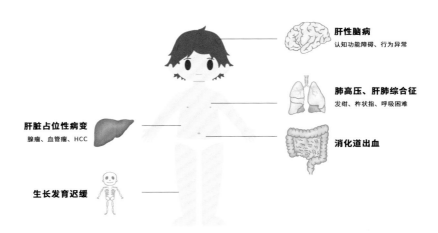

图 2-2-8 · 门-体静脉分流（CPSS）的临床表现及并发症

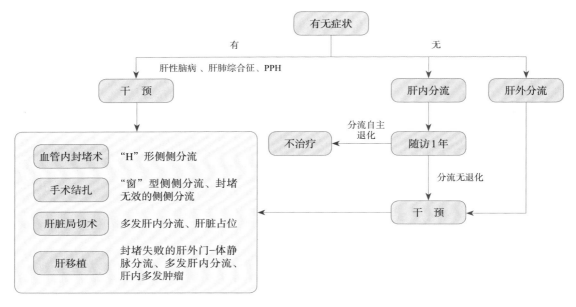

图 2-2-9 · 先天性门-体静脉分流（Abernethy 畸形）的治疗流程[6]

### 表 2-2-1　肝移植治疗先天性门-体静脉分流（Abernethy 畸形）的病例汇总

| 病例 | 性别 | 首诊年龄 | 首诊原因 | 各脏器表现 | 血氨（μmol/L） | CPSS分型 | 移植年龄 | 手术方式＆门静脉吻合方式 | 转归 | 随访时间 |
|---|---|---|---|---|---|---|---|---|---|---|
| 1 | 女 | 2岁9个月 | 反复咳嗽 | 肺动脉高压肝右叶占位 | 76 | Ⅱb | 4岁8个月 | 活体肝移植直接吻合 | 症状好转、肺动脉压力降低 | 91个月 |
| 2 | 男 | 5岁 | 高血氨 | 肝内占位 | >200 | Ⅰ | 6岁2个月 | 活体肝移植直接吻合 | 血氨正常 | 49个月 |
| 3 | 女 | 9岁11个月 | 消化道出血 | 脾亢肺动脉高压多囊肾 | 82 | Ⅱb | 10岁3个月 | 活体肝移植直接吻合 | 脾大缓解、肺动脉压力降低 | 16个月 |

续　表

| 病例 | 性别 | 首诊<br>年龄 | 首诊原因 | 各脏器表现 | 血氨<br>（μmol/L） | CPSS<br>分型 | 移植<br>年龄 | 手术方式 & 门<br>静脉吻合方式 | 转归 | 随访时间 |
|---|---|---|---|---|---|---|---|---|---|---|
| 4 | 女 | 1岁 | 高氨血症 | 肛门闭锁<br>脊柱侧弯 | 90 | I | 5岁4<br>个月 | 活体肝移植<br>直接吻合 | 血氨正常 | 8个月 |
| 5 | 男 | 6个<br>月 | 高血氨 | 无 | 124 | I | 1岁 | 活体肝移植<br>直接吻合 | 血氨正常 | 6个月 |

## 专家点评

　　尽管大部分的先天性门-体静脉分流（Abernethy 畸形）可以通过血管内封堵、手术结扎等方式获得理想效果[2, 3]，但仍有一部分患儿需要接受肝移植获得治愈。一般而言，以下几种情况可作为肝移植指征的重要依据：肝外门-体静脉分流粗大难以通过介入手术封堵或封堵失败；预测封堵分流后会发生难以控制的门静脉高压；长期门-体静脉分流后导致肝内门静脉系统退化；因长期门静脉血流异常导致肝内肿瘤形成；另外有研究提示肝移植能有效纠正肝肺综合征或肺动脉高压，因此对于这部分患儿，肝移植也是值得施行的。在手术方面，活体肝移植的门静脉重建需要做好充分的术前评估和计划。对于 I 型患儿，分流血管的管径和长度决定了是否能直接进行门静脉重建，根据目前文献汇总及笔者所在医院的经验，大部分情况下可进行直接的门静脉重建；如分流血管不满足活体肝移植重建条件，则需要准备血管架桥，可选择的血管包括自体来源或供肝来源血管[4]。

　　总体而言，随着肝移植手术技术的日臻完善，肝移植能使 Abernethy 畸形患儿获得十分理想的治疗效果和远期疗效。通过全面的检查尤其是基于血管造影和影像学评估明确移植指征，并做好门静脉重建的具体规划是临床诊疗的重要环节。

（封明轩 编写；陈其民 校稿）

## 参考文献

[1] Papamichail M, et al. Congenital portosystemic venous shunt[J]. Eur J Pediatr, 2018, 177(3): 285−294.

[2] Fu L, et al. Congenital extrahepatic portosystemic shunt: an underdiagnosed but treatable cause of hepatopulmonary syndrome[J]. Eur J Pediatr, 2016, 175(2): 195−201.

[3] Gong Y, et al. Congenital portosystemic shunts with and without gastrointestinal bleeding-case series[J]. Pediatr Radiol, 2015, 45(13): 1964−1971.

[4] Sakamoto S, et al. The role of liver transplantation for congenital extrahepatic portosystemic shunt[J]. Transplantation, 2012, 93(12): 1282−1287.

[5] Alonso-Gamarra E, Parrón M, Pérez A, et al. Clinical and radiologic manifestations of congenital extrahepatic portosystemic shunts: a comprehensive review[J]. Radiographics, 2011, 31(3): 707−722.

[6] Papamichail M, Pizanias M, Heaton N. Congenital portosystemic venous shunt[J]. Eur J Pediatr, 2018, 177(3): 285−294.

# 肝硬化失代偿合并先天性心脏病

### 病史摘要

患儿女性，6个月，因"皮肤、巩膜黄染6个月"入院。

患儿出生后在无明显诱因下出现皮肤、巩膜黄染，黄疸逐渐加深，尿色深，伴白陶土样大便。当地医院行剖腹探查术后诊断为先天性胆道闭锁、肝纤维化。患儿因黄疸加深伴腹围增大，拟行肝移植手术收入院。入院期间，患儿发生2次喘憋，发作时呼之不应、面色苍白，大动脉有搏动，氧饱和度低至70%，持续时间约5分钟，予吸氧、拍背、吸痰等对症处理后缓解。

患儿同时患有先天性心脏病（房间隔缺损4.5 mm；室间隔缺损8.4 mm），平素喂养困难，生长发育迟缓，易发生肺部感染和憋喘。

### 体格检查

体温36.8℃，脉搏121次/分，呼吸21次/分，血压102/68 mmHg。

专科检查 患儿神清，精神可，发育不良，体型瘦小。全身皮肤、巩膜中度黄染，无皮下出血。腹部稍膨隆，见陈旧性手术瘢痕。肝肋下可触及约3 cm，质硬，脾肋下未触及，移动性浊音（－），肠鸣音5次/分；心脏听诊可闻及Ⅲ～Ⅳ级全收缩期杂音，胸骨左缘第3、4肋间可及震颤。

### 实验室检查

▶ 2020年6月

1. 血常规　白细胞计数12.73×10⁹/L↑，红细胞计数3.1×10¹²/L↓，血小板计数237×10⁹/L，血红蛋白108 g/L↓。

2. 出/凝血功能　凝血酶原时间20.4秒↑，部分凝血活酶时间54.1秒↑，国际标准化比值1.83↑，凝血酶时间19.2秒↑。

3. 生化检查　白球比例2.29↑，总蛋白47.7 g/L↓，白蛋白33.2 g/L，前白蛋白64.3 mg/L↓，丙氨酸氨基转移酶298 U/L↑，天门冬氨酸氨基转移酶453 U/L↑，碱性磷酸酶312 U/L↑，γ谷氨酰氨基转移酶164 U/L↑，直接胆红素322.6 μmol/L↑，总胆红素454 μmol/L↑，肌酐12 μmol/L，总胆汁酸325.8 μmol/L↑，尿素2.7 mmol/L↓，尿酸91 μmol/L↓，空腹血糖

3.34 mmol/L ↓，血氨70.19 μmol/L ↑。

4. NT-proBNP　5 604 pg/mL ↑。

5. 心肌酶谱　肌酸激酶同工酶2.3 ng/mL，天门冬氨酸氨基转移酶543 U/L ↑，乳酸脱氢酶538 U/L ↑。

6. 动脉血气分析　氧分压185 mmHg ↑，氧饱和度100.5% ↑，实际碱剩余 −3.1 mmol/L ↓，标准碱剩余 −3.4 mmol/L ↓，HCT 0.24% ↓。

## 影像学检查

▶ 2020年5月29日

1. 心脏彩超（上海儿童医学中心）　心脏位置及连接正常，左心房、左心室增大明显，左心室收缩活动正常，主动脉无增宽，肺动脉增宽，总干内径1.92 cm，瓣膜开放活动可，轻度反流，反流速3.05 m/s，压差37 mmHg，右肺动脉流速2.34 m/s，左肺动脉流速1.6 m/s，房室瓣开放活动可，三尖瓣轻度反流，反流速3.22 m/s，压差41 mmHg，房间隔缺损（Ⅱ）0.45 cm，左向右分流，室间隔缺损0.84 cm（膜周融合型），部分假性室隔瘤形成，分流弥散，左向右分流速3.43 m/s，左位主动脉弓。EF=69.7%；室间隔缺损8.4 mm（膜周融合型）；房间隔缺损4.5 mm；肺动脉压41 mmHg。

2. 肝脏超声　肝脏门静脉主干内径4.4 mm，最大流速14.8 cm/s，血流方向向肝。肝脏弹性测定值：38.2 kPa。

▶ 2020年6月1日

肺部CT平扫（仁济医院）　两肺透亮度不均，右肺上叶条索影；气管局段行走略迂曲；两侧胸腔未见明显积液，扫及肝脏肿大，肝周少量积液，心影大小和形态正常（图2-3-1）。

▶ 2020年6月15日

肺部CT平扫（仁济医院）　左肺上叶少许渗出，见斑片状模糊影，右肺上叶条索影；两侧胸腔未见明显积液。扫及肝脏肿大，肝周少量积液（图2-3-2）。

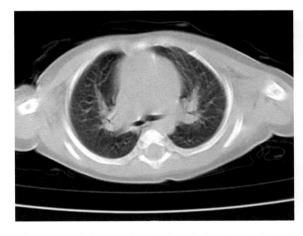

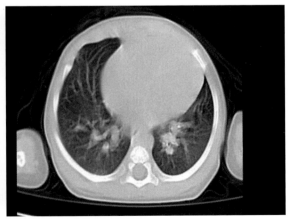

图2-3-1・肺部CT平扫：两肺透亮度不均，右肺上叶条索影；气管局段行走略迂曲；两侧胸腔未见明显积液，扫及肝脏肿大，肝周少量积液，心影大小和形态正常

图2-3-2・肺部CT平扫：左肺上叶少许渗出，见斑片状模糊影，右肺上叶条索影；两侧胸腔未见明显积液。扫及肝脏肿大，肝周少量积液

先天性胆管闭塞性黄疸，先天性心脏病（室间隔缺损、房间隔缺损、肺动脉高压）。

（1）患儿肝硬化失代偿合并先天性室间隔缺损、肺动脉高压，先进行心脏疾病干预还是先进行肝移植术？

（2）合并先天性心脏病时，肝移植围手术期的注意事项有哪些？

患儿入院后完善了活体肝移植相关检查，就合并先天性心脏病的治疗方案进行了包括麻醉科、儿童心内科、儿童心外科ICU、肝移植ICU及肝移植团队在内的多学科讨论，经专家讨论，该患儿已是终末期肝病阶段，因肝脏疾病死亡风险更高；同时，患儿因先天性心脏病容易继发肺部感染，肝移植的手术时机更加宝贵，因此一致同意在病情平稳下先行肝脏移植手术。儿童心内科及麻醉科评估，该患儿尽管有严重的先天性心脏病，但心功能尚可耐受手术。儿童心外科专家建议患儿在术前、术中和围手术期加强预防感染、纠正电解质紊乱、严密监控补液量等，以降低心脏前、后负荷。

该患儿在肝移植手术前加强了感染预防、利尿、纠正电解质紊乱，以改善其心功能。于2020年7月1日在全麻下行活体肝移植手术，术中见肝脏12 cm×10 cm×8 cm，呈胆汁淤积性肝硬化表现，与周围组织无粘连，黄绿色，质硬。腹腔脏器呈肠扭转不良表现，第三肝门缺如，淡黄色腹腔积液100 mL，左外叶供肝175 g，切除阑尾，术中出血80 mL，未输血。手术过程中吸入氧浓度不超过40%，通过容量控制结合血管活性药物保持左、右心压力平衡。在无肝期和门静脉开放期，适度减缓开放速度，降低回心血量。

术后ICU处理：中心静脉压（CVP）保持低于10 cmH$_2$O，控制输液速度5 mL/（kg·h），适度保持液体负平衡；低浓度吸氧，血氧分压控制在80 ~ 100 mmHg；加强预防感染，早期脱机拔管，减少呼吸机相关肺部感染。

患儿术后恢复顺利，术后14天肝功能恢复正常，顺利出院。

胆道闭锁患儿伴发先天性心脏病（congenital heart disease, CHD）高达15% ~ 20%，远高于一般人群的0.8% ~ 2.4%；在Alagille综合征中，常合并肺动脉分支狭窄。研究认为，合并轻、中度的CHD，术前及术后心功能衰竭发生率显著增加，但并不影响患儿长期预后[1]。

对于肝硬化患儿，常见其他心脏表现，如硬化性心肌病、肝肺综合征、门肺动脉高压、心脏传导阻滞等[2]。心脏超声是先天性心脏病的主要筛查方法，房间隔缺损是最常见的表现，其次为肺动脉狭窄、主动脉瓣狭窄、主动脉缩窄、肺动脉瓣膜功能不全、二尖瓣脱垂、左心发育不全综合征、冠状动脉腔瘘、扩张型心肌病、肥厚型心肌病、二叶主动脉瓣、心包积液、左心室舒张功能障碍等疾病少见。

按照手术难度将先天性心脏病手术分为6个级别，级别越高，难度越大。文献报道大部分终末期肝病患儿RACHS为1～2级，少部分≥3级。对于合并复杂CHD并伴有血流动力学异常，尤其是右心衰的患儿，则认为是手术禁忌[3]。尽管对于合并复杂CHD终末期肝病患儿的移植手术治疗已有成功个案[4]，但由于血流动力学个体差异较大，病情严重程度不一，目前尚无统一方案，需综合考虑患儿的心功能及肝功能，制订个性化治疗方案[5]。

## 专家点评

（1）胆道闭锁或Alagille综合征患儿行肝移植评估时，需行心脏超声排除先天性心脏病；若合并心脏病，术前良好的心脏收缩功能和氧饱和度是安全度过围手术期的重要前提。

（2）终末期肝病患儿合并轻、中度心脏病，肝移植手术耐受良好，与不合并心脏病患儿预后无显著差别，但术中及术后心功能失代偿的发生风险显著增加；对于合并重度心脏病患儿，权衡手术风险，先后或同期行心脏和肝移植术，甚至联合心肝移植。

（3）肝移植手术是心血管系统的严重应激过程，再灌注后大量炎症因子的释放和血管活性药物的使用使得心脏前、后负荷发生剧烈的变化。通常，平均动脉压在门静脉开放后1～5分钟内下降30%，此时极易发生前负荷大量增加、高钾血症、代谢性酸中毒。在合并心脏疾病时，肺动脉毛细血管压增加合并平均动脉压下降，引起移植物灌注压下降及肝静脉回流障碍。因此，理解先天性心脏病的病理生理过程、避免肝静脉回流障碍和动脉氧合对移植良好的功能至关重要。

（4）在合并房间隔缺损或卵圆孔未闭患儿手术时，需重视反常栓塞的发生。外科医师必须充分灌注供肝，吻合血管时避免空气进入，防止卒中。

（5）术后监护过程中，预防肺部感染、精细液体评估及维持目标血红蛋白，既能减少心脏相关并发症，又能降低肝动脉栓塞风险。

（吉浩 编写；钱永兵 校稿）

## · 参考文献 ·

[1] 王卫利，高思楠，康一生，等.合并复杂先天性心脏病的儿童肝移植二例及文献回顾[J].中华器官移植杂志，2018，39（6）：359-363.

[2] Brito MM, Seda NJ, Fonseca EA, et al. Outcomes of liver transplantation in pediatric recipients with cardiovascular disease[J]. Pediatr Transplant, 2018, 22(1).

[3] Concejero A, Chen CL, Liang CD, et al. Living donor liver transplantation in children with congenital heart disease[J]. Transplantation, 2007, 84(4): 484-489.

[4] Feltracco P, Serra E, Milevoj M, et al. Liver transplantation in children with congenital cardiac defects: a case report and a short literature review[J]. Transplant Proc, 2013, 45(7): 2769-2773.

[5] Manzoni D, D'Ercole C, Spotti A, et al. Congenital heart disease and pediatric liver transplantation: complications and outcome[J]. Pediatr Transplant, 2007, 11(8): 876-881.

# 四

# Budd–Chiari 综合征

## 病史摘要

患儿男性，11岁，因"腹围增大6月余，皮肤、巩膜黄染2月余"入院。

患儿于6个月前在无明显诱因下出现发热症状，最高39℃，于当地医院就诊。诊断为"感冒"，药物治疗未见缓解（具体用药不详），数日后患者出现腹胀，腹围增大，前往他院就诊，诊断为"药物性肝炎"，治疗后好转出院，10余天后再次出现腹胀，伴高热、轻度黄疸，赴北京儿童医院就诊，诊断为"肝血管静脉血栓"。追问病史，患者曾于2015年7月起因生长发育问题自行服用中药（含有三七等成分），2016年4月停药。现患儿为求进一步诊治，收入院。

## 体格检查

体温36.8℃，脉搏90次/分，呼吸18次/分，血压102/56 mmHg。

专科检查　患儿神志清醒，对答切题，全身皮肤、黏膜（轻度）黄染。听诊双肺呼吸音清。腹部膨隆，腹围90 cm，腹壁紧张，无肠型，无胃肠蠕动波。有腹部压痛，无腹部反跳痛，肝肋下未触及，脾肋下未触及，肝区有叩痛，移动性浊音（＋），双下肢有水肿。腹壁静脉曲张明显，蚯蚓样，全腹震颤感明显，有震水音、冲击感。大量腹腔积液。

## 实验室检查

▸ 2016年11月

1. 血常规　白细胞$6.44 \times 10^9$/L，红细胞$5.38 \times 10^{12}$/L，血红蛋白139 g/L，血小板$127 \times 10^9$/L。

2. 生化检查　总蛋白63.9 g/L，白蛋白31.4 g/L，丙氨酸氨基转移酶12 U/L，天门冬氨酸氨基转移酶29 U/L，直接胆红素26.7 μmol/L↑，总胆红素43 μmol/L↑，尿素氮8 mmol/L，肌酐47 μmol/L，空腹血糖4.81 mmol/L。

3. 出/凝血功能　凝血酶时间18.3秒↑，凝血酶原时间16.4秒↑，纤维蛋白原2.8 g/L，部分凝血活酶时间34.4秒，国际标准化比值1.47↑。

## 辅助检查

▶ 2016年11月

1. 肝血管超声　肝损图像；下腔静脉内透声差，血流信号显示不清；脾大；腹、盆腔大量积液；双侧胸腔目前未见明显积液；另见脐静脉重开。

2. 心脏彩超　心内结构及大血管结构未见明显异常；左心室收缩功能未见明显异常；心动过速。

3. 胸部CT气道重建（仁济医院）　两肺散在渗出实变，心包少量积液，建议治疗后随访。上腔静脉及双侧无名静脉增粗，肺动脉干饱满，食管下端不规则增粗，肝脏不规则低密度影，腹腔积液，建议结合相关病史及检查。

4. 上腹部CTA检查（仁济医院）　腹腔内大量积液；食管下段黏膜下、食管旁见多发静脉迂曲、增粗；肝内密度不均，增强后可见广泛斑片状低强化区；下腔静脉肝内段及肝静脉闭塞（标记处）（图2-4-1）。

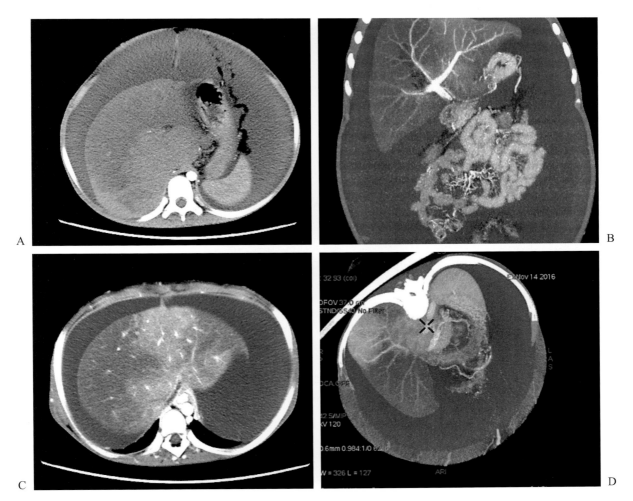

**图2-4-1** · 上腹部CTA。A. 腹腔内大量积液。B. 食管下段黏膜下、食管旁见多发静脉迂曲、增粗。C. 肝内密度不均，增强后可见广泛斑片状低强化区。D. 下腔静脉肝内段及肝静脉闭塞（标记处）

▷ 2016年12月

病理检查（仁济医院）　肝移植术后切除的肝脏25 cm×16 cm×10 cm，表面呈细节状，灰褐色，质中（图2-4-2A）。组织学病理：肝组织中-重度变性伴中央静脉及Ⅲ区淤血，肝窦扩张（图2-4-2B）。

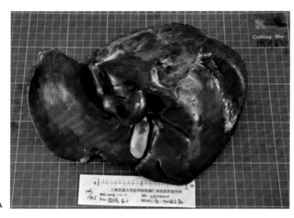
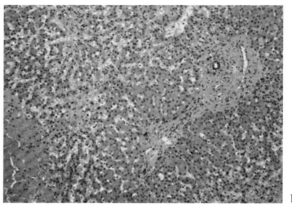

图2-4-2 · 肝移植术后病理检查。A. 肝脏25 cm×16 cm×10 cm大小，表面呈细节状，灰褐色，质中。B. 肝组织中-重度变性伴中央静脉及Ⅲ区淤血，肝窦扩张

## 临床诊断

Budd-Chiari综合征（肝后型门静脉高压），肝硬化，胆汁淤积症，门静脉高压，腹腔积液，下腔静脉血栓形成。

## 治疗经过

患儿2015年7月至2016年4月服中药，2016年5月开始出现腹胀、发热，进行性加重，诊断为"肝静脉血栓"，低分子肝素治疗效果不佳，因肝硬化失代偿于2016年12月行劈离式肝移植术，术中见肝脏肿胀，呈暗红色，肝硬化质韧，腹腔积液1 400 mL，颜色淡黄，脾脏肿大，下腔静脉血栓形成。供肝为劈离式右半肝，左肝静脉开口予髂静脉补片修补，肝左动脉开口及门静脉开口予以关闭。患儿恢复顺利，术后使用他克莫司免疫抑制、前列地尔及肝素钠持续泵入抗凝，术后19天出院。随访至今，患儿一般情况良好，无手术相关并发症。

## 案例分析

Budd-Chiari综合征（Budd-Chiari syndrome, BCS）即肝静脉流出道阻塞，根据梗阻的位置可以分为小肝静脉、大肝静脉、下腔静脉及其任意组合的阻塞[1]。病因若与起源于静脉外的病变受压或浸润有关（良性或恶性肿瘤、脓肿、囊肿等），为继发性Budd-Chiari综合征；若与原发性静脉疾病有关（血栓形成、静脉炎等），为原发性Budd-Chiari综合征[2]。87%的Budd-Chiari综合征患者存在血栓形成的危险因素[2]，大多数病例未常规研究潜在的血栓疾病，因此造成肝静脉流出

道阻塞的潜在疾病无法识别。

Budd-Chiari综合征的临床表现可从完全无症状变化到暴发性肝功能衰竭，无症状约占20%，与肝静脉侧支形成有关。典型临床表现包括发热、腹痛、腹腔积液、下肢水肿、消化道出血、肝性脑病[3]。黄疸相对少见。肝功能、凝血功能可正常或异常。临床表现可逐步进展、加重或缓解，病程可长可短。可见特征性躯干皮下静脉网扩张，但敏感度较低。可通过多普勒超声、MRI或CT诊断，若诊断不明确，可考虑X线静脉造影。病理特征为小叶中央区充血、肝细胞缺失和纤维化[4]。

原发性Budd-Chiari综合征的治疗方法包括：溶栓，血管介入，经颈静脉肝内门-体静脉分流术（transjugular intrahepatic portosystemic stent shunt，TIPS），肝移植等[5]。治疗措施建议遵循分级渐进方法（图2-4-3）[6-8]：① 抗凝，治疗基础疾病，对症治疗门脉静高压。② 寻找适于行血管形成术/支架的静脉狭窄。③ 不适合血管形成术/支架的患者考虑TIPS。④ TIPS无效或患者出现暴发性肝衰竭考虑肝移植。BCS-TIPS预后指数评分可识别进行了TIPS仍预后差的患者[8]。

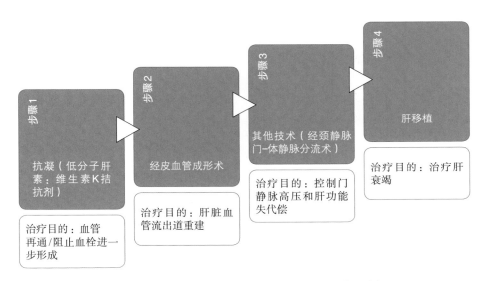

**图2-4-3 · 门静脉高压及其并发症的临床治疗策略选择**

## 专家点评

Budd-Chiari综合征（BCS）是一种少见疾病，是各种原因引起的肝静脉或其开口以上的下腔静脉阻塞导致的淤血性门静脉高压和（或）下腔静脉高压综合表现。患者早期因症状不典型，易被误诊而不能得到及时治疗，在儿童中，若出现腹胀、肝脾肿大、腹腔积液等需警惕Budd-Chiari综合征，尽早做出诊断。一经确诊，需根据患者的具体情况，经过评估，选用最合适的治疗方案，以期提高患儿的生存率。

在治疗方面，包括抗凝、利尿、经颈静脉门-体静脉支架分流术及各种门-体血管搭桥手术，这些治疗如果失败，肝移植术则成为治疗Budd-Chiari综合征唯一有效的方法，其适应证主要是肝硬化失代偿期、肝功能衰竭或合并肝脏肿瘤。

此例患儿病程较长，抗凝治疗效果欠佳，不适合放置支架及TIPS，存在肝硬化、门静脉高压、腹腔积液及下腔静脉血栓形成，有肝移植指征。经手术后，患儿恢复顺利，术后需进一步规范患儿的管理，包括抗凝及抗排斥反应的处理，建立采用更加合理的规范治疗流程与方法，进一步随访肝移植术的远期疗效。

（陈晨，赵东，薛峰 编写；罗毅 校稿）

## 参考文献

[1] Ludwig J, et al. Classification of hepatic venous outflow obstruction: ambiguous terminology of the Budd-Chiari syndrome[J]. Mayo Clin Proc, 1990, 65(1): 51−55.

[2] DeLeve LD, DC Valla, G Garcia-Tsao. Vascular disorders of the liver[J]. Hepatology, 2009, 49(5): 1729−1764.

[3] Okuda H, et al. Epidemiological and clinical features of Budd-Chiari syndrome in Japan[J]. J Hepatol, 1995, 22(1): 1−9.

[4] Ludwig J, et al. Classification of hepatic venous outflow obstruction: ambiguous terminology of the Budd-Chiari syndrome[J]. Mayo Clin Proc, 1990, 65(1): 51−55.

[5] Mentha G, et al. Liver transplantation for Budd-Chiari syndrome: a European study on 248 patients from 51 centres[J]. J Hepatol, 2006, 44(3): 520−528.

[6] Janssen HL, et al. Budd-Chiari syndrome: a review by an expert panel[J]. J Hepatol, 2003, 38(3): 364−371.

[7] de Franchis R. Evolving consensus in portal hypertension. Report of the Baveno IV consensus workshop on methodology of diagnosis and therapy in portal hypertension[J]. J Hepatol, 2005, 43(1): 167−176.

[8] Hernández-Gea V, et al. Current knowledge in pathophysiology and management of Budd-Chiari syndrome and non-cirrhotic non-tumoral splanchnic vein thrombosis[J]. J Hepatol, 2019, 71(1): 175−199.

# 出血性毛细血管扩张症

**病史摘要**

患儿女性，4岁，因"原因不明的肝硬化、门静脉高压及消化道出血"入院。

患儿出生后10个月开始即频繁出现鼻衄，每周1次（左侧多发），量多，压迫止血可自行缓解。当地医院检查发现"肝硬化"，排除病毒性及自身免疫性肝病，诊断为"原因不明的肝硬化、门静脉高压和食管静脉曲张"。近期因患儿鼻衄加重、消化道出血，为进一步明确"肝硬化"的病因和治疗，收治入院。

**体格检查**

体温36.5℃，脉搏95次/分，呼吸22次/分，血压90/60 mmHg。

专科检查 神清，精神可，发育正常，体型适中，营养良好，正常面容，表情自然，步入病房，自主体位。全身皮肤、黏膜无黄染，无皮下出血，腹部稍膨隆。其余心、肺查体无殊。肝肋下可触及约3 cm，质硬，脾肋下未触及，移动性浊音（－），肠鸣音5次/分，双下肢无水肿。

**实验室检查**

▶ 2016年11月

1. 血常规 白细胞计数$3.77 \times 10^9$/L ↓，红细胞计数$3.83 \times 10^{12}$/L，血小板计数$72 \times 10^9$/L ↓，血红蛋白111 g/L ↓。

2. 出/凝血功能 凝血酶原时间16.1秒↑，部分凝血活酶时间30.2秒，国际标准化比值1.43↑，纤维蛋白原1.29↓。

3. 生化检查 总蛋白56.2 g/L ↓，白蛋白37.2 g/L，前白蛋白96.3 mg/L ↓，丙氨酸氨基转移酶38 U/L，天门冬氨酸氨基转移酶58 U/L↑，碱性磷酸酶162 U/L↑，谷氨酰转肽酶33 U/L，直接胆红素5.5 μmol/L，总胆红素19.4 μmol/L，肌酐28 μmol/L，总胆汁酸37.7 μmol/L↑。

▶ 2018年10月

1. 血常规 白细胞计数$2.83 \times 10^9$/L ↓，红细胞计数$4.11 \times 10^{12}$/L，血小板计数$66 \times 10^9$/L ↓，血红蛋白123 g/L。

2. 出/凝血功能　凝血酶原时间13秒↑，部分凝血活酶时间33秒，国际标准化比值1.17↑，纤维蛋白原2.25 g/L。

3. 生化检查　总蛋白63.1 g/L，白蛋白40.5 g/L，前白蛋白116 mg/L↓，丙氨酸氨基转移酶32 U/L，天门冬氨酸氨基转移酶93 U/L↑，碱性磷酸酶343 U/L↑，谷氨酰转肽酶330 U/L↑，直接胆红素16.4 μmol/L↑，总胆红素33.5 μmol/L↑，肌酐31.1 μmol/L，总胆汁酸19.7 μmol/L↑。

## 辅助检查

▶ 2016年11月

1. 肝脏超声（仁济医院）　提示肝硬化图像，脾大。肝硬度扫描：FibroScan 3.8 kPa；CAP 269 dB/m，提示肝脏轻度脂肪变。

2. 基因检测　患儿测序数据中检测到 ACVRL1 基因变异，ACVRL1 是遗传性出血性毛细血管扩张症Ⅱ型的致病基因。经Sanger验证父母相应位点，检测到患儿父亲与患儿有一致的杂合变异位点 [c.652C>T（p.R218W）]。

3. 胃镜检查（上海儿童医学中心）　食管静脉重度曲张伴胃底静脉曲张；浅表性胃窦炎（图2-5-1）。

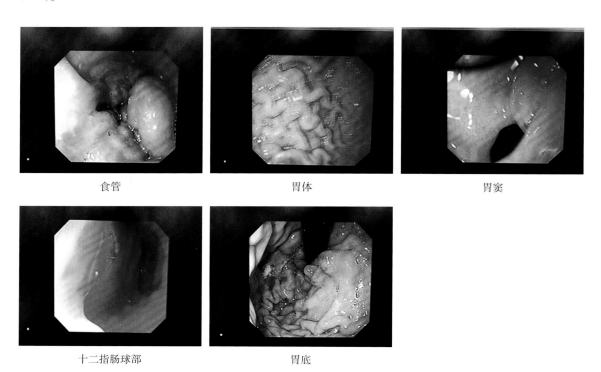

食管　　　　　　　　胃体　　　　　　　　胃窦

十二指肠球部　　　　　胃底

图2-5-1 · 胃镜检查：食管静脉重度曲张伴胃底静脉曲张；浅表性胃窦炎

4. 上腹部CTA检查（仁济医院）　肝硬化，肝脏密度欠均匀，脾大；门静脉高压及胃底食管静脉曲张（图2-5-2）。

5. 肝穿刺病理检查（仁济医院）　细胞轻度变性，结构未见明显异常，未见肝硬化（图2-5-3）。

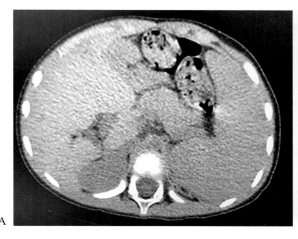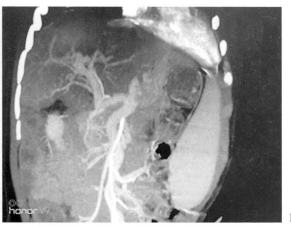

图2-5-2·上腹部CTA。A.肝硬化，肝脏密度欠均匀，脾大。B.门静脉高压及胃底食管静脉曲张

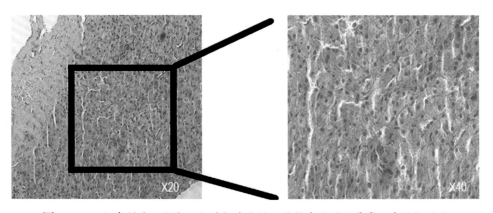

图2-5-3·肝穿刺病理检查：细胞轻度变性，结构未见明显异常，未见肝硬化

▶ 2018年10月

1. 肝脏B超检查（上海儿童医学中心） 门静脉海绵样变术后，门静脉高压，肝纤维化，脾大，肝右叶占位。

2. 胃镜检查（上海儿童医学中心） 食管静脉重度曲张伴胃底静脉曲张；十二指肠溃疡（A2）（图2-5-4）。

3. CT检查（上海儿童医学中心） 肝右叶血管瘤待排，门静脉海绵样变，门静脉、脾大，食管胃底静脉曲张（图2-5-5）。

▶ 2018年12月

肝移植术后病理检查（仁济医院） 肝脏表面大量扩张毛细血管，右肝占位，切面灰黄、质嫩。肝脏假小叶形成。肝脏占位提示肝母细胞瘤（胎儿型），肿瘤细胞（E）：Hepatocyte（＋），AFP（－），has（－），β-catenie（膜＋），Vim（－），ki-67（2%+），CD34（小血管＋），CK19（－），CD10（＋），GS（＋），GPC3（＋），CD56（－）（图2-5-6）。

## 临床诊断

1. 术前诊断 遗传性出血性毛细血管扩张症Ⅱ型，门静脉高压，肝硬化，门静脉海绵样变性，

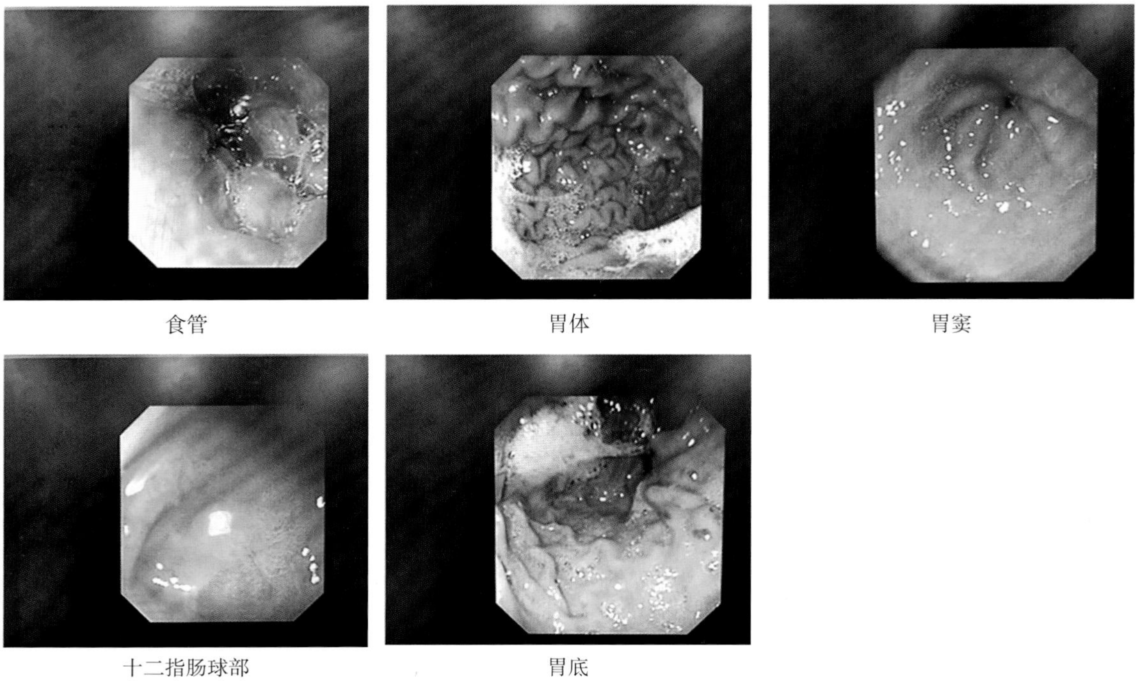

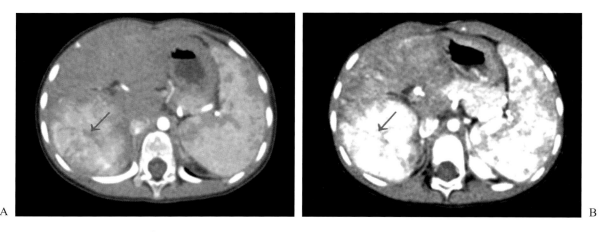

图2-5-4·胃镜检查：食管静脉重度曲张伴胃底静脉曲张；十二指肠溃疡（A2）

图2-5-5·CT检查示肝右叶血管瘤待排，门静脉海绵样变，门静脉、脾大，食管胃底静脉曲张。A.动脉期。B.门静脉期

开腹门-体断流（食管胃底静脉结扎）+门静脉测压术后。

2. 术后诊断　遗传性出血性毛细血管扩张症Ⅱ型，门静脉高压，肝硬化，门静脉海绵样变性，开腹门-体断流（食管胃底静脉结扎）+门静脉测压术后，肝母细胞瘤。

## 多学科讨论关键问题

遗传性出血性毛细血管扩张症的治疗方案和肝移植手术时机。

## 治疗经过

2016年患儿来院后经基因检测结合临床表现明确疾病诊断，经儿童消化内科、病理科、肝移

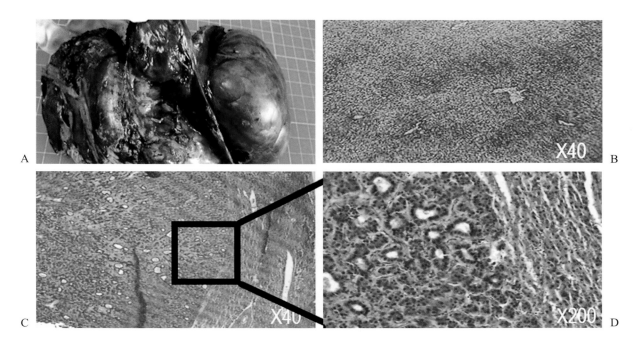

图2-5-6·肝移植术后病理检查。A. 病肝大体病理，肝脏表面大量扩张毛细血管，右肝占位，切面灰黄、质嫩。B. 肝脏假小叶形成。C、D. 占位提示肝母细胞瘤（胎儿型），肿瘤细胞（E）：Hepatocyte（＋），AFP（－），has（－），β-catenie（膜＋），Vim（－），ki-67（2%＋），CD34（小血管＋），CK19（－），CD10（＋），GS（＋），GPC3（＋），CD56（－）

植科多学科讨论认为患儿临床表现尚未危及生命，疾病还需要进一步排查全身其他重要器官的血管畸形（头颅、心肺等），单纯食管静脉曲张破裂出血可以通过内科血管套扎干预治疗。因此，患儿在完善全身重要脏器（头颅、心肺和消化道）血管畸形检查后，于2017年2月在上海儿童医学中心行开腹门-体断流（食管胃底静脉结扎）＋门静脉测压术，术后消化道出血得到明显改善，患儿无呕血、便血。

2018年10月，患儿在例行检查中发现右肝占位病变，大小约6.6 cm×6.1 cm，考虑到原发病引起肝脏占位性病变，存在恶变风险，再次多学科讨论决定肝移植手术治疗。2018年12月11日，患儿在全麻下行活体肝移植术，术中见肝脏14 cm×12 cm×10 cm，质软，明显萎缩，肝脏表面大量扩张毛细血管，与周围组织明显粘连，肝左叶/胃小弯及脾脏致密粘连。肝门转位不良，门静脉纤细，胆道及动脉位于门静脉后方。肝脏肿块8 cm×6 cm×6 cm，切面灰黄、质嫩，病理诊断胎儿型肝母细胞瘤。

患儿术后恢复顺利，于术后2周顺利出院。术后再未发生消化道出血，偶发鼻衄，量极少，可自行缓解，随访复查无特殊，生长发育正常。

## 案例分析

遗传性出血性毛细血管扩张症（hereditary hemorrhagic telangiectasia, HHT），也称为Osler-Weber-Rendu综合征（或简称为Osler病），以皮肤、黏膜多部位的毛细血管扩张性损害，特定部位出血为特征。主要病理变化是血管缺乏弹性纤维和平滑肌，受累的血管壁仅仅是一层内皮细胞，血管壁脆弱易破，不能收缩，呈瘤样扩张，称为毛细血管扩张。本病呈常染色体显性遗传特征，发病率估计为1/5 000。目前公认的HHT的诊断标准为1999年的库拉索（Curacao）标准，鉴于库拉索标准对儿童临床诊断的敏感性差，医师可以结合基因检测结果为儿童确诊。85%的HHT发病和*ENG*、*ACVRL1*基因的突变有关，通常*ENG*基因突变称为HHT Ⅰ型，*ACVRL1*基因突变为HHTⅡ型[1]。

HHT患者中70%～75%存在肝脏累及表现，其中HHT Ⅱ型更容易出现肝脏受累。其主要的病理生理机制是肝血管发育畸形：形成肝动脉到肝静脉分流（1型）；形成肝动脉到门静脉分流（2型）；形成门静脉到肝静脉分流（3型）。并且，伴有典型的组织学特征，称为假性肝硬化。典型临床表现包括：高输出量的心功能衰竭、门静脉高压及缺血性胆管炎。三种症状可同时或序贯出现[2]。

针对肝动静脉畸形患者的肝移植治疗总体预后良好，术后5～10年生存率达82.5%。同时，国外报道肝移植手术可以明显改善患者的心肺功能和体力活动。因此，对于肝血管畸形导致顽固性并发症的HHT患者，肝移植无疑是理想的治疗选择[3]，对于不能耐受手术者，贝伐珠单抗可作为备选治疗方案。

根据最新指南[4, 5]，HTT治疗方案如图2-5-7所示。

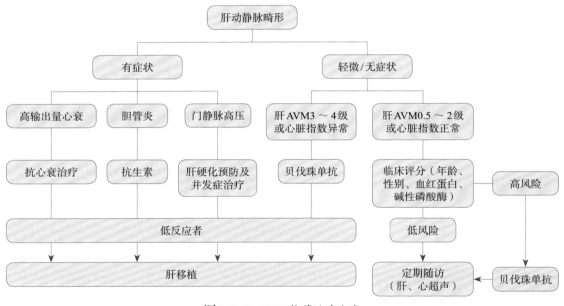

图2-5-7 · HHT推荐治疗方案

**专家点评**

肝脏移植是治疗遗传性出血性毛细血管扩张症（HTT）的主要手段，但目前对手术时机并无明确共识，需要多学科联合诊疗，对患者进行评估，在出现新的并发症或现有并发症恶化的情况下决定最佳治疗方案和手术时机。

HHT术前应进行恰当营养支持，纠正贫血、凝血功能，全面排查重要部位畸形血管；术中应特别注意肝动脉吻合方式，患者肝脏血管为病变血管，吻合后可能存在狭窄、血流不足或动脉血栓形成；术后应加强血压监护，HHT肝移植围手术期血管并发症风险较高，文献报道死亡率约为17.5%，主要原因是肝外其他重要器官因动静脉畸形破裂引起大出血，如脑出血、肺出血等，需密切观察。目前虽然没有查到HHT发生肿瘤的报道，但在我们这例患儿，随访2年中出现了肝脏肿瘤性改变，提示本病存在发生肿瘤恶变风险。另外，还要注意的是，HHT存在肝移植术后复发问题，复发率随着术后时间的推移而增加[6]。因此要终身随访，严密监测。

（吉浩 编写；薛峰 校稿）

## 参考文献

[1] Kuhnel T, Wirsching K, Wohlgemuth W, et al. Hereditary hemorrhagic telangiectasia[J]. Otolaryngol Clin North Am, 2018, 51(1): 237-254.

[2] Buscarini E, Gandolfi S, Alicante S, et al. Liver involvement in hereditary hemorrhagic telangiectasia[J]. Abdom Radiol (NY), 2018, 43(8): 1920-1930.

[3] Felli E, Addeo P, Faitot F, et al. Liver transplantation for hereditary hemorrhagic telangiectasia: a systematic review[J]. HPB (Oxford), 2017, 19(7): 567-572.

[4] Faughnan ME, Palda VA, Garcia-Tsao G, et al. International guidelines for the diagnosis and management of hereditary haemorrhagic telangiectasia[J]. J Med Genet, 2011, 48(2): 73-87.

[5] 籍灵超，贾婧杰，张静，等.遗传性出血性毛细血管扩张症诊断和治疗国际指南[J].中国医学文摘（耳鼻咽喉科学），2014，29（1）：40-55.

[6] Dumortier J, Dupuis-Girod S, Valette PJ, et al. Recurrence of hereditary hemorrhagic telangiectasia after liver transplantation: clinical implications and physiopathological insights[J]. Hepatology, 2019, 69(5): 2232-2240.

# 六

# 急性肝功能衰竭的手术时机与风险评估

## 病史摘要

患者女性，15岁，2019年6月因"双下肢肿胀8月余、记忆力下降"于当地医院就诊。

化验指标提示白蛋白进行性下降，上腹部增强CT提示肝硬化表现。2020年1月进一步行尿铜蓝蛋白检测、KF环检测及24小时尿液筛检后确诊为"肝豆状核变性"。当时患者因肺部感染，肝功能急剧恶化，很快出现意识不清，肝性脑病Ⅱ～Ⅲ级。转入ICU后，呼吸机辅助通气、2次人工肝、美罗培南（美平）联合万古霉素（稳可信）抗感染治疗后控制病情，但仍需要高流量吸氧FiO₂ 98%。肝功能及凝血功能差，MELD 33分。为求进一步治疗，转入仁济医院行肝移植手术。

## 体格检查

体温37℃，脉搏71次/分，呼吸20次/分，血压125/80 mmHg。

专科检查 患者神志模糊，精神一般，双侧瞳孔等大、等圆，对光反射阳性，结膜出血，胃纳差，发育正常，体型适中。未见舞蹈样动作，无吞咽困难、构音障碍、运动迟缓、震颤、肌强直等。双肺呼吸音粗，未闻及明显啰音；心律齐、心音有力，未闻及明显杂音。皮肤中度黄染，无皮下出血，巩膜中度黄染，肝、脾肋下未触及，移动性浊音（＋），肠鸣音5次/分，双下肢水肿。

## 实验室检查

▶ 2020年1月

1. 血常规 白细胞12×10⁹/L，嗜中性粒细胞百分比73.8%↑，淋巴细胞百分比13.9%，单核细胞百分比11.3%↑，红细胞计数2.19×10¹²/L↓，血红蛋白76 g/L↓，血小板计数41×10⁹/L↓。

2. 出/凝血功能 凝血酶原时间32.7秒↑，部分凝血活酶时间56.5秒↑，国际标准化比值2.88↑，纤维蛋白原1.31↓，凝血酶时间22.8秒↑。

3. 肝肾功能 丙氨酸氨基转移酶114 U/L↑，天门冬氨酸氨基转移酶120 U/L↑，总胆红素316.9 μmol/L，尿素10.9 mmol/L↑，肌酐31 μmol/L↓，总蛋白54 g/L↓，白蛋白32 g/L↓。

4. 白介素五项 白介素-1β 20.2 pg/mL↑，白介素-6 78.4 pg/mL↑，白介素-8 107 pg/mL↑。

5. 降钙素原 7.26 ng/mL↑。

6. 痰培养鉴定　烟曲霉复合体生长4+。

7. 心肌梗死三项　肌钙蛋白I 2.22 ng/mL↑，肌红蛋白2 441.3 ng/mL↑，肌酸激酶同工酶15 ng/mL↑。

8. 尿液分析　尿蛋白质1+，尿潜血3+，尿沉渣红细胞计数62.3 μL↑，镜检红细胞11.2/HP↑。

9. B型钠尿肽　427 pg/mL↑。

10. 脑脊液检查　透明无色，无凝块。WBC 0，RBC 640×10$^6$/L，潘氏实验阴性；糖定量3.98 mmol/L，蛋白定量144 mg/L，氯化物138 mmol/L。

## 辅助检查

1. 胸部CT检查

（1）术前5天：未见明显异常（图2-6-1）。

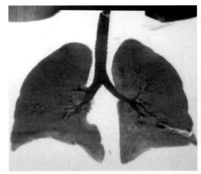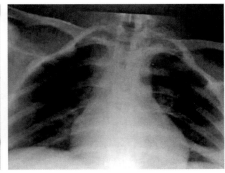

图2-6-1·患者术前5天肺部CT未见明显异常

（2）术后21天：提示两肺多发渗出（右肺为著），双侧胸腔积液（图2-6-2）。

（3）术后28天：提示双肺渗出及胸腔积液较前好转（图2-6-3）。

（4）术后38天：提示两肺渗出略有吸收，两侧胸腔积液有所减少，右下肺局部膨胀不全（图2-6-4）。

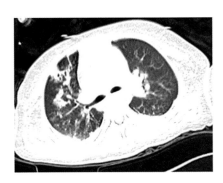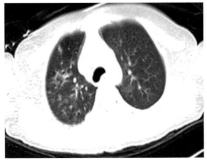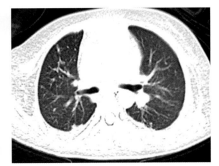

图2-6-2·术后21天胸部CT提示两肺多发渗出（右肺为著），双侧胸腔积液　图2-6-3·术后28天胸部CT提示双肺渗出及胸腔积液较前好转　图2-6-4·术后38天胸部CT提示两肺渗出略有吸收，两侧胸腔积液有所减少，右下肺局部膨胀不全

2. 头颅CT检查

（1）术后80天：提示脑积水（图2-6-5）。

（2）术后95天：显示第三、四脑室周围病变明显，增强后呈环形强化（图2-6-6）。

（3）术后150天：第三脑室、中脑导水管、第四脑室周围信号异常伴环形强化，胸髓信号不均伴椎管内结节（图2-6-7）。

（4）术后250天：胸髓椎管内结节伴异常信号（图2-6-8）。

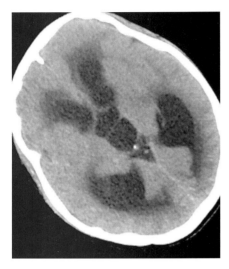
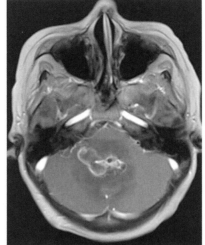
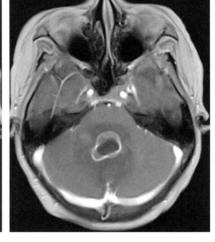

图2-6-5 · 术后80天头颅CT提示脑积水　　图2-6-6 · 术后95天头颅CT显示第三、四脑室周围病变明显，增强后呈环形强化

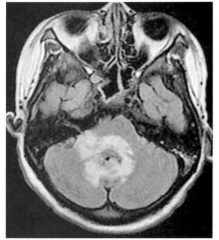
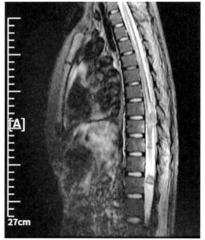
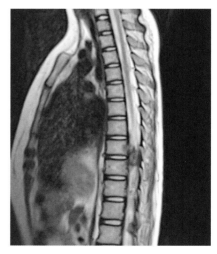

图2-6-7 · 术后150天头颅和脊柱CT提示第三脑室、中脑导水管、第四脑室周围信号异常伴环形强化，胸髓信号不均伴椎管内结节

图2-6-8 · 术后250天头颅和脊柱CT显示胸髓椎管内结节伴异常信号

## 临床诊断

1. 术前诊断　肝豆状核变性（Wilson病），慢加急性肝衰竭，肝性脑病，肺部感染。

2. 术后诊断　肝豆状核变性（Wilson病），慢加急性肝衰竭，肝性脑病，肺部感染，脑积水，中枢神经系统真菌感染。

## 多学科讨论关键问题

慢加急性肝衰竭合并肺部感染，是否有肝移植指征？手术时机是什么？

## 治疗经过

患者入院后完善相关检查，重症监护科、肝移植科及麻醉科开展了多学科讨论，患者本次急性肝衰竭是由肺部感染诱发，气管镜检查可见右肺分泌物较多，痰稀薄、淡血性。患者经ICU抗感染治疗后白细胞计数正常，肺部感染影像学好转，炎症指标下降，但痰培养提示CRAB菌。患者通过2次人工肝治疗后肝功能和凝血功能没有改善，有进一步恶化风险，CRAB菌肺部感染是本手术治疗的主要矛盾。鉴于患者没有明显全身性感染，肺部感染经抗感染治疗后好转，CRAB菌可能为肺部定植菌，术后通过敏感抗生素可以控制，决定行急诊肝移植手术。

患者于2020年2月21日在全麻下行活体肝移植术，术中见肝脏呈肝硬化表现，与周围组织无明显粘连，质硬，黄褐色腹腔积液2 500 mL。右半供肝510 g，术中出血600 mL，输RBC 4 U，自体血回输200 mL，血浆400 mL。

术后当天痰培养提示烟曲霉，给予伏立康唑抗感染；术后8天痰培养提示CRAB，给予美罗培南+头孢哌酮钠与舒巴坦钠抗感染10天，效果欠佳；后改为替加环素+大剂量美罗培南抗感染8天，治疗过程中，患者体温仍波动于38～39℃。术后2个月患者头痛、纳差、双下肢乏力，头痛进行性加剧合并呕吐，头颅CT提示重度脑积水，脑外科急诊脑室引流术，监测颅内压、抗感染及营养支持治疗，术后1周拔除脑室外引流，Ommaya囊持续引流脑脊液缓解颅高压，并予大剂量伏立康唑+氟胞嘧啶抗感染。患者病情稳定后，2020年10月26日全麻下行侧脑室腹腔内分流术，改为口服伏立康唑，出院进行康复治疗。

## 案例分析

慢加急性肝衰竭（acute on chronic liver failure, ACLF）由Jalan教授于2002年第六届国际肾脏血液净化会议上首次提出，在既往肝功能稳定的肝病患者中，在合并脓毒症、嗜肝病毒感染、消化道出血、肝毒性药物等的诱因下，2～4周内出现黄疸、消化道出血、肝性脑病等一组临床综合征。目前ACLF有三大应用广泛的定义，含亚太、欧洲和北美定义，各种定义的分歧主要源于使用诊断或预后标准而非定义标准，28天死亡率大于15%[1]。

目前ACLF主要分为3级，主要依据器官功能损害程度，如欧洲采用慢性肝衰患者序贯性器官功能衰竭评分（CLIF-SOFA）评分、中国采用HBV-SOFA评分，上述评分系统主要源于重症医学中常用序贯器官功能评分（SOFA）[2]。中国重症乙型病毒性肝炎研究小组（Chinese Group on the Study of Severe Hepatitis B, COSSH）和欧洲肝病协会（European Association for the Study of the Liver, EASL）对于ACLF的定义和分级如表2-6-1所示，ACLF肝移植评估及时机流程见图2-6-9。

表 2-6-1　COSSH 和 EASL 对于 ACLF 的定义和分级

| 项目 | COSSH-ACLF | EASL-ACLF |
|---|---|---|
| 人群 | HBV 感染的慢性肝病（肝硬化和非肝硬化） | 肝硬化急性失代偿（HCV/酒精） |
| 诱因 | HBV/细菌感染 | 细菌感染 |
| 定义 | HBV-ACLF 是指在 HBV 感染的慢性肝病（无论有无肝硬化）基础上出现的急性肝功能恶化，伴随肝脏和肝外器官衰竭及短期高病死率的一组复杂临床综合征 | ACLF 是指肝硬化急性失代偿患者出现多器官（肝、脑、肾、凝血、肺、循环）衰竭，合并短期高病死率（28 天≥15%）的一组临床综合征 |
| ACLF-1 | 单独肾衰竭；<br>单独肝衰竭合并国际标准化比值≥1.5 或肾损伤或 1～2 度 HE；<br>单独器官（凝血、循环、呼吸）衰竭合并肾损伤或 1～2 度 HE；<br>单独脑衰竭合并肾损伤；<br>28 天病死率：23% | 单独肾衰竭；<br>单独肝脏、凝血、循环或呼吸衰竭合并血肌酐 1.5～1.9 mg/dL 或 1～2 度 HE；<br>单独脑衰竭合并血肌酐 1.5～1.9 mg/dL；<br>28 天病死率：22% |
| ACLF-2 | 2 个器官衰竭；<br>28 天病死率：61% | 2 个器官衰竭；<br>28 天病死率：32% |
| ACLF-3 | 3 个及以上器官衰竭；<br>28 天病死率：93% | 3 个及以上器官衰竭；<br>28 天病死率：77% |
| 器官衰竭评分 | HBV-SOFA<br>肝脏衰竭（96.6%）<br>凝血衰竭（35.8%） | CLIF-OF<br>肾脏衰竭（55.8%）<br>肝脏衰竭（43.6%） |

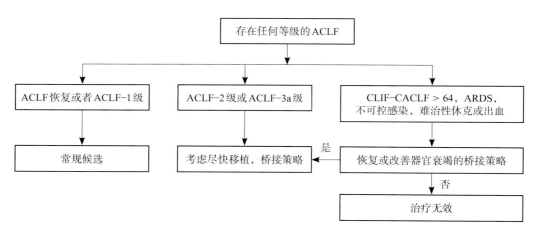

图 2-6-9 · ACLF 肝移植评估及时机流程

　　ACLF-3 级患者常合并 3 个以上器官功能衰竭，28 天死亡率高达 77%～93%；如果能及时获得供肝，患者 1 年生存率高达 82%。当患者发展为 ACLF 时，及时评估肝移植并转入加强病房治疗能积极改善治疗效果。移植评估为 ACLF-3 级患者移植时，ACLF-3 级缓解为 ACLF-0～2 级较仍为 3 级的 1 年生存率提高 6%（88.2% vs 82%，$P<0.001$）；移植评估为 ACLF-3 级患者移植时，缓解为 ACLF-0～2 级较入组时 ACLF-0～2 级进展为 ACLF-3 级提高 4.4%（88.2% vs 83.8%，$P<0.001$）；机械通气、循环衰竭、脑衰竭使肝移植后 1 年内死亡率显著增加[3, 4]。

在当今供肝短缺的时代，过于危重的患者是否应该获得肝移植的机会，目前尚有争议。欧美专家认为肝移植5年生存率小于50%，即为无效肝移植[5]。因此，当CLIF-C ACLF大于64分、严重ARDS、未控制的感染、顽固性休克或出血等，经加强治疗无改善时，建议姑息治疗[6]。

## 专家点评

（1）对于慢加急性肝衰竭（ACLF）患者，肝移植的时机至关重要，需要平衡供肝短缺和移植预后的关系；在极度危重的3级ACLF患者，预计移植后死亡率仍很高，建议姑息治疗。

（2）ACLF患者术前常合并感染，移植后感染风险高，一旦感染，死亡率极高。术后常规使用棘白菌素类预防真菌，特别重视对曲霉菌和泛耐药细菌感染的监测。

（3）ACLF患者常合并急性肾功能损害，肝移植后免疫抑制方案个体化，笔者所在医院使用无/减量激素＋巴利昔单抗诱导方案，延迟使用钙调磷酸酶抑制剂。

（4）ACLF患者病情危重，因此在供肝选择方面尽量避免边缘供体，确保移植物功能及时恢复。成人活体肝移植在ACLF中的治疗效果及风险有待进一步研究。

（吉浩，薛峰 编写；钱永兵 校稿）

## · 参考文献 ·

[1] Jalan R, Williams R. Acute-on-chronic liver failure: pathophysiological basis of therapeutic options[J]. Blood Purification, 2002, 20(3): 252−261.

[2] Michard B, Artzner T, Lebas B, et al. Liver transplantation in critically ill patients: preoperative predictive factors of post-transplant mortality to avoid futility[J]. Clin Transplant, 2017, 31(12).

[3] Wu T, Li J, Shao L, et al. Development of diagnostic criteria and a prognostic score for hepatitis B virus-related acute-on-chronic liver failure[J]. Gut, 2018, 67(12): 2181−2191.

[4] Jalan R, Saliba F, Pavesi M, et al. Development and validation of a prognostic score to predict mortality in patients with acute-on-chronic liver failure[J]. J Hepatol, 2014, 61(5): 1038−1047.

[5] Karvellas CJ, Francoz C, Weiss E. Liver transplantation in acute-on-chronic liver failure[J]. Transplantation, 2020.

[6] Weiss E, Saner F, Asrani SK, et al. When is a critically ill cirrhotic patient too sick to transplant? Development of consensus criteria by a multidisciplinary panel of 35 international experts[J]. Transplantation, 2020; Publish Ahead of Print.

# 七
# 低体重患儿的肝移植手术

## 病史摘要

患儿出生后皮肤、巩膜黄染，小肠闭锁。于出生后第2天在华西医院行小肠造瘘术，出生后40天行小肠回纳术，术中胆道造影提示"胆道闭锁"。术后患儿有4次便血史，酱红色稀便，伴发热、呕吐，呕吐物为黄绿色水样物，生长抑素、抗生素对症支持治疗后好转。患儿4月龄时为求进一步治疗来仁济医院，拟诊"胆道闭锁，小肠闭锁术后"入院。

## 体格检查

体温36.8℃，脉搏105次/分，呼吸20次/分，血压89/47 mmHg。

专科检查　神清，精神可，发育差，体型瘦小，营养一般，体重3.2 kg，身高54 cm。正常面容，表情自然，抱入病房，自主体位。皮肤、巩膜中度黄染，无皮下出血。心、肺查体无殊。腹部稍膨隆，有陈旧手术瘢痕，肝肋下可触及约2 cm，质硬，脾肋下未触及，移动性浊音（－），肠鸣音5次/分，双下肢无水肿。

## 实验室检查

▶ 2016年6月6日

1. 血常规　白细胞计数$5.97 \times 10^9$/L ↓，红细胞计数$2.98 \times 10^{12}$/L ↓，血小板计数$445 \times 10^9$/L ↑，血红蛋白83 g/L ↓。

2. 出/凝血功能　凝血酶原时间11.7秒，部分凝血活酶时间37.2秒↑，国际标准化比值1.04，纤维蛋白原1.69 ↓。

3. 生化检查　总蛋白64.4 g/L，白蛋白41.8 g/L，前白蛋白101.7 mg/L，丙氨酸氨基转移酶81 U/L↑，天门冬氨酸氨基转移酶187 U/L↑，碱性磷酸酶586 U/L↑，谷氨酰转肽酶880 U/L↑，直接胆红素185.2 μmol/L↑，总胆红素233.4 μmol/L↑，肌酐26 μmol/L↓，总胆汁酸267.3 μmol/L↑。

## 辅助检查

1. 上腹部CTA检查　肝脏形态尚可，肝脏包膜下见散在分布斑片状异常灌注影。胆囊显示欠清。脾脏未见异常。腹腔积液。胰腺、双肾及肾上腺未见明显异常。少量腹腔积液。Ⅵ段肝动脉发自肝右动脉，门静脉、肝静脉及下腔静脉未见异常（图2-7-1）。

2. 头颅CT平扫　提示双侧脑室及第三脑室扩大，颅内未见明显异常高或低密度影（图2-7-2）。

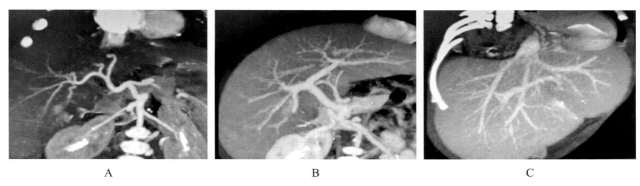

| A | B | C |

图2-7-1·A~C. 上腹部CTA显示肝脏形态尚可，肝脏包膜下见散在分布斑片状异常灌注影。胆囊显示未见异常。腹腔积液。胰腺、双肾及肾上腺未见明显异常。少量腹腔积液。Ⅵ段肝动脉发自肝右动脉，门静脉、肝静脉及下腔静脉未见异常

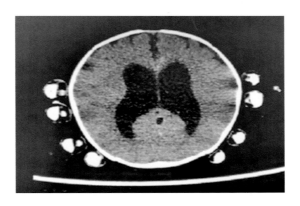

图2-7-2·头颅CT平扫提示双侧脑室及第三脑室扩大，颅内未见明显异常高或低密度影

## 临床诊断

胆汁淤积性肝硬化失代偿期，门静脉高压症，胆道闭锁Kasai术后，食管裂孔疝，脑积水，小肠闭锁术后。

## 多学科讨论关键问题

低体重患儿肝移植手术方案和时机的选择。

患儿4月龄，入院时营养状况较差，体重仅3.2 kg，身高54 cm，远低于该年龄段婴儿发育水平。入院后多次请上海儿童医学中心营养科会诊，建立肠内和肠外营养支持方案，但患儿生长发育改善不佳，2个半月体重、身高无明显增长，显著低于正常水平下限（图2-7-3）。营养支持治疗期间，患儿因门静脉高压症反复出现消化道出血症状。经儿童消化内科、营养科、麻醉科和肝移植科多学科讨论，患儿因肝硬化失代偿严重影响生长发育、反复上消化道出血，具备肝移植指征。

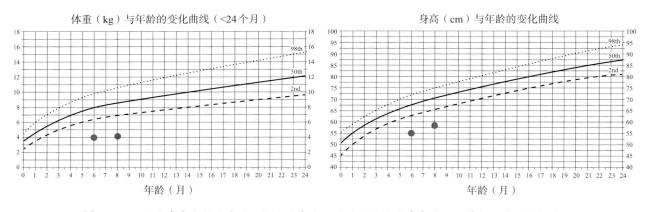

图2-7-3 · 体重身高生长曲线图。标点为患儿不同月份的体重身高值，显著低于其月龄标准

由于患儿体重过小，术前评估检查提示供者左外叶供肝体积过大（GRWR 7.2%），直接使用左外叶移植物将会造成关腹困难和大肝综合征表现。经计算机三维重建分析（EDDA IQQA-liver）计算，单S2段供肝估算体积182 mL（GRWR 5.6%）相对适合受体（图2-7-4）。神经内科评估患儿脑积水未影响智力发育，后期有可能吸收，无明显手术反指征。经过充分术前准备，患儿于2016年8月2日全麻下行S2单段活体肝移植术+食管裂孔疝修补术，术中见胆汁淤积性肝硬化表现，肠管广泛致密粘连。切取供肝实际质量160 g（GRWR 3.9%），胆管双支整形为共同开口，肝

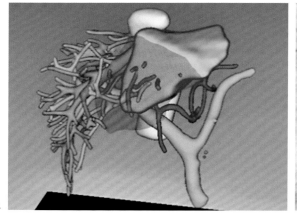
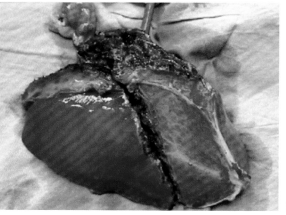

图2-7-4 · 供肝计算体积与实际供肝体积。A. EDDA估算的左外叶与肝段体积。B. 获取的左外叶供肝，进行减体积手术

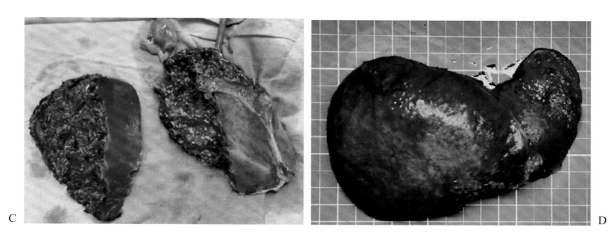

图2-7-4（续）· C.减体积后的S2段供肝。D.患儿的病肝

动脉一支，各吻合口吻合满意。术中出血300 mL，输RBC 400 mL，手术时间7小时20分钟。术后恢复顺利出院。

患儿约2岁半时，身高、体重已达到同年龄儿童正常水平（图2-7-5）。

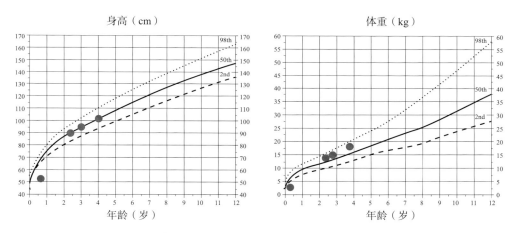

图2-7-5·患儿的身高体重变化曲线图

预后——"追赶生长"（图2-7-6）

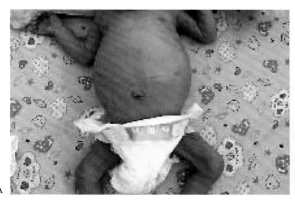
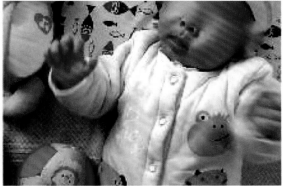

图2-7-6·患儿术前、术后对照。A.8月龄（术前）。B.11月龄

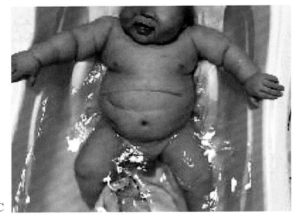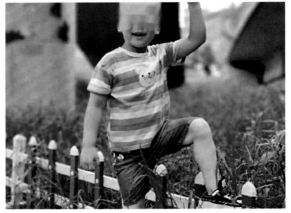

图 2-7-6（续）· C. 17 月龄。D. 4 岁

## 案例分析

终末期肝病患儿通常伴随生长发育受限，低体重也给手术带来了挑战。由于受体相关脉管口径狭小，将增大手术的难度及并发症的发生率。有研究报道，年龄小于 3 个月及体重小于 10 kg 的患儿，移植后门静脉、动脉血栓的发生率均高于更年长及体重更大的患儿[1]。即使随着外科手术技术的进步，这一现象也未改善。笔者所在医院的研究也认为患儿接受肝移植时体重大于 7.5 kg 预后更好[2]。因而在病情允许的情况下，建议患儿适当推迟手术时机，改善患儿营养状况，使其体重增长。本例低体重移植患儿术前体重仅 3 kg 左右，术前加强营养支持，希望提高其手术耐受性，但效果不明显，且患儿先后出现消化道出血及肺部感染。经多学科讨论，认为患儿无法从支持治疗中获益，适时行肝移植术。

现有研究认为儿童肝移植的 GRWR 应控制小于 4%，可以降低移植后各种并发症的发生率[3]。一般要求 GRWR 控制在 2% ～ 4% 为佳，并结合移植物厚度与受体腹腔前后径比值来确定小体重受者的移植物选择方案，对于移植物过大的案例，可以选择解剖性减体积移植物以获得良好预后[3]。当然，也有研究提出不同观点，认为儿童肝移植的 GRWR 大于 2.5% 甚至大于 4% 的患儿术后生存率与 GRWR 小于 2.5% 的患儿无明显差异，仅会增加延迟关腹的概率[4]。因此，各中心均具有自身体会及标准，目前笔者单位仍以 GRWR 2% ～ 4% 作为评估标准。本例患儿由于体重较轻，常规选择活体左外叶供肝将导致移植物体积过大、移植物受体重量比（GRWR）严重超出要求范围，并可能导致无法一期关腹，增加门静脉并发症发生率。本例患儿依据减体积评估流程，选用 S2 单段移植物，最终获得 GRWR 为 3.9%。预后良好。

## 专家点评

近年来，随着手术技术的进步，儿童肝移植受者的年龄被不断刷新。小体重患儿乃至新生儿肝移植已不是禁区。但是过大的移植物可能会导致患儿腹腔无法一期关闭，或者强行关闭腹腔后所带来的腹腔压力增高所导致的一系列相关并发症。现有临床研究分析表明，GRWR 2%～4%范围内的儿童肝移植病例预后显著优于其他患儿。因此，对于亲体肝移植案例来说，根据术前供体、受体评估的资料，仔细选择合适的移植物减体积方案是最好的选择。可以根据移植物-受体比大小依次选择左外叶、S3段部分减体积、单S2段移植物等合适大小的移植物，改善患儿预后。对于公民逝世后捐献劈离式肝移植，通常无法提前获得供体评估资料，则可依据术中实际左外叶移植物大小情况，选择后台离体减体积，或在移植物血流开放后，在受体体内根据腹腔实际空间大小进行在体减体积手术。后者能够获得更为匹配的移植物体积。

（高君达，周韬 编写；罗毅 校稿）

## 参考文献

[1] Venick RS, Farmer DG, McDiarmid SV, et al. Predictors of survival following liver transplantation in infants: a single-center analysis of more than 200 cases[J]. Transplantation, 2010，89(5): 600–605.

[2] 朱建军，夏强. 体重对婴幼儿活体肝移植预后的影响[J]. 肝胆外科杂志，2011，19（3）：184–186.

[3] Kitajima T, Sakamoto S, Sasaki K, et al. Impact of graft thickness reduction of left lateral segment on outcomes following pediatric living donor liver transplantation[J]. American Journal of Transplantation, 2018, 18 (9): 2208.

[4] Goldaracena N, Echeverri J, Kehar M, et al. Pediatric living donor liver transplantation with large-for-size left lateral segment grafts[J]. Am J Transplant, 2020, 20 (2): 504.

# 八
# 先天性肠旋转不良

## 病史摘要

患儿女性，4个月，因"胆道闭锁，肝硬化失代偿，肠旋转不良、多脾，G6PD缺乏症"收治入院。

患儿出生后在无明显诱因下出现皮肤、巩膜黄染，黄疸逐渐加深，小便颜色深黄伴白陶土样大便。无皮下出血，无呕吐，无发热，无咳嗽。遂至深圳市儿童医院就诊，于出生后75天行腹腔镜下探查术，术中诊断"肝内胆道闭锁、腹腔脏器反位、多脾"，病理符合胆汁性肝硬化。基因筛查报告提示G6PD缺乏症。探查术后给予保肝、抗感染等治疗。因黄疸逐渐加深，患儿为求进一步诊治收入仁济医院。

## 体格检查

体温36.8℃，脉搏122次/分，呼吸23次/分，血压100/58 mmHg。

专科检查 患儿皮肤黄染（中度），巩膜黄染（中度），腹部稍膨隆，上腹部见陈旧性腔镜手术瘢痕。肝肋下可触及约3 cm，质硬，脾肋下未触及，移动性浊音（－），肠鸣音5次/分，双下肢无水肿。

## 实验室检查

▸ 2020年1月6日

1. 血常规 白细胞计数17.19×10⁹/L↑，红细胞计数3.90×10¹²/L，血小板计数611×10⁹/L↓，血红蛋白121 g/L。

2. 出/凝血功能 凝血酶原时间13.3秒↑，部分凝血活酶时间34.3秒↑，国际标准化比值1.18，纤维蛋白原1.74↓。

3. 生化检查 总蛋白65.5 g/L，白蛋白44.4 g/L，前白蛋白255.4 mg/L，丙氨酸氨基转移酶304 U/L↑，天门冬氨酸氨基转移酶224 U/L↑，碱性磷酸酶395 U/L↑，谷氨酰转肽酶1 233 U/L↑，直接胆红素103.9 μmol/L↑，总胆红素121.4 μmol/L↑，肌酐14 μmol/L↓，总胆汁酸127.7 μmol/L↑。

## 辅助检查

▶ 2020年1月6日

**肝血管B超检查** 肝脏反位，肝内回声增多，分布正常，回声强度增强，血管走向清。门静脉主干内径5.7 mm，最大流速21 cm/s，血流方向向肝。肝动脉内径2 mm，最大流速64 cm/s，最小流速8.3 cm/s，阻力指数0.87。下腔静脉肝后段内径5 mm，最大流速36 cm/s。肝静脉内径最宽处约4 mm，最大流速33 cm/s，频谱形态正常。脾脏位于左侧腹，脾门厚20 mm，长径47 mm，内部回声均匀，呈分叶状。患儿平卧位：腹、盆腔目前未见明显游离无回声区。肝脏弹性测值升高（平均值23.5 kPa，中位数23.3 kPa）。

▶ 2020年1月9日

**上腹部CTA检查** 肝脏体积增大，脾脏未见及脾区多发结节灶、多脾综合征可能大；胃囊充盈不良及胃窦位于胰头上方肝门旁水平伴局部走行迂曲，由于胃囊充盈不良，较难评估胃窦解剖走行，请结合临床其他检查、除外胃窦走行异常的可能；胆囊窝区可疑胆囊结构伴小结石？左肾小囊肿，肠腔多发积气；CTA示肝右动脉起自肠系膜上动脉，左肾双动脉供血；脾动脉变细（图2-8-1）。

## 临床诊断

先天性胆管闭塞性黄疸，肝硬化失代偿期，葡萄糖-6-磷酸脱氢酶（G6PD）缺乏性贫血，肠旋转不良，副脾。

## 多学科讨论关键问题

肠旋转不良患儿肝移植手术的方案制订和注意要点。

## 治疗经过

患儿入院后，完善肝移植术前配型检查，于2020年3月11日行活体肝移植术，供体为其父亲。术中见肝脏12 cm×10 cm×8 cm，呈胆汁淤积性肝硬化表现，与周围组织明显粘连，黄绿色，质韧。左外叶供肝270 g，吻合动脉一支，胆肠吻合胆管一支，各吻合口满意。术中探查见小肠旋转不良，第三肝门缺如。肝静脉两支，采用自体门静脉整合成共同开口。门脉主干未及血栓，盆腔及腹腔脏器未及明显肿块。黄褐色腹腔积液100 mL，术中出血100 mL，输RBC 1 U。手术顺利。术后4天患儿出现腹痛，引流液变混浊怀疑胆瘘，分别于2020年3月15日及2020年3月23日2次行腹腔探查术，术中未见肠穿孔、胆瘘等明显异常，考虑术前体弱腹腔感染所致，予以腹腔冲洗后关腹。因患儿腹腔感染无明显缓解，转至上海儿童医学中心PICU继续就诊。2020年4月24日患儿病情好转后转回专科治疗至恢复出院。

术后早期因反复胆管炎伴肝内部分胆管扩张、黄疸多次入院。予抗感染、减停免疫抑制剂及对症支持治疗。但移植肝出现淤胆、肝功能异常伴进展性肝肿大，进展至肝硬化失代偿。于2021

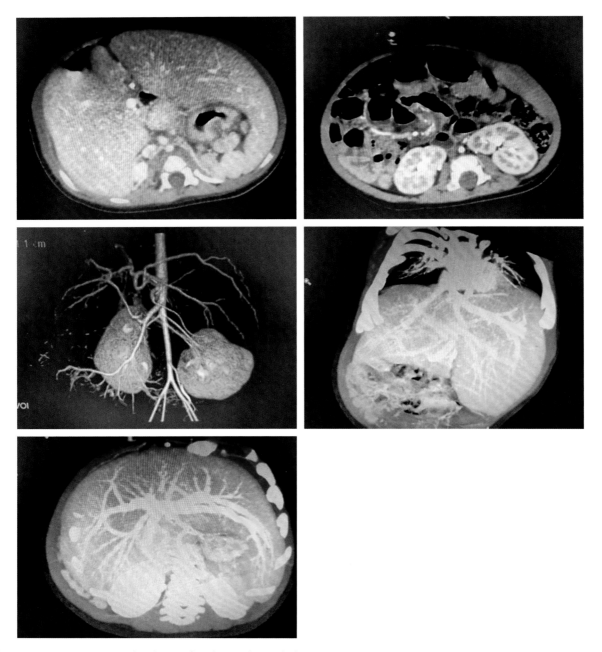

图2-8-1 · 肝脏体积增大，脾脏未见及脾区多发结节灶、多脾综合征可能大；胃窦充盈不良及胃窦位于胰头上方肝门旁水平伴局部走行迂曲，由于胃窦充盈不良较难评估胃窦解剖走行，请结合临床其他检查、除外胃窦走行异常的可能；胆囊窝区可疑胆囊结构伴小结石？左肾小囊肿，肠腔多发积气；CTA示肝右动脉起自肠系膜上动脉，左肾双动脉供血；脾动脉变细

年6月15日，明确手术指征、排除手术禁忌后再次行原位肝移植术。术后予他克莫司、激素免疫抑制治疗，患儿恢复顺利，肝功能正常出院。

## 案例分析

在大多数新生儿中，胆道闭锁是一个孤立的病变。然而在少数胆道闭锁患儿中合并其他脏器、血管的异常。其中合并多脾异常的胆道闭锁患儿约占10%，不同地区胆闭-多脾患儿发病率不同，亚洲地区相比欧美更低，为2%～5%；女婴更易发[1, 2]。胆闭-多脾患儿的生理结构异常可包括多脾，肠旋转不良，内脏异位，十二指肠前门静脉，下腔静脉中断或缺如，异常或不典型肝动脉供应、对称或异构性肝，心脏畸形[3]。

多脾综合征（polysplenia syndrome）是一种十分少见的先天性多系统畸形组成的综合征，由Baillie在1788年首次描述。其发生与胚胎发育密切相关，胚胎第5～7周是房间隔、圆锥动脉干、房室瓣发育、分隔及旋转阶段，同时也是脾发育、胃肠道自脐管回纳到腹腔进行旋转的过程，此阶段发生障碍时就会出现这三大组器官的异常。多脾综合征女性多见。其特征为数目不等的多个小脾脏而没有主脾，通常位于右侧，偶尔在双侧。58%为双侧左侧肺叶形态，双侧左肺支气管。42%～60%伴有先天性心脏病（房间隔缺损、室间隔缺损等）。65%伴下腔静脉肝段缺如、奇静脉连接。57%伴腹部内脏异位如对称肝、右位胃、肠旋转不良、胆囊中位或缺如、短胰等。临床症状多与心血管畸形有关。生存期取决于先天性心脏病的畸形及严重程度。1岁以内死亡率为50%～60%，25%能活到5岁，仅10%能活至青少年。多脾综合征的发育畸形谱如下：

（1）多脾通常为左上腹部脾区多发脾脏，部分病例也可表现为单个正常脾脏。单独的脾脏异位常见，通常位于右上腹。多脾综合征，冠状面增强CT示左上腹脾床区多发脾脏。多脾综合征，多发脾脏位于右上腹，同时伴有胃及肝脏转位畸形。

（2）心血管大血管转位（13%）、右室双出口（13%）、肺动脉瓣狭窄（23%）、主动脉瓣下狭窄或闭锁肝段下腔静脉（IVC）中断伴奇静脉/半奇静脉异常延续，为多脾表现为第二常见型。多脾综合征，心脏转位+左位下腔静脉+下腔静脉肝内段缺如+完全型内脏转位。

（3）肺双肺两叶畸形（占55%）多脾综合征：双侧肺动脉下支气管，奇静脉扩张；右肺两叶畸形。

（4）胃肠道小肠旋转不良，短肠，胃旋转不良，胃重复畸形，食管或十二指肠闭锁，支气管-食管瘘。① 肝动脉（HA）起自肠系膜上动脉（SMA），伸向左侧；脾动脉（SpA）起自腹腔干并伸向右侧。② 肠系膜上动脉（SMA）及肠系膜上静脉（SMV）反向走行。③ 胃位于右侧膈下，小肠旋转不良致肠祥位于左侧腹部，肠系膜上动脉（向左）及肠系膜下动脉（向右）反向走行。此例同时合并肠旋转不良，做胆道重建Roux-en-Y时，先做了肠旋转逆时针复位，十二指肠向右下腹拉直。Y形吻合在空肠的右侧端。再从右侧腹肝曲外上提（非横结肠后），与供肝胆道做胆肠吻合。

（5）通常肝脏位置居中，少数左侧异位有不同程度的胆道异常，如胆囊缺失、胆道闭锁。本例患儿有胆道闭锁，所以在肝移植做肝门解剖时要注意血管的异常。肝脏位于腹腔中线位置。

（6）胰腺较短，于胰体部发育性中断，环状胰腺。胰腺短小，同时伴十二指肠异位，奇静脉扩张，右侧多脾。

（7）泌尿生殖系肾缺失和卵巢囊肿多脾综合征。先天性右肾发育不良伴囊性病变。

总之，多脾综合征为多系统发育畸形。当发现其中一种或几种相应表现时，应仔细观察并评价其他潜在发育畸形脏器及结构，从而对病变进行全面评价，为临床有效干预提供指导。造成胆闭-多脾患儿预后不良的主要因素便是手术中的解剖异常及技术难度的挑战。在技术成熟的移植中心，胆闭-多脾患儿移植后生存率与其他胆闭患儿无明显区别，但血管和胆道并发症有显著增多[4]。

## 专家点评

以本例患儿为例。该肠旋转不良患儿手术应注意4个要点：

（1）肝动脉在门静脉后方。

（2）旋转不良患者门静脉主干在十二指肠第一段的前方，对十二指肠第一段有压迫，术中应将门静脉主干穿十二指肠第一段后方与供肝门静脉吻合，避免术后胃胀时挤压门静脉，造成肝供血不良。

（3）术中应将十二指肠拉直向右下腹，肠系膜上动、静脉均在十二指肠第三段的左侧。

（4）Roux-en-Y吻合，胃支应从空肠右上方进入，胆支不应走结肠后，而应从结肠前向右上方上升至肝门与供肝胆管吻合（图2-8-2）。

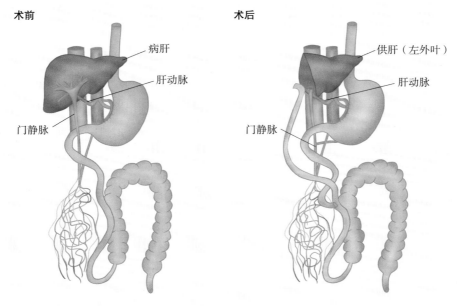

图2-8-2·Roux-en-Y吻合

（高君达，周韬 编写；陈其民 校稿）

## 参考文献

[1] Davenport M, Tizzard SA, Underhill J, et al. The biliary atresia splenic malformation syndrome: a 28-year single-center retrospective study[J]. J Pediatr, 2006, 149(3): 393-400.

[2] 詹江华，冯杰雄，陈亚军，等.胆道闭锁伴发畸形多中心分析[J].中华小儿外科杂志，2015，36（4）：265-268.

[3] Varela-Fascinetto G, Castaldo P, Fox IJ, et al. Biliary atresia-polysplenia syndrome: surgical and clinical relevance in liver transplantation[J]. Ann Surg, 1998, 227(4): 583-589.

[4] Broniszczak D, Apanasiewicz A, Czubkowski P, et al. Liver transplantation in children with biliary atresia and polysplenia syndrome[J]. Ann Transplant, 2011, 16(1): 14-17.

# 九
# 原发性高草酸尿症

## 病史摘要

患儿女性，11岁，因"肾移植术后3年、肾功能不全"收治入院。

2015年12月27日，患儿因"慢性肾功能不全、尿毒症"在当地医院行婴儿供肾肾移植术，术后采用环孢素+麦考酸钠肠溶片免疫抑制方案，规律透析2周后肾功能恢复。2016年3月将环孢素转换为他克莫司。2017年3月患者在无明显诱因下出现发热，最高体温38℃，伴咳嗽、咳痰等不适，遂至当地医院器官移植科就诊，诊断为"低白蛋白血症，代谢性酸中毒，高钾血症"。辅助检查：Cr 153 μmol/L，eGFR 39.3 mL/（min·1.73 m²），尿蛋白（+），24小时尿蛋白568 mg；移植肾B超提示肾实质回声增强、肾盂稍分离、肾主动脉及段间动脉血流阻力指数稍增高；肾穿刺活检提示50%肾小管出现大小不等的折光结晶。患者遂行基因检查，明确AGXT基因突变所致的原发性高草酸尿症Ⅰ型（常染色体隐性遗传）。为评估肝脏移植，拟"高草酸尿症，肾移植术后"收治入院。

## 体格检查

体温36.8℃，脉搏100次/分，呼吸24次/分，血压107/62 mmHg。

专科检查 皮肤无黄染，巩膜无黄染，腹部平坦，未触及腹部包块，右侧髂窝见陈旧性手术瘢痕。肝肋下未触及，脾肋下未触及。脾脏质稍硬，移动性浊音（-），肠鸣音5次/分，双下肢水肿。

## 实验室检查

▶ 2017年3月

1. 肾功能检查 Cr 153 μmol/L，eGFR 39.3 mL/（min·1.73 m²），尿蛋白（+），24小时尿蛋白568 mg。

2. 移植肾B超检查 肾实质回声增强、肾盂稍分离、肾主动脉及段间动脉血流阻力指数稍增高。

3. 肾穿刺检查 50%肾小管出现大小不等的折光结晶。

4. 基因检测 AGXT基因突变，原发性高草酸尿症Ⅰ型（常染色体隐性遗传）。

▶ 2017年6月

1. 血常规 白细胞计数$2.86 \times 10^9$/L，血红蛋白59 g/L，血小板计数$94 \times 10^9$/L。

2. 尿常规 尿蛋白（PRO）50 mg/dL。

3. 生化检查　白蛋白19.7 g/L，丙氨酸氨基转移酶14 U/L，天门冬氨酸氨基转移酶55 U/L，总胆红素6.1 μmol/L，肌酐172 μmol/L↑，空腹血糖5.08 mmol/L。

## 辅助检查

无特殊。

## 临床诊断

原发性高草酸尿症1型，肾移植术后。

## 多学科讨论关键问题

高尿酸血症患儿的手术方案和术前准备。

## 治疗经过

患者入院后完善肝移植术前各项检查，组织肝移植科、肾脏内科、遗传代谢病科、麻醉科等多学科会诊讨论。考虑到患儿前期已经做过一次肾脏移植手术（婴儿供肾，具体年龄不详），当前肾脏功能中度受损，eGFR 39.3 mL/（min·1.73 m²），但肝脏病因去除后尚有改善可能，决定先行肝脏移植手术，后续根据肾功能变化情况再评估是否需行二次肾脏移植。该患儿肾功能和营养状况差，术前予以输注白蛋白、营养支持、抗感染、输血、补充维生素B₆、利尿、碳酸氢钠纠酸等治疗，改善营养及水、电解质紊乱状况，为肝脏移植手术创造条件。

患儿于2017年7月19日全麻下行劈离式肝移植（右半肝），术中见肝脏色泽红润，表面光滑，边缘锐利，无明显肝硬化表现，无占位性病变，组织水肿严重，腹腔积液约100 mL，黄色澄清。盆腔及腹腔脏器未及明显肿块。供肝为劈离式右半肝（不含肝中静脉），流出道采用髂静脉补片，供肝重720 g，术中出血约800 mL，输血1 200 mL。

术后予抗排斥、预防感染、补充白蛋白、抗凝等肝移植术后常规对症支持治疗，加强输液量与电解质管理。针对原发病，予以别嘌醇缓释胶囊抑制尿酸合成，维生素B₆、维生素C对症治疗，并予以血透支持。术后恢复可，于术后3周顺利出院。术后肾功能平稳，未再发生酸中毒等情况。

## 案例分析

原发性高草酸尿症（primary hyperoxaluria, PH）是一种与草酸盐过度产生有关的罕见的常染色体隐性遗传病。根据不同的基因突变位点可将PH分为3种亚型，其中PH1是由肝脏过氧化物酶体中*AGXT*基因突变引起的，可导致维生素B₆依赖的丙氨酸乙醛酸转氨酶（alanine glyoxylate aminotransferase, AGT）表达缺陷；PH2是由*GRHPR*基因突变所导致的乙醛酸/羟基丙酮酸还原酶功能障碍；PH3是由*HOGA1*基因突变引起的，该基因编码线粒体4-羟基-2-酮戊二酸醛缩酶[1]。PH1是发病率最高的一种亚型，在欧洲活产婴儿中的发病率约为1/120 000。

PH1患者AGT缺乏导致过量的乙醛酸盐在乳酸脱氢酶（lactate dehydrogenase, LDH）的作用下氧化为大量草酸盐（图2-9-1），原尿和尿液中过量的草酸钙晶体在薄壁组织中沉着，直接损伤或诱发炎症反应间接损害肾小管，从而导致复发性肾结石症、肾钙化及泌尿系统感染。草酸钙还可以沉积于肾外器官，如血管、视网膜、心肌、周围神经、皮肤等，引起包括心肌病、骨痛、骨钙化、抗药性贫血、皮肤溃疡、血管病变、视网膜病变、周围神经病变等在内的疾病（图2-9-2）。

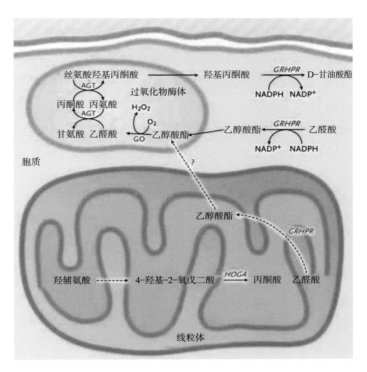

**图2-9-1** · 肝细胞内乙醛酸代谢途径[1]。AGT，血管紧张素原；GO，乙醇酸氧化酶；NADPH，还原型烟酰胺腺嘌呤二核苷酸磷酸

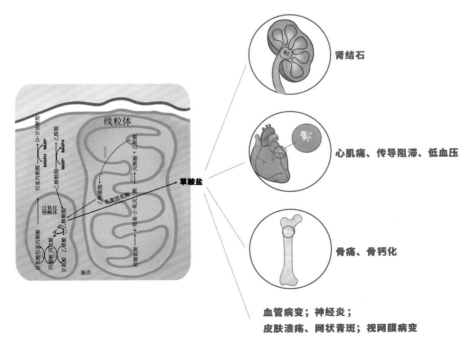

**图2-9-2** · 原发性高草酸尿症的临床特征。AGT，血管紧张素原；GO，乙醇酸氧化酶；NADPH，还原型烟酰胺腺嘌呤二核苷酸磷酸

早期诊断尤为重要，检查主要包括24小时尿草酸测定、尿草酸/肌酐比值、AGT（血、新鲜冻肝组织）活性测定、骨活检及致病基因检测。PH1型患者的代谢指标是在无高草酸尿其他病因的情况下，尿草酸水平>50 mg/24 h。肝穿刺活检是诊断PH1型的金标准，但由于其为有创性检查，基因检测已经逐渐取代肝穿刺活检成为首选的PH1型诊断方法[2]。

治疗包括内科治疗、透析及移植手术。内科治疗包括：大量饮水以防止草酸过饱和；口服维生素$B_6$以减少草酸生物合成；口服枸橼酸盐以碱化尿液并减少尿钙排泄。随着病情进展，肾功能进一步恶化，加强透析治疗可能有助于减少血浆草酸盐对全身器官损伤。慢性肾脏病4、5期时，透析也无法清除过量的草酸盐，可选择器官移植。移植分为肝脏移植和肝肾联合移植，因为只有肝脏能解毒乙醛酸，所以肝移植是唯一可治愈PH1的方法，对eGFR大于40 mL/（kg·1.73 m²）的PH1型患者，预先肝移植可以作为根治性治疗；有报道称预先单独肝脏移植可使受累患者的远期肾功能改善。肝肾联合移植（CLKT）或肝肾序贯移植推荐用于合并明显原发性肾脏损伤的患者，治疗效果最好[3, 4]。

---

**专家点评**

原发性高草酸尿症1型（PH 1型）为罕见的常染色体隐性遗传病，由于肝脏草酸盐代谢功能障碍导致草酸钙沉积，继发反复尿路结石及肾功能衰竭。该病可以发生于婴儿、儿童及成人各年龄阶段，占儿童终末期肾病的1%～2%。肝移植可以彻底纠正草酸盐代谢缺陷，是本病的唯一治愈手段。本病为罕见病，常被误诊为单纯的终末期肾病而延误治疗。本例患者在急性肾功能衰竭未能明确原发病诊断情况下进行了肾移植手术，再次出现肾功能衰竭。因此，对于快速肾功能下降、反复尿路结石患者应该考虑此病诊断。早干预、早治疗对于保留和挽救自体肾脏功能尤为重要，对于肾脏功能严重损害的患者应考虑肝肾联合移植或肝肾序贯移植。

（林冬妮，万平 编写；薛峰 校稿）

---

· **参考文献** ·

[1] Cochat P, Rumsby G. Primary hyperoxaluria[J]. N Engl J Med, 2013, 369(7): 649-58. doi: 10.1056/NEJMra1301564. Erratum in: N Engl J Med. 2013 Nov 28;369(22): 2168.

[2] Cochat P, Hulton SA, Acquaviva C, et al. Primary hyperoxaluria Type 1: indications for screening and guidance for diagnosis and treatment[J]. Nephrol Dial Transplant, 2012, 27(5): 1729-1736. doi: 10.1093/ndt/gfs078.

[3] Squires RH, Ng V, Romero R, et al. Evaluation of the pediatric patient for liver transplantation: 2014 practice guideline by the American Association for the Study of Liver Diseases, American Society of Transplantation and the North American Society for Pediatric Gastroenterology, Hepatology and Nutrition[J]. Hepatology, 60: 362-398.

[4] Hoppe B, Beck BB, Milliner DS. The primary hyperoxalurias[J]. Kidney Int, 2009, 75(12): 1264-1271. doi: 10.1038/ki.2009.32.

# 十

# 鸟氨酸氨甲酰基转移酶缺乏症

## 病史摘要

患儿女性，2岁，因"反复嗜睡、哭闹不安3月余"入院。

患儿入院3个多月前在无明显诱因下开始出现反复哭闹不安，遂至当地医院就诊治疗，效果不佳。入院前2个月病情加重，伴呼吸急促、意识模糊，无发热、腹痛、腹泻、抽搐、癫痫等其他不适，遂至湖南省儿童医院就诊，行血尿串联质谱、基因检测等提示为"鸟氨酸氨甲酰基转移酶缺乏症"，遂开始限制蛋白饮食、精氨酸等治疗，症状有所好转，但仍有反复发作。为求进一步诊治，拟"鸟氨酸氨甲酰基转移酶缺乏症"收住入院。

## 体格检查

体温36.7℃，脉搏95次/分，呼吸23次/分，血压97/58 mmHg。

专科检查　神清，精神可，发育正常，体型适中，营养良好，正常面容，表情自然，卧床。全身皮肤、黏膜无黄染，无皮下出血，腹部平坦。心、肺查体无殊。肝、脾肋下未触及，移动性浊音（－），肠鸣音5次/分，双下肢无水肿。

## 实验室检查

▶ 2020年10月

1. 血常规　白细胞计数 $13.49 \times 10^9/L \uparrow$，血小板计数 $364 \times 10^9/L$，血红蛋白 $104$ g/L↓。

2. 生化检查　白蛋白43.1 g/L，丙氨酸氨基转移酶1 443 U/L↑，天门冬氨酸氨基转移酶962 U/L↑，总胆红素14.2 μmol/L，肌酐20 μmol/L。

3. 血氨　$NH_3$ 137.97 μmol/L↑。

4. 出/凝血功能　凝血酶原时间22.4秒↑，国际标准化比值2.3↑。

## 辅助检查

▶ 2020年10月

1. 颅脑MRI检查　未见明显异常。

2. 质谱检测　尿嘧啶及乳清酸增高，血串联质谱中瓜氨酸水平正常。

3. B超检查（仁济医院）　肝回声增多；门静脉管腔通畅，血流方向向肝。

4. 基因检测　该样本存在染色体 *CNV* 突变。在基因组 chrX：30452517 ～ 38546946 的位置上，可能存在片段大小约 8.1 Mb 的杂合缺失突变。

## 临床诊断

鸟氨酸氨甲酰基转移酶缺乏症。

## 多学科讨论关键问题

鸟氨酸氨甲酰基转移酶缺乏症患儿的术前评估和手术时机选择。

## 治疗经过

患儿入院后完善相关检查，经儿童消化内科、遗传代谢病等专家的 MDT 讨论，鸟氨酸氨甲酰基转移酶缺乏症诊断明确，在经过精氨酸、左卡尼汀、特殊奶粉控制蛋白质摄入等治疗下不能完全控制病情，多次表现出易激惹、嗜睡、拒食、血氨升高，存在急性高血氨脑病和急性肝功能不全风险，具备肝移植指征，需要完善术前相关检查与准备。

患儿于 2020 年 11 月 3 日在全麻下行活体肝移植术，供体为父亲。术中见肝脏 12 cm × 10 cm × 8 cm，质软无硬化，与周围组织无粘连。门静脉主干未及血栓，盆腔及腹腔脏器未及明显肿块，无腹腔积液。供肝 310 g，肝动脉 2 支吻合，胆道端端吻合，各吻合口满意。术中出血 100 mL，输 RBC 1 U。手术顺利，术后予常规抗排斥、抗炎、补液、营养对症支持治疗，继续左卡尼汀、精氨酸治疗预防血氨升高。

患儿术后恢复顺利，于术后 2 周顺利出院，出院时血氨 22.45 μmol/L，丙氨酸氨基转移酶 50 U/L，天门冬氨酸氨基转移酶 33 U/L。术后多次复查血氨均为正常，停止降氨药物使用，改为正常蛋白质饮食，随访期间肝功能及身高、体重发育均正常。

## 案例分析

鸟氨酸氨甲酰基转移酶缺乏症（ornithine transcarbamylase deficiency, OTCD）是尿素循环障碍中最常见的一种遗传性代谢病，是由于鸟氨酸氨甲酰基转移酶（ornithine transcarbamylase, OTC）基因突变导致的一种以高氨血症为主要表现的遗传代谢性疾病，又称为"高氨血症 2 型"。OTCD 属于 X 连锁不完全显性遗传病，平均发病率为 7.1/100 000，男性患者较女性多见[1]。

OTC 是一种线粒体酶，可将氨甲酰基磷酸和鸟氨酸转化为瓜氨酸并参与尿素循环（图 2-10-1），当 *OTC* 基因突变引起酶活性降低或丧失时，瓜氨酸合成障碍，尿素不能正常代谢，从而出现高氨血症并引起中枢神经系统功能障碍及血、尿中多种有机酸代谢异常。新生儿临床表现为易激惹、嗜睡、拒食、昏睡等新生儿脑病症状，晚发型患者存在呕吐、谵妄、行为异常等脑病或精神病发作，可有肝大、生长发育迟缓、行为异常等表现，应激情况下会诱发高氨血症急性发作而危及生命[2-4]。

OTCD依据典型的临床症状、家族史及实验室检查诊断。典型的实验室表现包括血氨增高、血瓜氨酸降低、尿乳清酸增高，OTC酶活性测定及OTC基因检测可明确诊断。

主要治疗原则是控制饮食、减少蛋白质摄入、降低血氨产生、药物促进血氨代谢。通过饮食治疗控制患者蛋白质摄入，

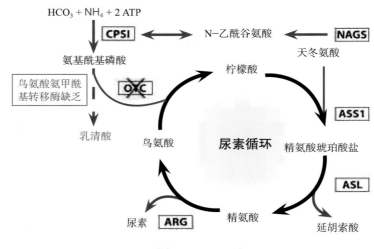

图2-10-1 · 尿素循环

苯甲酸钠、精氨酸、瓜氨酸及左卡尼汀等药物可降低血氨，严重高氨血症可用透析快速减低血氨。当内科治疗效果不佳、患者反复出现高氨血症时，肝移植是最有效的治疗方法，可以治愈OTCD，明显降低血氨，提高生活质量[5]。

## 专家点评

尿素循环障碍是由于先天遗传缺陷导致血液中氨代谢异常，长期的血氨蓄积产生嗜睡、昏迷甚至慢性脑损伤等表现。其中乌氨酸氨甲酰基转移酶缺乏症（OTCD）发病率最高，为不完全显性遗传，致病基因多遗传自母亲，少部分来自新发突变。饮食限制结合药物治疗仍出现疾病发作甚至神经系统并发症者，应积极行肝移植评估，以减少不可逆的神经系统后遗症发生。杂合子母亲不作为亲体供者首选，若作为亲体供者，需行乌氨酸氨甲酰基转移酶活性检测。由于OTCD仅累及肝脏，故肝移植术后疾病得到治愈，患者无须再限制蛋白质饮食。

（林冬妮，万平 编写；薛峰 校稿）

## · 参考文献 ·

[1] Batshaw ML, Tuchman M, Summar M, et al. A longitudinal study of urea cycle disorders[J]. Mol Genet Metab，2014, 113: 127-130.

[2] Caldovic L, Abdikarim I, Narain S, et al. Genotype-phenotype correlations in ornithinetranscarbamylase deficiency: a mutation update[J]. J Genet Genomics, 2015, 42: 181-194.

[3] Choi JH, Lee BH, Kim JH, et al. Clinical outcomes and the mutation spectrum of the OTC gene in patients with ornithine transcarbamylase deficiency[J]. J Hum Genet, 2015, 60: 501-507.

[4] Prieve MG, P Harvie, SD Monahan, et al. Targeted mRNA therapy for ornithine transcarbamylase deficiency[J]. Mol Ther, 2018, 26: 801-813.

[5] Squires RH, Ng V, Romero R, et al. Evaluation of the pediatric patient for liver transplantation: 2014 practice guideline by the American Association for the Study of Liver Diseases, American Society of Transplantation and the North American Society for Pediatric Gastroenterology, Hepatology and Nutrition[J]. Hepatology, 2014, 60(1): 362-98. doi: 10.1002/hep.27191.

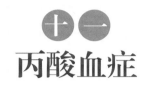

# 十一 丙酸血症

## 病史摘要

患儿女性，5岁，因"反复心悸、大汗17个月"入院。

患儿17个月前（2019年2月）上呼吸道感染后出现反复心悸、大汗，无呼吸急促、发热、腹痛、腹泻、胸闷等不适，遂至当地儿童医院就诊，心脏彩超检查发现左心房增大，左心室呈球样扩张，左心室收缩活动弥漫性减弱，二尖瓣轻-中度反流，心脏射血分数（EF值）为21.1%。住院后行血液氨基酸和酯酰肉碱谱分析，丙酰肉碱（C3）和甘氨酸水平升高；基因检测提示PCCB（2号染色体q12.3-q22）基因的双等位基因致病性突变，考虑丙酸血症。在院予倍他乐克、利尿剂、卡托普利、左卡尼汀药物治疗后，病情好转出院。此后门诊随访，日常生活不受限，心脏彩超检查EF值维持在46%～48%。1个月前（2020年6月）再次出现心悸、大汗表现，再次至儿童医院就诊，复查心脏彩超提示EF值为31.9%，住院予磷酸肌酸钠、卡托普利、利尿剂、地高辛药物治疗后，心脏功能有改善。鉴于患儿原发疾病已经出现心功能不全表现，威胁患儿的生命，肝脏移植手术存在诱发心功能衰竭风险，医师开展多学科讨论，明确治疗方案，降低患儿死亡风险。

## 体格检查

体温36.8℃，脉搏110次/分，呼吸26次/分，血压97/60 mmHg。

专科检查　神清，精神可，发育正常，体型适中，营养良好，正常面容，表情自然，卧床。全身皮肤、黏膜无黄染，无皮下出血，腹部稍膨隆。心脏听诊心音二尖瓣区有隆隆样杂音。肺查体无殊。肝肋下可触及约3 cm，质硬，脾肋下未触及，移动性浊音（-），肠鸣音5次/分，双下肢无水肿。

## 实验室检查

▶ 2019年2月

1. 基因检测　PCCB基因存在双等位基因致病性突变。① 错义变异c.224A>C，p.Asp75Ala（杂合）。② 错义变异c.814A>C，p.Arg272Trp（杂合）。考虑丙酸血症。

2. 氨基酸和酯酰肉碱谱分析 丙酰肉碱（C3）、C3/游离肉碱比值（C3/C0）、C3/乙酰肉碱比值（C3/C2）、甘氨酸升高。

▶ 2020年6月

1. 心功能 ProBNP 1 447 pg/mL↑。

2. 血常规 白细胞计数18.1×10⁹/L↑，血小板计数462×10⁹/L，血红蛋白128 g/L。

3. 生化检查 白蛋白46 g/L，丙氨酸氨基转移酶19 U/L，天门冬氨酸氨基转移酶26 U/L↑，总胆红素13 μmol/L，肌酐38 μmol/L。

## 辅助检查

▶ 2019年2月

心脏彩超 LVEF=21.1%；左心房增大，左心室呈球样扩张，左心室收缩活动弥漫性减弱；二尖瓣轻-中度反流。提示：二尖瓣轻-中度反流；左心室球样扩张。

▶ 2020年6月

心脏彩超 LVEF=31.9%；左心室明显增大（LVDD=5.09 cm），略呈球样扩张，左心室收缩活动弥漫性减弱；二尖瓣前叶瓣少增厚、稍卷曲，轻-中度反流。提示：左心室明显增大，左心收缩功能减低。

▶ 2020年7月

上腹部CTA检查（仁济医院） 肝脏未见明确的影像学器质性异常，胃左动脉发出副肝左动脉（图2-11-1）。

## 临床诊断

丙酸血症，扩张性心肌病（充血性心肌病），心功能不全。

## 多学科讨论关键问题

心功能不全的丙酸血症患者，如何确定肝移植的手术时机？

## 治疗经过

考虑到患儿合并严重的心功能衰竭，仁济医院召集麻醉科、小儿外科、小儿心内科、小儿心外科体外循环（ECMO团队）开展了两次多学科MDT讨论，评估患儿的治疗方案与手术时机。与会专家一致认同丙酸血症药物治疗效果不佳，肝脏移植手术指征明确；但心脏功能难以承受外科手术和术中血流动力学改变。在联合心脏移植、术中ECMO支持和增强心肌药物治疗方面展开了讨论，由于该患儿前期内科治疗中对心肌保护性药物磷酸肌酸钠的反应显著，因此决定将此药作为肝移植围手术期主要的心肌保护性用药。术前即开始使用磷酸肌酸钠支持治疗改善心肌功能，将心肌EF值调整至40%以上，为手术创造条件；术中和术后为控制心脏病情恶化，准备ECMO预案。

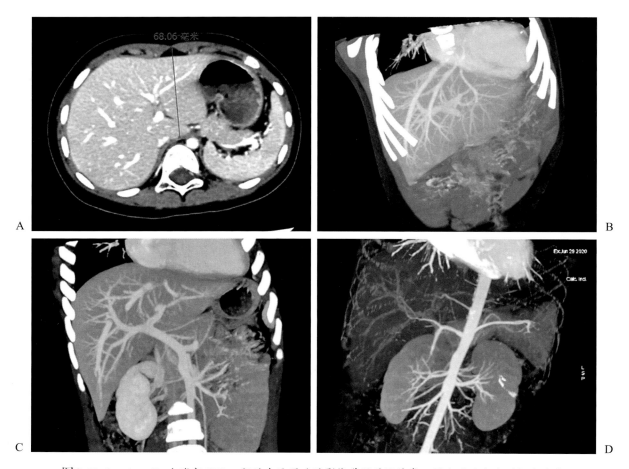

图2-11-1 · A ~ D. 上腹部CTA：肝脏未见明确的影像学器质性异常，胃左动脉发出副肝左动脉

2020年7月28日，在ECMO团队全程陪护中，患儿全麻下行活体肝移植术。术中见肝脏质软、无硬化，带MHV的左半肝350 g（GRWR=1.84%），肝动脉一支吻合，胆道端端吻合。各吻合口满意，术中出血100 mL，未输血。术中无肝期因患儿心脏负荷大，心率最高达140次/分以上，出现T波倒置，麻醉科在原有预案下处理后，及时调整补液速度和补液量，改善心功能，历时6小时手术成功完成，平安返回TICU。

术后移植外科、移植重症医学科、心内科、心外科联合查房，在常规预防感染和抗急性排斥治疗的同时，每日精确计算出入量，降低心脏前、后负荷，并予磷酸肌酸钠、卡维地洛等改善心功能，予左卡尼汀治疗原发病。

患儿术后早期由于心功能不全，移植肝灌注不良出现一过性的肝酶指标升高，随后明显下降（图2-11-2）。心脏彩超也提示术后心脏功能得到逐步改善，术后第4天LVEF达到54.8%（表2-11-1），心肌损伤指标NT-proBNP稳步下降（图2-11-3）。患儿于术后2周顺利出院，术后无代谢性酸中毒发作，心功能明显改善，术后半年身高增长10 cm，体重增加6 kg，生长发育基本正常。

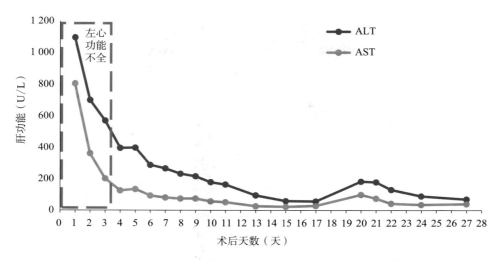

图 2-11-2 · 肝移植术后肝功能恢复情况

表 2-11-1    肝移植后射血分数动态变化

| 时间 | 术后天数 | EF | 左室内径（mm）（舒张末期） |
|---|---|---|---|
| 2019.2.26 | 术前 | 21.1% | 47 |
| 2019.6.12 | 术前 | 31.9% | 51 |
| 2020.6.22 | 术前 | 44.0% | 46（治疗后） |
| 2020.7.29 | 1 | 26.7% | 45 |
| 2020.7.30 | 2 | 52.9% | 44 |
| 2020.7.31 | 3 | 38.8% | 44 |
| 2020.8.1 | 4 | 54.8% | 36 |
| 2020.8.2 | 5 | 51% | 43 |
| 2020.8.7 | 10 | 52.6% | 43 |
| 2020.8.10 | 13 | 54% | 43 |

NT-proBNP（8286）

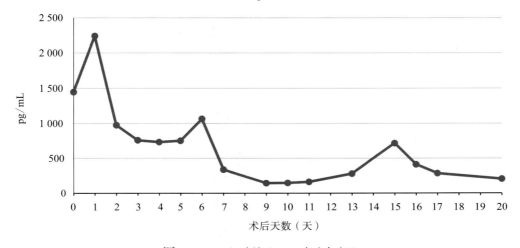

图 2-11-3 · 肝移植后心肌酶动态变化

丙酸血症（propionic acidemia, PA）又称丙酰辅酶 A 羧化酶缺乏症（propionyl-CoA carboxylase deficiency）、酮症性高甘氨酸血症（ketotic hyperglycinemia）或丙酸尿症（propionic aciduria）。这是一种常染色体隐性遗传的有机酸血症[1]。PA 由编码线粒体多聚体酶丙酰辅酶 A 羧化酶（PCC）基因 PCCA 或 PCCB 缺陷所致。PCC 缺乏可导致体内丙酰辅酶 A 转化为甲基丙二酰辅酶 A 异常、丙酸及其相关代谢物异常蓄积，导致有机酸血症（图 2-11-4），并造成一系列生化异常、神经系统和其他脏器损害症状（图 2-11-4）[2]。PA 总患病率在国外不同人种之间为 1/100 000 ～ 100/100 000，我国 0.6/100 000 ～ 0.7/100 000[3]。

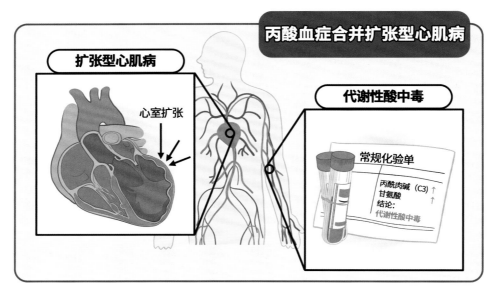

图 2-11-4 · 丙酸血症临床表现

临床表现多为反复严重的代谢性酸中毒，有些则表现为心脏、肾脏、运动系统等多脏器功能慢性损害。临床诊断可以通过血液氨基酸和酯酰肉碱谱中丙酰肉碱（C3）、C3/游离肉碱比值（C3/C0）、C3/乙酰肉碱比值（C3/C2）、甘氨酸升高，尿有机酸谱中 3-羟基丙酸、甲基枸橼酸、丙酰甘氨酸升高，基因检测存在 PCCA（13 号染色体 q32）或 PCCB（2 号染色体 q12.3-q22）基因的双等位基因致病性突变，获得明确诊断。该病的心脏累及包括心肌病、心律失常、QT 间期延长、心功能减弱等。患儿可死于严重的代谢性酸中毒或心功能衰竭，合并扩张型心肌病多为 5 岁以上大龄儿童[3]。

对于经过良好膳食控制和正规药物治疗仍然频繁发生严重代谢失代偿、既往有同胞死亡或有心肌病的 PA 患者，应该考虑进行肝移植手术[1, 4]。由于多数 PA 患者可能伴有严重的神经系统损伤，肝移植应在早期且在患儿身高 > −2 SD 时进行，以便提升效果，改善预后。

肝移植后一些患者临床症状明显改善，无须进行饮食限制和其他医学治疗，一些病变如心肌病等也可逆转。该病治疗可以选择亲体肝移植，携带致病基因可以作为捐肝者；也可考虑辅助性原位肝移植，可保留患儿的部分肝脏，以便将来进行基因治疗，并且还可以为移植失败的病例提供暂时性功能支持。据报道，1例接受辅助性原位肝移植的PA患者，随访10年内未进行饮食控制和药物治疗，临床和生化指标正常，精神运动发育和智力水平接近正常[4]。值得注意的是，肝脏移植不能根治丙酸血症，术后仍然需要配合药物治疗，需要终身密切随访，关注神经、肾脏、肝脏、心脏等多器官系统功能，需要肝脏移植和遗传代谢科、神经内科、肾脏内科、康复医学科等多学科管理。

## 专家点评

此病例以心脏表现为丙酸血症的首发症状，发病前并未出现过代谢性酸中毒的急性发作症状，属于PCCB基因突变的轻症型患者。患者此前并未接受规范饮食控制或药物治疗，也是心脏病变进展原因之一。对于心功能不全的丙酸血症患者，肝移植的手术时机至关重要，心功能衰竭患者需要心脏-肝脏联合移植。肝脏移植的目的是减少进一步的脏器损害，但是患者的严重心功能不全给围手术期管理带来很大挑战，小儿心内科、麻醉科、肝移植科等多学科团队协作诊疗显得尤其重要。患者在肝移植术后有机酸代谢得到很大程度的纠正，心功能逐步改善，生活质量明显改善，长期治疗效果值得期待。

（林冬妮，万平 编写；薛峰 校稿）

## · 参考文献 ·

[1] BaumgartnerMR, HörsterF, Dionisi-Vici C, et al. Proposed guidelines for the diagnosis and management of methylmalonic and propionic acidemia[J]. Orphanet J Rare Dis, 2014, 9: 130.

[2] Chapman KA, Gropman A, MacLeod E, et al. Acute management of propionic acidemia[J]. Mol Genet Metab, 2012, 105: 16–25.

[3] 韩连书，胡宇慧.丙酸血症发病机制及诊治研究进展[J].实用儿科临床杂志，2008,23（20）：1561–1563.

[4] Rela M, Battula N, Madanur M, et al. Auxiliary liver transplantation for propionic acidemia: a 10-year follow-up[J]. Am J Transplant, 2007, 7(9): 2200–2203.

# 十二
# 家族性高胆固醇血症

患儿男性，9岁，因"发现黄色瘤7年"入院。

患儿4岁发现尾骨附近黄色瘤，多年未增大，未予重视，4岁半起四肢关节处逐渐出现多发黄色瘤，不痛不痒，否认发热、恶心呕吐、腹痛腹泻、发绀等不适。后于多家医院寻求诊治无果，至2019年8月于首都儿科研究所检查发现高胆固醇血症，暂行他汀类降脂药物治疗，服药后仍有高胆固醇表现。2020年12月9日于仁济医院行肝移植术前评估配型。现为求进一步诊治收入院。

体温36.8℃，脉搏121次/分，呼吸23次/分，血压102/64 mmHg。

专科检查　神清，精神可，体型适中，营养良好，正常面容，表情自然。全身皮肤、黏膜无黄染，无皮下出血，腹部稍膨隆。心、肺查体无殊。肝、脾肋下无触及，移动性浊音（－），肠鸣音5次/分，双下肢无水肿。四肢关节及臀部可见多发黄色瘤（图2-12-1）。

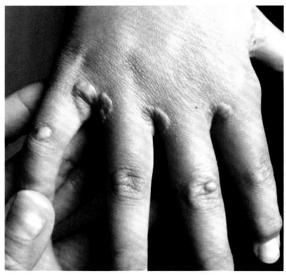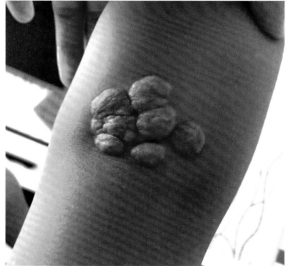

图2-12-1 · 多发黄色瘤

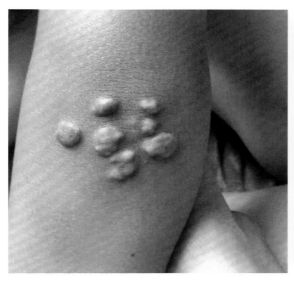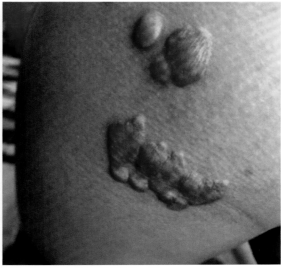

图 2-12-1（续）· 多发黄色瘤

▶ 2020 年 12 月

1. 血常规　白细胞计数 $8.26 \times 10^9$/L ↑，血小板计数 $274 \times 10^9$/L，血红蛋白 129 g/L。

2. 生化检查　白蛋白 41.8 g/L，丙氨酸氨基转移酶 34 U/L，天门冬氨酸氨基转移酶 37 U/L ↑，总胆红素 6.2 μmol/L，肌酐 29 μmol/L，总胆固醇 9.3 mmol/L ↑，甘油三酯 0.93 mmol/L，高密度脂蛋白胆固醇 1.25 mmol/L，低密度脂蛋白胆固醇 7.99 mmol/L ↑，非高密度脂蛋白胆固醇 8.05 mmol/L ↑。

3. 心肌梗死三项　肌钙蛋白 I 0 ng/mL，肌红蛋白 17.9 ng/mL，肌酸激酶同工酶 10 ng/mL ↑。

▶ 2019 年 8 月

基因检测（首都儿科研究所）　LDLR 基因存在两处杂合突变：c.394_397delinsGA，p.R132Efs*47（杂合）；c.1567G>A，p.V523M（杂合）。考虑家族性高胆固醇血症 I 型。

▶ 2020 年 12 月

1. 超声心动图检查　静息状态下未见明显异常。

2. 动脉超声检查（仁济医院）　肾动脉：双侧肾动脉流速曲线目前未见明显异常。颈动脉、椎动脉：双侧颈动脉内膜面毛糙伴左侧斑块形成；双侧椎动脉未见明显异常。双侧下肢动脉、双侧上肢动脉：双侧上、下肢动脉目前未见明显异常。

3. 肝移植术后病理检查（仁济医院）　肉眼所见肝脏 20 cm × 13 cm × 6 cm，表面及切面灰黄，未见颗粒及肿块。组织学病理结果为肝组织结构轻度紊乱，部分肝细胞浊肿变性，汇管区少量淋巴细胞浸润（图 2-12-2）。

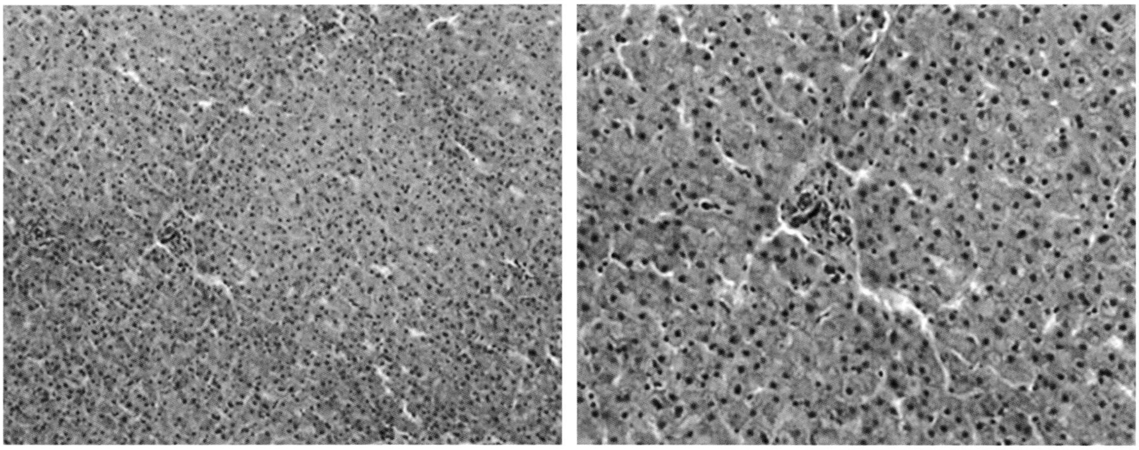

**图2-12-2** · 肝移植术后病理结果。肉眼所见：肝脏20 cm×13 cm×6 cm，表面及切面灰黄，未见颗粒及肿块。病理：肝组织结构轻度紊乱，部分肝细胞浊肿变性，汇管区少量淋巴细胞浸润。A. ×40倍。B. ×100倍

## 临床诊断

家族性高胆固醇血症（*LDLR*基因突变复合杂合型）。

## 多学科讨论关键问题

患儿肝移植手术时机的选择及心血管并发症处理。

## 治疗经过

患儿入院后完善相关配型检查，诊断为家族性高胆固醇血症，服用他汀类药物治疗无法控制疾病进展，患儿颈动脉斑块形成，为防止进一步累及心血管系统，肝移植指征明确，于2020年12月17日全麻下行肝移植术。术中见肝脏质软，无肝硬化，与周围组织无粘连。门静脉主干未及血栓，盆腔及腹腔脏器未及明显肿块。无腹腔积液。全肝移植物1 070 g，动脉显微吻合（受体肝总动脉-供体肝固有动脉），胆管端端吻合。术顺，术后予以抗排斥、抗感染、营养补液等对症支持治疗。患儿术后恢复顺利，于术后2周顺利出院。术后2周血脂及胆固醇恢复正常，随访复查无特殊，发育正常。总胆固醇4.4 mmol/L，甘油三酯3.39 mmol/L↑，黄色瘤逐渐缩小并消失。

## 案例分析

家族性高胆固醇血症（familial hypercholesterolemia, FH）是由低密度脂蛋白胆固醇（low-density lipoprotein cholesterol, LDL-C）分解代谢的关键基因之一*LDLR*发生突变所引起的一种遗传性疾病（图2-12-3）。纯合子家族性高胆固醇血症（homozygous familial hypercholesterolemia, HoFH）是由于这些关键基因发生纯合突变或者复合杂合突变所致，临床表现为LDL-C水平明显升高，皮肤、眼睛和肌腱等多处胆固醇沉积和早发动脉粥样硬化性心血管疾病（ASCVD）的倾向[1]。

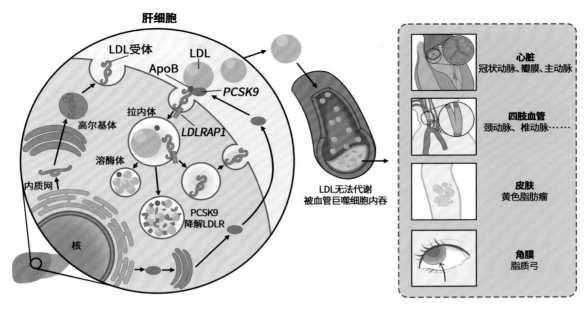

图2-12-3·家族性高胆固醇血症发病机制。LDL，低密度脂蛋白胆固醇

大多数病例由编码LDL受体的*LDLR*基因发生常染色体显性突变引起，编码胆固醇代谢或LDLR功能和处理蛋白的其他基因（如*APOB100*、*PCSK9*、*ARH*、*CYPTAL*、*ABCG5/8*）的突变也可能致病。HoFH 极为少见，估测发病率在1/300 000 ～ 1/160 000，女性略多于男性。若不加以干预，HoFH 患者通常于20岁左右发生动脉粥样硬化性心血管疾病，30岁左右死亡。

HoFH患者的主要表现有：出生后即发现LDL-C 水平明显升高，胆固醇逐渐沉积在皮肤、眼睛及肌腱形成黄色瘤和脂性角膜弓，且早期出现心血管疾病。辅助检查除LDL-C外还应评估颈动脉、四肢动脉及冠状动脉等心血管受累情况。基因诊断标准和临床诊断标准符合任一即可诊断HoFH：① 基因诊断标准。通过基因检测发现2个等位基因存在*LDLR*、*APOB*、*PCSK9*或者*LDLRAP1*基因位点的突变。② 临床诊断标准。在未治疗的情况下，LDL-C > 500 mg/dL（ > 13 mmol/L）或者治疗后LDL-C > 300 mg/dL（ > 8 mmol/L）及以下情况之一：10 岁之前出现皮肤或者肌腱黄色瘤；父母LDL-C 水平升高，符合杂合子FH 的标准[1]。

治疗包括健康生活方式、药物、脂蛋白血浆清除、肝移植和其他手术治疗，定期监测血清胆固醇水平，早期预防动脉粥样硬化。他汀类药物是一线治疗，但HoFH 通常需要其他药物来控制血脂，如依折麦布、胆胆酸螯合剂、PCSK9抑制剂和其他新兴疗法。由于肝脏是清除胆固醇的主要器官，肝移植可以显著降低LDL-C[2]。术前需对患者心血管情况充分评估，冠状动脉粥样硬化严重时可考虑移植前先行冠脉搭桥。早期肝移植可能降低心血管疾病的风险，预后更好[3]。

## 专家点评

纯合型（或复合杂合型）高胆固醇血症是严重的遗传性高脂血症，如不早期干预，儿童期即可出现危及生命的心血管并发症的风险，目前高强度的降脂药物治疗效果仍非常有限。既往认为有心血管累及是肝移植指征，然而，纯合型或复合杂合型患者出生后逐渐出现皮肤多发黄瘤、血清LDL-C明显升高，后期可发生全身多发动脉粥样硬化、冠心病甚至心肌梗死表现。对于高强度降脂治疗后血清LDL-C仍处于较高水平的患儿，即使尚未出现临床表现，由于LDL-C的剂量累积效应，血管病变发展迅速，患儿仍应积极接受肝移植评估。肝移植不仅能有效治愈疾病，同时可有效预防全身动脉粥样硬化病变进展。

（林冬妮，万平，薛峰 编写；张婷 校稿）

## 参考文献

[1] Defesche JC, Gidding SS, Harada-Shiba M, et al. Familial hypercholesterolaemia[J]. Nat Rev Dis Primers, 2017，3: 17093. doi: 10.1038/nrdp.2017.93. PMID: 29219151.

[2] Squires RH, Ng V, Romero R, et al. Evaluation of the pediatric patient for liver transplantation: 2014 practice guideline by the American Association for the Study of Liver Diseases, American Society of Transplantation and the North American Society for Pediatric Gastroenterology, Hepatology and Nutrition[J]. Hepatology, 2014, 60(1): 362-398. doi: 10.1002/hep.27191.

[3] Maiorana A, Nobili V, Calandra S, et al. Preemptive liver transplantation in a child with familial hypercholesterolemia[J]. Pediatr Transpl, 2011, 15: E25-E29.

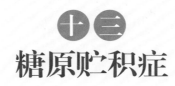

# 十三
# 糖原贮积症

## 病史摘要

患儿男性，11岁，因"腹痛加重3个月"入院。

患儿3岁时在无明显诱因下出现反复腹痛，遂至南京市儿童医院就诊，行肝穿刺活检提示"肝糖原贮积症"，当地医生建议服用葡萄糖及玉米淀粉，无其他任何对症治疗。10年来患儿时有腹痛、头晕、鼻出血等症状，无腹胀、低血糖等表现，身高较同龄患儿明显降低，height Z score：-4.2。此后患儿出现腹痛加重，至南京军区总医院就诊，腹部CT提示肝硬化，现患儿为求进一步诊治被收入院。

## 体格检查

体温37℃，脉搏10次/分，呼吸22次/分，血压106/68 mmHg。

专科检查　身高、体重发育滞后，体型正常，BMI为20.8，营养良好，无圆胖脸，无贫血貌，神志清楚，查体合作。皮肤、黏膜无黄染，胸、腹壁无瘀点、瘀斑，无肝掌，无蜘蛛痣。无浅表淋巴结肿大，巩膜无黄染，腹部膨隆，未触及腹部包块，全腹未见陈旧性手术瘢痕。肝肋下5 cm可触及，脾肋下未触及。肝脏质中等硬度，移动性浊音（-），肠鸣音3次/分，双下肢无水肿。心、肺听诊无殊，神经系统查体（-）。

## 实验室检查

▶ 2014年8月

1. 血常规　白细胞计数 $4.16 \times 10^9$/L，血红蛋白116 g/L，嗜中性粒细胞百分比44.7%↓，血小板计数 $102 \times 10^9$/L。

2. 出/凝血功能　部分凝血活酶时间34.4秒，纤维蛋白原2.03 g/L，凝血酶原时间11.6秒，凝血酶时间16.9秒↑，国际标准化比值1.07。

3. 肝肾功能　丙氨酸氨基转移酶149 U/L↑，天门冬氨酸氨基转移酶214 U/L↑，总胆红素14.7 μmol/L，间接胆红素8.4 μmol/L↑，直接胆红素6.3 μmol/L↑，谷氨酰转肽酶152.2 U/L↑，碱性磷酸酶263 U/L↑，白蛋白29.8 g/L。尿酸550 μmol/L↑。

4. 糖脂代谢　甘油三酯1.12 mmol/L，总胆固醇4.04 mmol/L，空腹血糖6.9 mmol/L。

5. 血气分析　乳酸1.8 mmol/L。

## 辅助检查

▶ 2014年8月

1. 肝血管超声全套检查（仁济医院）　肝上界5肋间，肋下60 mm。左叶95 mm×78 mm，右叶斜径140 mm，肝内回声增多、增粗，分布正常，回声强度增强，血管走向清。胆总管、肝内胆管未见扩张。门静脉主干内径9.8 mm，最大流速12 cm/s，血流方向向肝。肝动脉内径2 mm，最大流速31 cm/s，最小流速10 cm/s，阻力指数0.66。肝大，肝静脉受压，管径偏细，内径5 mm，最大流速58 cm/s，下腔静脉肝后段内径8.0 mm，最大流速36 cm/s。

2. B超检查　肝硬化图像，肝肿大。门静脉管腔通畅，血流方向向肝。

3. 心脏彩超（仁济医院）　静息状态下超声心动图未见明显异常。

4. 上腹部CTA检查（仁济医院）　放射学表现为肝脏体积明显增大，边缘欠光整，可见波浪样改变，未见肝裂增宽，肝右后叶见小结节样稍低密度影，边界不清，范围约10 mm×11 mm，增强后可见门静脉期延迟强化，延迟期可见对比剂廓清。胆囊区未见明显异常。脾脏体积增大，其密度均匀，脾脏下缘见小结节样影，强化方式与脾脏相仿。肝及脾周缘见少许液性密度区环绕。胰腺大小形态无明显异常，其密度尚均匀，周围脂肪间隙清楚，未见异常密度影。双肾形态未见明显异常改变，密度均匀。后腹膜可见多发小淋巴结（图2-13-1）。

5. 病理检查　肝移植切除病肝大体标本呈结节性肝硬化，形态欠规则，大小28 cm×22 cm×11 cm；病肝的组织学病理表现：肝细胞肿胀，染色淡，胞质内大量糖原沉积，肝血窦被压缩形成栅格状结构HAS（+）、GPC-3（-）、CEA（-）、AMACR（-），小胆管CK19（+）、小血管CD34（+）（图2-13-2）。

## 临床诊断

1. 术前诊断　肝糖原累积症，肝硬化。

2. 术后诊断　肝糖原累积症，肝硬化，肝脏腺瘤。

## 多学科讨论关键问题

肝移植手术风险和收益的权衡。

## 治疗经过

患儿3岁肝穿刺活检病理结合基因检测诊断糖原贮积症Ⅰ型，饮食控制治疗。本次就诊肝硬化诊断明确，另发现肝右后叶10 mm×11 mm小结节灶，恶性肿瘤不能排除，患者临床没有明显肝外累及表现，肝脏移植指征明确，于2014年9月行左半肝活体肝移植术。术中见肝脏体积增大，肝硬化表现，质硬。供肝410 g，左肝静脉12 mm，肝中静脉10 mm，整形为共同开口20 mm；左

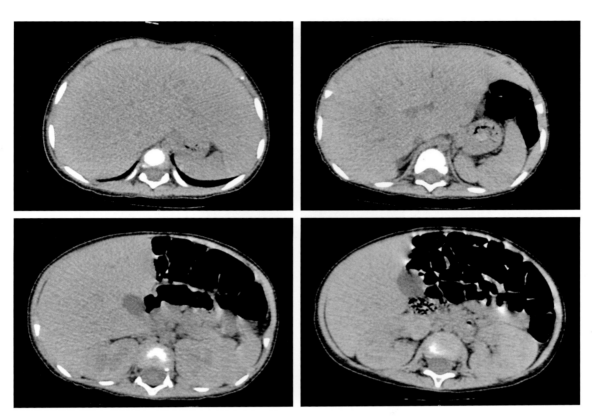

图2-13-1·上腹部CTA检查显示：肝脏体积明显增大，边缘欠光整，可见波浪样改变，未见肝裂增宽，肝右后叶见小结节样稍低密度影，边界不清，范围约10 mm×11 mm，增强后可见门静脉期延迟强化，延迟期可见对比剂廓清。胆囊区未见明显异常。脾脏体积增大，其密度均匀，脾脏下缘见小结节样影，强化方式与脾脏相仿。肝及脾周缘见少许液性密度区环绕。胰腺大小形态无明显异常，其密度尚均匀，周围脂肪间隙清楚，未见异常密度影。双肾形态未见明显异常改变，密度均匀。后腹膜可见多发小淋巴结；放射学诊断：肝右后叶小结节灶，性质待定，小肝癌不能完全除外，必要时MRI增强检查；肝、脾明显肿大，肝硬化表现，肝、脾周少量积液；肝有动脉发自肠系膜上动脉，右肾2支动脉供血，左肾3支动脉供血。后腹膜多发小淋巴结影

肝管2支4 mm及5 mm；左肝门静脉10 mm，尾状叶分支7 mm。术后使用他克莫司+激素，后使用他克莫司+吗替麦考酚酯维持。恢复良好，肝外器官无特殊处理。

## 案例分析

糖原贮积症（glycogen storage disease, GSD）是一组因参与糖原分解或合成过程中酶缺乏引起的代谢性疾病，除GSD IX型为X连锁隐性遗传外，余均为常染色体隐性遗传[1]。根据酶缺陷不同分为13型。本例属GSD I型，为葡萄糖-6-磷酸酶（glucose-6-phosphates, G6PC）缺乏所致。I型GSD患者糖原分解和糖异生过程均受损，多于婴幼儿及儿童期起病，I型又分为4种亚型（I a、I b、I c、I d），其中I a型最为常见，约占GSD I型的80%[2]。由于酶缺乏，6-磷酸葡萄糖无法进一步水解为葡萄糖，空腹低血糖是首要临床表现（震颤、惊厥、发绀、呼吸暂停）（图2-13-3），同时可伴有肝脾肿大、高乳酸血症、高尿酸血症、尿酮体阳性、生长发育迟缓等。在极少数情况下，I型GSD患者反复发作严重低血糖，则会影响智力发育，必要时需评估神经系统发育水

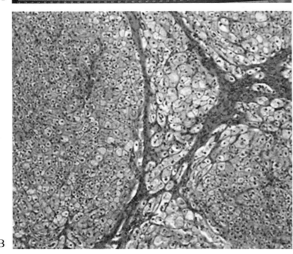
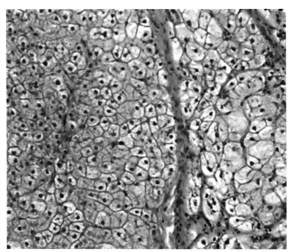

图2-13-2·病理检查。A. 肝移植切除病肝大体标本，呈结节性肝硬化，形态欠规则，大小28 cm×22 cm×11 cm。B、C. 病肝组织学病理显示肝细胞肿胀，染色淡，胞质内大量糖原沉积，肝血窦被压缩形成栅格状结构HAS（＋）、GPC-3（－）、CEA（－）、AMACR（－），小胆管CK19（＋）、小血管CD34（＋）。B. ×40倍。C. ×100倍

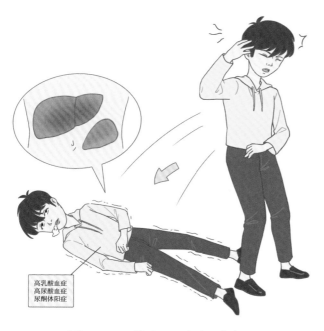

图2-13-3·糖原贮积症的临床表现

平。因甘油三酯、低密度脂蛋白、极低密度脂蛋白合成增加，外周脂肪分解减少会引起高脂血症。糖原累积在肾脏可引起进行性肾脏损害。特殊并发症包括骨质疏松、病理性骨折等。

GSD的诊断依赖临床表现、实验室检查、肝组织病理学检查，并根据酶活性检测或基因检测分型。GSD治疗目的不仅在于预防低血糖，更重要的是要实现良好的代谢控制，避免神经系统损害、延缓远期并发症、保证生长发育。

治疗方式包括饮食治疗、药物治疗和手术治疗。口服生玉米淀粉的营养疗法是GSD-Ⅰ、Ⅲ型（糖原脱枝酶缺乏症，类似Ⅰ型，但症状较轻）患者的主要治疗方法。尽早诊断、给予饮食

治疗可以缓解症状、改善生长落后状况。

肝脏腺瘤是GSD Ⅰ a型患者长期并发症之一，在年龄超过25岁的GSD Ⅰ a型患者中有70%～80%会发展为肝脏腺瘤，其中约10%会进展为恶性肿瘤[3]。目前随着饮食治疗的发展，越来越多的GSD Ⅰ a型患儿可以有更长的存活时间，同时也意味着将有更多患儿可能发展为肝腺瘤甚至肝细胞癌。若饮食控制失败导致严重代谢紊乱或肝腺瘤存在恶变可能，则需行肝移植术。既往的多中心研究显示，GSD Ⅰ a型患者接受肝移植手术可以获得非常良好的长期存活率[4, 5]。肝移植可以弥补患儿的肝酶缺失，改善代谢紊乱，甚至实现追赶性生长，提高生活质量。肝移植术后血糖调节功能得以恢复[6]。

## 专家点评

肝移植的风险和益处需仔细评估。糖原贮积症（GSD）行肝移植的适应证包括多发腺瘤、严重的生长发育迟缓、代谢控制不佳及进行性肝脏损害。其中肝脏腺瘤存在恶变风险，是本组疾病最常见的肝移植适应证[7]。

（陈晨，刘源 编写；张婷 校稿）

## 参考文献

[1] Ellingwood SS, Cheng A. Biochemical and clinical aspects of glycogen storage diseases[J]. J Endocrinol, 2018; 238(3): R131−R141. doi: 10.1530/JOE−18−0120.

[2] Reddy SK, et al. Liver transplantation for glycogen storage disease type Ia[J]. J Hepatol, 2009, 51(3): 483−490.

[3] Calderaro J, et al. Molecular characterization of hepatocellular adenomas developed in patients with glycogen storage disease type I[J]. J Hepatol, 2013, 58(2): 350−357.

[4] Boers SJ, et al. Liver transplantation in glycogen storage disease type I[J]. Orphanet J Rare Dis, 2014, 9: 47.

[5] Iyer SG, et al. Long-term results of living donor liver transplantation for glycogen storage disorders in children[J]. Liver Transpl, 2007, 13(6): 848−852.

[6] Nagasaka H, et al. Improvements of hypertriglyceridemia and hyperlacticemia in Japanese children with glycogen storage disease type Ia by medium-chain triglyceride milk[J]. Eur J Pediatr, 2007, 166(10): 1009−1016.

[7] Davis MK, DA Weinstein. Liver transplantation in children with glycogen storage disease: controversies and evaluation of the risk/benefit of this procedure[J]. Pediatr Transplant, 2008, 12(2): 137−145.

# 十四
# 线粒体病（*MPV17* 突变）

## 病史摘要

患儿女性，8岁，因"反复肝功能异常5年，上消化道出血2周"入院。

患儿5年前于当地医院检查后发现肝功能异常，病因不明仅予对症支持治疗，后多次检查仍有肝功能异常。患儿2周前在无明显诱因下出现呕血，当天呕血共5次，每次200～300 mL，遂至当地医院就诊，予输血及对症支持等治疗。为明确诊断和进一步治疗，拟"肝硬化失代偿，上消化道出血"收住入院。

## 体格检查

体温36.5℃，脉搏115次/分，呼吸22次/分，血压90/60 mmHg。

**专科检查**　患儿神清，精神可，身高、体重发育中等，四肢肌力运动正常，智力发育轻度落后（详见辅助检查），贫血面容，自主体位，步入病房。全身皮肤、黏膜无黄染，无皮下出血，腹部稍膨隆。心、肺查体无殊。肝肋下可触及3 cm，脾肋下可触及2 cm，移动性浊音（－），肠鸣音5次/分，双下肢无水肿。

## 实验室检查

▸ 2020年2月

1. 血常规　白细胞计数 $4.01 \times 10^9$/L，血小板计数 $72 \times 10^9$/L ↓，血红蛋白87 g/L ↓。

2. 出/凝血功能　凝血酶原时间22秒，国际标准化比值1.91。

3. 生化检查　白蛋白33.8 g/L ↓，丙氨酸氨基转移酶48 U/L，天门冬氨酸氨基转移酶68 U/L ↑，总胆红素22.8 μmol/L ↑，肌酐30 μmol/L ↓。

4. 乳酸　2.5 mmol/L。

## 辅助检查

▸ 2020年2月

1. 肌电图（仁济医院）　EMG未见明显神经源性及肌源性损害肌电改变；NCV显示感觉和运

动神经传导速度和波幅范围正常。

2. 心脏彩超（上海儿童医学中心）　左心室壁稍增厚；左肺动脉流速稍快；左心收缩功能正常范围。

3. 小儿神经心理测试（上海儿童医学中心）　WISC-R语言IQ 71，操作IQ 107，总IQ 85。常识7，类同6，算数6，理解1，背数9，填图8，排列9，积木15，拼图12，译码10。受试者反应慢，注意力集中，情绪异常，合作。

4. 婴儿-初中生生活能力量表（上海儿童医学中心）　独立生活29分，正常；运动11分，正常；作业操作15分，正常；交往21分，正常；集体活动19分，正常；自我管理16分，高常；总分111，正常。

5. 基因检测　MPV17基因存在纯合突变，c.293C>T chr2：27535443 p.P98L。考虑线粒体病（MPV17突变）。

6. 上腹部CTA检查（仁济医院）　肝硬化，脾脏肿大，腹腔少量渗出，门静脉高压（胃冠状静脉、胃底静脉和食管下段黏膜下静脉曲张）。胆囊壁稍增厚。胃周、后腹膜及系膜根部多发淋巴结肿大（图2-14-1）。

7. 头颅MRS检查（仁济医院）　左侧海马形态饱满及局部信号欠均匀，病灶区域MRS可见

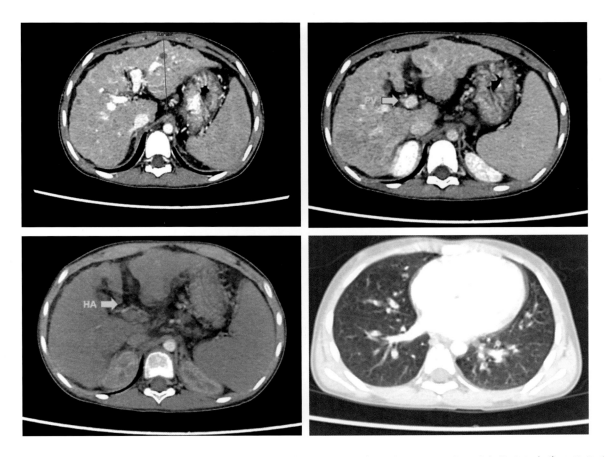

图2-14-1·上腹部CTA：肝硬化，脾脏肿大，腹腔少量渗出，门静脉高压（胃冠状静脉、胃底静脉和食管下段黏膜下静脉曲张）。胆囊壁稍增厚。胃周、后腹膜及系膜根部多发淋巴结肿大

NAA、Cr、Cho峰，各峰值分布基本正常，可见Lac峰。左侧海马异常，性质待定（图2-14-2）。

8. 病理检查　大体肝脏18 cm×11 cm×5 cm大小，表面及切面大小不等结节状。肝移植术后组织学病理显示（2020年2月11日）混合性结节性肝硬化，肝细胞肿胀，染色淡（图2-14-3）。

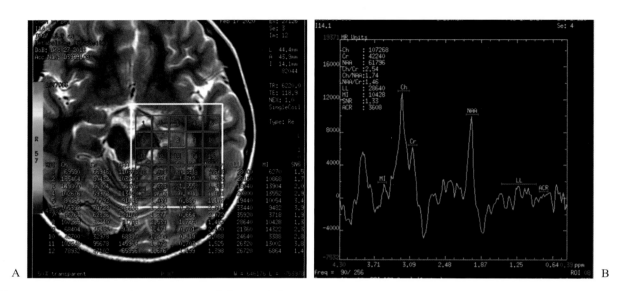

图2-14-2·头颅MRS检查发现左侧海马异常，性质待定。A.左侧海马形态饱满及局部信号欠均匀。B.病灶区域MRS可见NAA、Cr、Cho峰，各峰值分布基本正常，可见Lac峰

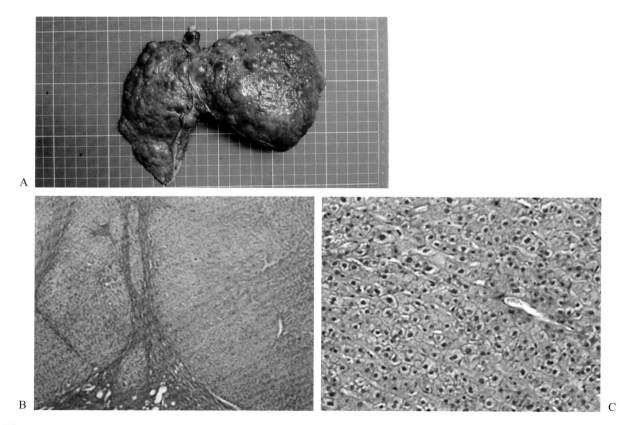

图2-14-3·肝植术后病理检查。A.大体肝脏18 cm×11 cm×5 cm大小，表面及切面大小不等结节状。B.混合性结节性肝硬化（×40倍）。C.肝细胞肿胀，染色淡（×100倍）

## 临床诊断

线粒体病（*MPV17*突变），肝硬化失代偿期。

## 多学科讨论关键问题

肝移植手术指征和肝外器官累及评估。

## 治疗经过

患者入院后完善肝脏功能及神经系统、智力发育等相关的辅助检查，经基因检测结合临床表现明确诊断为线粒体病（*MPV17*突变），经多学科讨论认为患者尚无严重肝外多器官受累，未出现神经肌肉病变，存在肝移植手术指征。

2020年2月11日于仁济医院行活体肝移植术，术中见肝脏20 cm×15 cm×10 cm，呈中–重度结节性肝硬化表现，与周围组织无粘连，质硬（图2-14-4）。门静脉主干未及血栓，盆腔及腹腔脏器未及明显肿块。无腹腔积液。带MHV的左半肝420 g，动脉1支吻合，胆管2个开口，相距1.5 cm，新建Roux-en-Y肠袢分别行胆肠吻合，术中出血约100 mL，未输血。患儿术后恢复顺利，术后第2天血乳酸浓度降至低于术前水平，肝功能恢复良好，于术后2周顺利出院。

术后定期随访乳酸水平，并每半年至一年进行一次头颅MR复查，随访复查无特殊，发育正常。

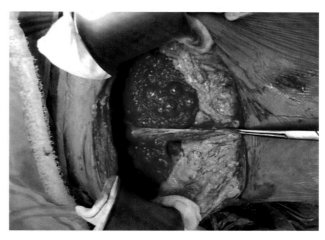

图2-14-4·术中见肝脏呈中–重度结节性肝硬化表现，与周围组织无粘连，质硬。门静脉主干未及血栓，盆腔及腹腔脏器未及明显肿块，无腹腔积液

## 案例分析

线粒体病是指由于线粒体DNA（mitochondrial DNA, mtDNA）或核DNA（nucleus DNA, nDNA）缺陷引起的线粒体异常，致使ATP合成障碍、能量来源不足等导致的一组异质性、遗传性疾病。其特征为能量产生受损，并且可以发病于任何年龄，遗传方式复杂多样，成年人mtDNA突变率为1/5 000，而线粒体病nDNA突变率为2.9/10万[1]。疾病可累及多器官系统，临床表现从无症状状态到可能涉及神经、内分泌、心脏病、皮肤病和胃肠病特征的复杂多系统综合征（图2-14-5），其中神经系统症状是最常见的临床表现，在10%～20%的病例中可以观察到肝脏受累，特别是在新生儿或婴儿早期阶段[2]。结合线粒体脑肌病的临床表现和能量代谢情况、呼吸链和酶复合体活性等生化检查可诊断，基因诊断是目前线粒体病诊断的金标准[3]。

MPV17是一种线粒体内膜蛋白，参与将脱氧核苷酸转入线粒体的过程，是mtDNA维持蛋

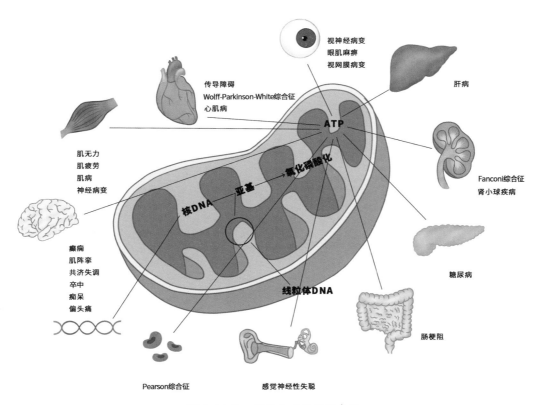

**图2-14-5** · 线粒体病的临床表现

白之一，由线粒体核基因编码。*MPV17*突变会引起线粒体DNA耗竭综合征（mitochondrial DNA depletion syndromes, MDS），是一组以线粒体DNA数量严重减少导致能量产生障碍为特点的常染色体隐性遗传疾病，临床分为肌病、脑肌病、肝性脑病和神经胃肠道脑肌病4种。MPV17与肝脑病型MDS有关，通常表现为早发性肝脑病，特征是肝功能不全和神经肌肉系统病变、发育不良、乳酸血症和肝脏组织中mtDNA耗竭[4]。综合临床表现、血尿代谢生化，可做出初步临床诊断，基因检查可帮助识别线粒体功能障碍的致病突变，是诊断的金标准（图2-14-6）。大约一

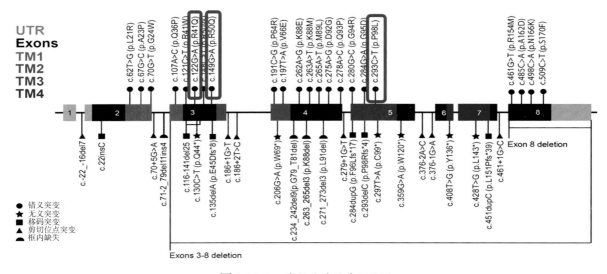

**图2-14-6** · 线粒体病的基因检测

半的MPV17致病变异是错义突变。双等位错义变异的基因型，特别是纯合子p.R50Q、p.P98L和p.R41Q的预后较好[5]。

在治疗方面，与大部分线粒体病一样，MDS尚无有效治疗方法，主要以对症治疗为主，包括营养支持、物理疗法、药物支持治疗和对症治疗等。根据现有的文献报道，如果疾病的表现仅限于肝脏可选择肝移植治疗，尤其是在急性肝功能衰竭的情况下。多器官性线粒体疾病通常同时有神经肌肉的受累，移植后神经系统的结果普遍较差，因此这类患者一般不考虑行肝移植[6]。患儿肝移植术前无肝外线粒体疾病的表现，并不代表术后也无肝外系统的累及，肝移植术后死亡的主要原因之一即肝外多器官受累[5]，故术后仍需定期随访，复查神经肌肉系统等是否存在受累。

## 专家点评

线粒体病是遗传缺陷导致的能量代谢异常类疾病，可累及多器官系统，主要涉及神经系统、内分泌系统、骨骼肌肉、肝脏等，其中神经系统受累最为常见。本病例通过基因明确*MPV17*突变，以肝病为主要表现，以反复肝功能异常为首发表现，最终发展为严重肝硬化并出现消化道出血。肝移植有效解决了肝硬化和门静脉高压引起的消化道出血。长期预后有待进一步的随访。

（林冬妮，万平 编写；张婷 校稿）

## ·参考文献·

[1] Gorman GS, Schaefer AM, Ng Y, et al. Prevalence of nuclear and mitochondrial DNA mutations related to adult mitochondrial disease[J]. Ann Neurol, 2015, 77(5): 753−759. doi: 10.1002/ana.24362.

[2] Rahman S. Gastrointestinal and hepatic manifestations of mitochondrial disorders[J]. J Inherit Metab Dis, 2013, 36: 659−673.doi: 10.1007/s10545−013−9614−2.

[3] Morava E, van den Heuvel L, Hol F, et al. Mitochondrial disease criteria: diagnostic applications in children[J]. Neurology, 2006, 67(10): 1823−1826. doi: 10.1212/01.

[4] Uusimaa Johanna, Evans Julie, Smith Conrad, et al. Clinical, biochemical, cellular and molecular characterization of mitochondrial DNA depletion syndrome due to novel mutations in the MPV17 gene[J]. European Journal of Human Genetics, 2014, 22(2): 184−191.

[5] El-Hattab AW, Wang J, Dai H, et al. MPV17-related mitochondrial DNA maintenance defect: New cases and review of clinical, biochemical, and molecular aspects[J]. Hum Mutat, 2018, 39(4): 461−470. doi: 10.1002/humu.23387.

[6] Squires RH, Ng V, Romero R, et al. Evaluation of the pediatric patient for liver transplantation: 2014 practice guideline by the American Association for the Study of Liver Diseases, American Society of Transplantation and the North American Society for Pediatric Gastroenterology, Hepatology and Nutrition[J]. Hepatology, 60: 362−398.

# 十五

# 酪氨酸血症

## 病史摘要

患儿男性，2岁4个月，因"发现肝占位1年，走路不稳3个月"入院。

患儿出生采足底血筛查提示多种氨基酸水平升高，未予重视。1年前因腹痛就诊于中国医科大学附属盛京医院，行B超检查发现肝占位，诊断为"血管瘤"，未予特殊处理。3个月前患儿出现走路不稳，不喜走路，易摔倒，当地医院X线检查提示"佝偻病"，同时发现凝血功能异常，肝转氨酶高，尿常规蛋白++，AFP 4 085 ng/mL，基因检测报告提示酪氨酸血症1型可能，诊断结果为"酪氨酸血症，Fanconi综合征，肝占位，低血磷性佝偻病"。予以枸橼酸钾、磷酸氢二钠、骨化三醇（罗盖全）对症治疗，低酪氨酸特殊饮食。1个月前于北京友谊医院就诊，血氨基酸、肉碱谱及尿有机酸谱分析符合酪氨酸血症，彩超提示肝实质损害，肝内多发低回声结节，脾大，确诊酪氨酸血症。病程中患儿无发热、咳嗽、胸闷、喘憋。此次为求进一步诊治，拟"酪氨酸血症、肝占位性病变、佝偻病"收治入院。

## 体格检查

体温36.8℃，脉搏121次/分，呼吸23次/分，血压102/64 mmHg。

专科检查　神清，精神可，体型适中，营养良好，正常面容，步态不稳，表情自然。全身皮肤、黏膜无黄染，无皮下出血，腹部稍膨隆，左肋可扪及佝偻病串珠。心、肺查体无殊。肝肋下可触及约3 cm，质硬，脾肋下可触及3 cm，移动性浊音（-），肠鸣音5次/分，双下肢无水肿。手足镯征（+）。

## 实验室检查

▶ 2020年10月

1. 血常规　白细胞计数6.88×10⁹/L↑，血小板计数154×10⁹/L，血红蛋白140 g/L。

2. 出/凝血功能　凝血酶原时间22.1秒，国际标准化比值1.75↑。

3. 生化检查　白蛋白43.1 g/L，丙氨酸氨基转移酶45 U/L，天门冬氨酸氨基转移酶742 U/L↑，总胆红素11.9 μmol/L，肌酐15.7 μmol/L↓。

4. 甲胎蛋白（AFP）　4 085 ng/mL↑。

5. 氨基酸有机酸分析　血氨基酸及肉碱谱分析提示酪氨酸升高，符合酪氨酸血症；游离肉碱降低，提示继发性肉碱缺乏；乙酰肉碱、C2/C0增高，提示乳酸水平增高；精氨酸、鸟氨酸降低提示营养不良。尿有机酸谱分析提示琥珀线丙酮、4-羟基苯乙酸、4-羟基苯乳酸、4-羟基苯丙酮酸浓度增高，符合酪氨酸血症。

## 辅助检查

▶ 2020年10月

1. 基因检测　FAH基因存在变异c.972G>T，p.W324C（杂合），c.614G>T，p.F205S（杂合）。考虑酪氨酸血症 I 型。

2. 上腹部CTA检查（仁济医院）　结节性肝硬化改变、脾大，肝多发小囊肿可能，双肾体积增大（图2-15-1）。

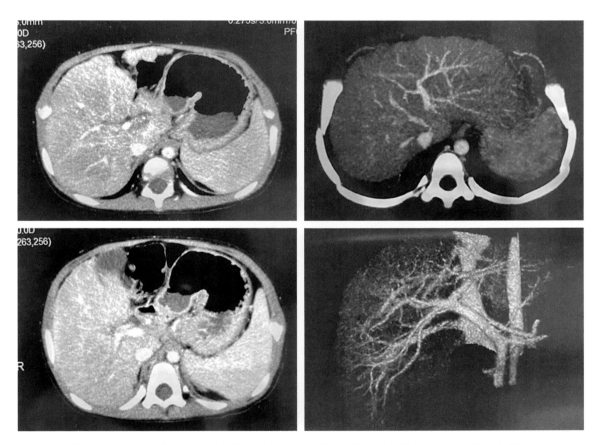

图2-15-1 · 上腹部CTA：结节性肝硬化改变、脾大，肝多发小囊肿可能，双肾体积增大

3. 病理检查　大体肝脏18 cm×10 cm×7 cm大小，质地较硬，形态欠规则，表面呈大小不等结节状（图2-15-2A）。组织学病理（仁济医院，2020年11月）显示肝脏呈大小不一的混合型结节性肝硬化，间质慢性炎症细胞浸润及纤维组织增生。部分肝细胞脂肪变性、浊肿变性，部分肝细胞不典型增生（图2-15-2）。

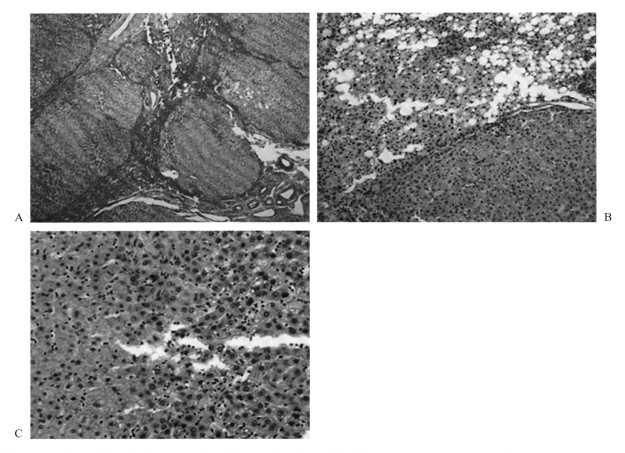

图2-15-2·组织学病理检查。A.肝脏呈大小不一的混合型结节性肝硬化，间质慢性炎症细胞浸润及纤维组织增生（×40倍）。B.肝细胞脂肪变性（上）、浊肿变性（下）（×100倍）。C.肝细胞不典型增生（右侧）（×200倍）

## 临床诊断

高酪氨酸血症Ⅰ型，肝占位性病变，佝偻病。

## 多学科讨论关键问题

明确肝移植手术指征，防治肝外器官损害。

## 治疗经过

患儿入院后完善相关移植术前配型检查，经儿童消化内科、儿童遗传代谢病科、营养科及肝脏移植科等多学科专家讨论，患者酪氨酸血症、低磷血症性佝偻病诊断明确，肝占位性质待定，AFP升高存在恶性可能。经过影像学检查无远处转移征象，明确存在肝移植指征。

患儿于2020年11月12日全麻下行活体肝移植术。术中见肝脏12 cm×10 cm×8 cm，呈重度结节性肝硬化表现，与周围组织无粘连（图2-15-3）。门静脉主干未及血栓，盆腔及腹腔脏器未及明显肿块。无腹腔积液。左外叶供肝240 g，动脉2支吻合1支。胆道端端吻合，术中出血100 mL，未输血，术顺。术后予以常规抗排斥、预防感染、营养支持、输注白蛋白等对症治疗，患儿术后

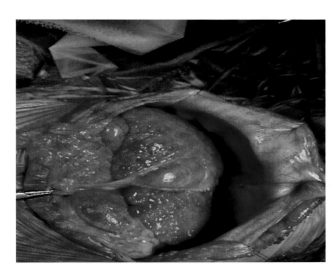

图2-15-3·术中见肝脏大小18 cm×10 cm×7 cm,质地较硬,形态欠规则,表面呈大小不等结节状

恢复顺利,于术后2周顺利出院。

术后肝功能恢复正常,随访复查无特殊,恢复正常饮食,佝偻病串珠征有所改善,血氨基酸复查均正常。

## 案例分析

酪氨酸血症(tyrosinemia)是由于酪氨酸代谢途径中的酶缺陷,引起的血浆中酪氨酸浓度增高,不同步骤的酶的缺陷可导致多种临床表现不同的疾病,酪氨酸血症分为3种类型。其中酪氨酸血症 I 型病例报道相对较多,且对健康危害较大,被称为肝肾酪氨酸血症(hepatorenal tyrosinemia, HT-1),为延胡索酰乙酰乙酸水解酶(fumarylacetoacetate hydrolase, FAH)缺陷所致,以肝、肾和周围神经病变为特征。酪氨酸血症 I 型为常染色体隐性遗传病,发病率为1/120 000 ~ 1/100 000[1]。

酪氨酸血症 I 型依发病年龄可分为急性型、慢性型和亚急性型,以肝脏、肾脏及神经系统受累为主要表现。急性型起病急骤、进展迅速,以急性肝功能衰竭为主要表现,临床表现为肝脾肿大、黄疸、呕吐、腹胀、厌食、嗜睡、贫血、出血倾向及生长迟缓。患儿可能伴有"煮白菜"或"烂蘑菇"的特征性气味。亚急性和慢性型在6个月至2岁起病。除肝功能损害表现外,还表现为肾小管功能损害及神经系统功能损害,常伴有生长发育迟缓。临床上可见肝硬化、肾性糖尿、氨基酸尿(Fanconi综合征)、低血磷性佝偻病等。未经治疗和急性肝衰竭后存活的患儿发展为肝细胞癌的风险较高[1, 2](图2-15-4)。

诊断需结合临床表现及血常规、生化检查和串联质谱、基因检测,临床表现有肝肿大,伴或不伴有黄疸,甲胎蛋白显著增高,发病较晚的患者可见Fanconi 综合征、低磷血症性佝偻病。血酪氨酸增高,由于FAH缺陷可使酪氨酸代谢途径中的4-羟基苯丙酮酸二氧化酶活力继发性降低,造成血中酪氨酸增高和尿中排大量4-羟基苯丙酮酸及其衍生物4-羟基苯乙酸、4-羟基苯乳酸,成为本病生化诊断的重要依据。基因检测发现FAH基因致病性突变则可以明确诊断[2]。

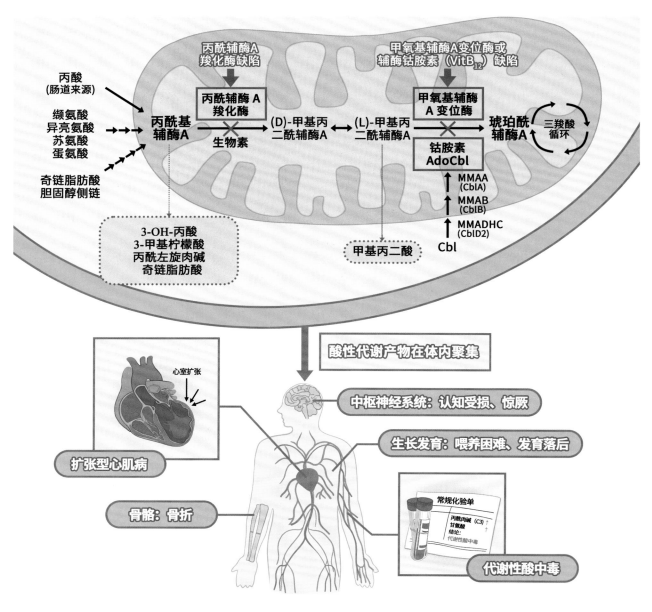

图 2-15-4 · 酪氨酸血症的发病机制

酪氨酸血症 Ⅰ 型是一种可治疗的遗传代谢病，HPPD抑制剂尼替西农[2-（2-nitro-4-trifluoromethylbenzoyl）-1，3-cyclohexanedione，NTBC]可防止毒性极大的马来酰乙酰乙酸、延胡索酰乙酰乙酸及其旁路代谢产物琥珀酰丙酮蓄积，从而减轻肝肾功能损伤，使症状得到缓解，并可降低肝细胞癌的发生率[3]。一旦诊断酪氨酸血症 Ⅰ 型，应尽快开始NTBC治疗。同时应采用低酪氨酸、低苯丙氨酸饮食，以及对症治疗。如果患儿存在严重的肝功能衰竭、对NTBC治疗无效或有肝细胞恶性改变的证据（AFP升高、单结节超过 10 mm 的肝内影像学改变或肝结节的数量或大小增加），应准备进行肝移植[4]。

## 专家点评

酪氨酸血症Ⅰ型是常染色体隐性遗传病,是肝脏酪氨酸降解障碍导致的脑、肝、肾、骨骼等的多脏器损害。本例患者属于慢性型,主要表现为生长发育迟滞、结节性肝硬化伴甲胎蛋白明显升高,合并佝偻病表现。肝移植不仅彻底纠正酪氨酸代谢异常,同时切除了可疑癌变的硬化肝脏,是该病唯一的治愈手段。我们的经验显示肝移植术后患者通常可实现追赶生长,生活质量得到极大改善。早诊断、早治疗是提高患者生存率和预后的关键。

(林冬妮,万平 编写;薛峰 校稿)

## · 参考文献 ·

[1] Chakrapani A, Holma E. Disorders of tyrosine metabolism [M]// Fernandes J, Saudubray JM, van den BergheG, et al. Inborn metabolic diseases diagnosis and treat-ment. Heidelberg, Germany: Springer, 2006: 233-243.

[2] Chinsky JM, Singh R, Ficicioglu C, et al. Diagnosis and treatment of tyrosinemia type I: a US and Canadian consensus group review and recommendations[J]. Genet Med, 2017, 19(12).

[3] Couce ML, Aldámiz-Echevarría L, Baldellou A, et al. Recommendations and management of type I hereditary or hepatorenal tyrosinemia[J]. An Pediatr (Barc), 2010, 73: 279-e1-4.

[4] Squires RH, Ng V, Romero R, et al. Evaluation of the pediatric patient for liver transplantation: 2014 practice guideline by the American Association for the Study of Liver Diseases, American Society of Transplantation and the North American Society for Pediatric Gastroenterology, Hepatology and Nutrition[J]. Hepatology, 60: 362-398.

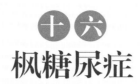

# 枫糖尿症

## 病史摘要

患儿男性，3岁，因"阵发性口齿不清、下肢运动功能障碍半年"入院。

患儿半年前在无明显诱因下出现阵发性口齿不清、下肢运动功能障碍，偶伴有身体异味（枫糖浆味），遂至当地医院就诊。基因检测提示为"枫糖尿病"，予以特殊奶粉、左卡尼汀等药物治疗，仍存在明显认知发育落后及运动功能障碍。患者发病期间无明显发热、腹痛、咳嗽等不适。此次为求进一步诊治，拟"枫糖尿病"收住入院。

## 体格检查

体温37.5℃，脉搏110次/分，呼吸32次/分，血压95/52 mmHg。

专科检查　神清，精神可，身高、体重发育正常，体型适中，营养良好，智力语言发育迟缓（详见辅助检查）。全身皮肤、黏膜无黄染，无皮下出血，腹部稍膨隆。心、肺查体无殊。肝、脾肋下未触及，移动性浊音（－），肠鸣音5次/分，双下肢无水肿。

## 实验室检查

▶ 2017年2月

血尿串联质谱　血液 Leu/Ile，Leu/Ala 增高；尿液2羟基异戊酸、2羟基异己酸和支链氨基酸（Val、Leu、isoLeu）增高，符合枫糖尿症表现。

▶ 2017年7月

1. 血常规　白细胞计数 $4.03 \times 10^9$/L，血小板计数 $266 \times 10^9$/L，血红蛋白 128 g/L。

2. 出/凝血功能　凝血酶原时间10秒，国际标准化比值0.87。

3. 生化检查　白蛋白44.9 g/L，丙氨酸氨基转移酶14 U/L，天门冬氨酸氨基转移酶28 U/L，总胆红素 3.9 μmol/L，肌酐 22 μmol/L。

## 辅助检查

▶ 2017年2月

1. 基因检测　*BCKDHB*基因存在突变：c.269C>T，p.T90I（杂合），c.502C>T，p.R169C（杂合）。考虑枫糖尿症Ⅰb型。

2. 儿童发育检查　检查结果详见表2-16-1。

表 2-16-1　儿童发育检查报告

| 测试功能区 | 发育年龄（DA）（月） | 发育商（DQ） | 评价 |
| --- | --- | --- | --- |
| 适应性 | 22.4 | 61 | 轻度发育迟缓 |
| 大运动 | 26.6 | 72 | 轻度发育迟缓 |
| 精细动作 | 30.33 | 82 | 边缘状态 |
| 语　言 | 23.57 | 64 | 轻度发育迟缓 |
| 个人-社交 | 29.87 | 81 | 边缘状态 |

社会生活适应能力检查：9分，边缘。

3. 头颅MRI检查　双侧苍白球、丘脑、中脑及脑桥背侧可见对称性稍长T1长T2信号，FLAIR像及弥散像呈高信号，T2W1及FLAIR像双侧小脑半球及延髓见高信号，双侧大脑半球放射冠血管周围间隙著明，大脑半球各叶沟回形态可。印象：双侧苍白球、丘脑、中脑及脑桥背侧异常信号、弥散首先，双侧小脑半球及延髓长T2信号，遗传代谢病可能（图2-16-1）。

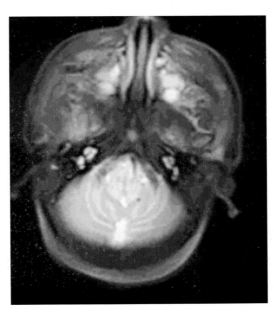

**图2-16-1**·头颅MRI检查：双侧苍白球、丘脑、中脑及脑桥背侧可见对称性稍长T1长T2信号，FLAIR像及弥散像呈高信号，T2W1及FLAIR像双侧小脑半球及延髓见高信号，双侧大脑半球放射冠血管周围间隙著明，大脑半球各叶沟回形态可。印象：双侧苍白球、丘脑、中脑及脑桥背侧异常信号、弥散首先，双侧小脑半球及延髓长T2信号，遗传代谢病可能

## 临床诊断

枫糖尿症 I b 型。

## 多学科讨论关键问题

明确疾病诊断和肝移植手术时机。

## 治疗经过

患儿入院后完善相关检查，经儿童遗传代谢病、儿内科多学科会诊后明确枫糖尿症诊断，患儿目前存在认知发育落后及运动功能障碍等神经系统症状，药物保守治疗效果不佳，肝移植指征明确。

完善术前准备后，2017年7月11日全麻下行活体肝移植术。术中见肝脏16 cm×12 cm×10 cm，质软无硬化，与周围组织无明显粘连。门静脉主干未及血栓，盆腔及腹腔脏器未及明显肿块。无腹腔积液。供肝240 g，肝动脉3支，吻合2支，胆道端端吻合，各吻合口满意。术中出血50 mL，未输血。术后予常规抗排斥、抗炎、补液、营养对症支持治疗。

患儿恢复顺利，于术后2周顺利出院。未再出现疾病发作，代谢病治疗药物已停药，身高、体重发育符合同龄儿童，语言智力发展追赶同龄儿童，可正常交流学习，随访复查无特殊。

## 案例分析

枫糖尿症（maple syrup urine disease, MSUD）是一种罕见的常染色体隐性遗传的支链氨基酸代谢病。由于支链酮酸脱氢酶复合体（branched chain keto acid dehydrogenase complex, BCKAD）缺陷导致支链氨基酸（亮氨酸、异亮氨酸、缬氨酸等）代谢受阻，大量支链氨基酸及其相应酮酸衍生物在体内蓄积，从而引起脑萎缩、脑发育障碍等一系列神经系统毒性损伤表现（图2-16-2）。因患儿尿液中含有大量的支链酮酸衍生物，具有香甜的枫糖气味而得名。MSUD于1954年首次被报道，中国大陆患病率为1/139 000[1, 2]。

临床表现根据疾病严重程度、残留酶活性及对维生素B$_1$治疗反应性等可以分为5种类型：经典型、中间型、间歇型、硫胺反应型及脂酰胺脱氢酶缺陷型，其中以经典型和中间型最常见。经典症状包括嗜睡或烦躁、哺乳困难、阵发性呕吐、肌张力增高、呼吸暂停、惊厥发作等脑病症状和代谢紊乱，耵聍中有枫糖浆气味，多数患儿于生后数月内死于反复发作的代谢紊乱或神经功能障碍，存活者多有智能落后、痉挛性瘫痪、皮质盲等神经系统伤残[3]。

诊断依据包括典型的神经系统损伤和尿枫糖气味等临床表现，尿有机酸分析提示支链氨基酸及其酮酸衍生物增多，尤其血浆氨基酸分析仪检测异亮氨酸>5 μmol/L。BCKAD复合体酶活性测定及4种基因（*BCKDHA*、*BCKDHB*、*DBT*和*DLD*）的变异基因检测可明确诊断[1]。

MSUD治疗原则为去除诱因，降低血浆亮氨酸毒性作用，纠正急性代谢紊乱，维持血浆支链氨基酸在理想范围内，保证良好的营养及生长发育。急性期需对症处理，限制支链氨基酸摄

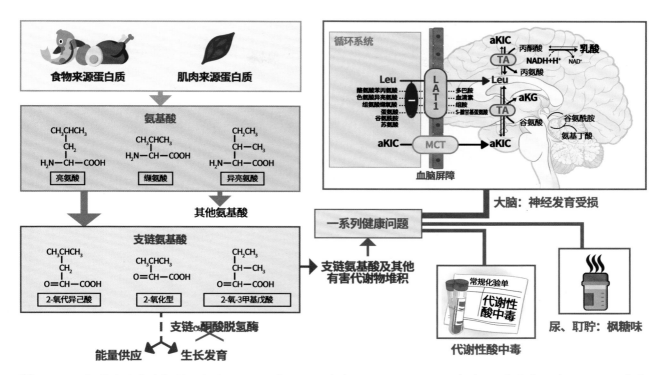

**图2-16-2·**枫糖尿症发病机制示意图。MCT，中链脂肪酸甘油三酯；aKIC，α-氨基β-咪唑基丙酸；TA，α-氨基酸；aKG，α-酮戊二酸；NADPH，还原型烟酰胺腺嘌呤二核苷酸磷酸；Leu，亮氨酸

入，通过透析降低亮氨酸浓度，服用维生素$B_1$及左卡尼汀等药物治疗。慢性期以饮食治疗为主，补充不含支链氨基酸的特殊奶粉，维生素$B_1$有效型可长期大剂量使用维生素$B_1$治疗。而由于BCKAD位于肝脏中，肝移植是治疗MSUD的一种有效方法，研究表明，肝移植可减轻患儿饮食限制，纠正代谢紊乱，并防止进一步脑损伤。经典或变体型枫糖尿症患儿出现严重的亮氨酸不耐受[<15～30 mg/（kg·d）]时可考虑肝移植，并且可考虑进行多米诺肝移植[4]。需要注意的是，肝移植后血浆亮氨酸仍可有2～3倍增高，应激情况下可能诱导病情加重。

## 专家点评

　　枫糖尿症（MSUD）是一种以支链氨基酸代谢障碍为主要表现的常染色体隐性遗传病，因患儿尿液中发现特殊的枫糖浆气味而得名，因其临床表现较为复杂，早期主要表现为喂养困难、嗜睡、肌张力改变，随着病情的进展出现抽搐、低血糖、昏迷及全身衰竭症状，在新生儿期极易漏诊及误诊，往往错过最佳治疗时机，存在上述症状的患儿，需考虑遗传代谢病可能，应高度警惕MSUD。

　　MSUD的治疗原则为：早诊断，早治疗。急性期治疗的关键是减少毒性代谢产物的蓄积。缓解期主要为饮食治疗，目标是将血浆支链氨基酸浓度维持在治疗范围内而不引发神经毒性；其他的治疗包括药物治疗、肝移植、基因治疗。其中活体肝移植是治疗经典

MSUD 的一种有效方法，可放松饮食限制，纠正代谢紊乱，防止进一步脑损伤。此例患儿以阵发性口齿不清、下肢运动功能障碍，且伴有枫糖尿症典型的异味为表现，基因检测后诊断明确，经药物治疗后，认知和运动功能障碍改善不明显，存在明确的肝脏移植指征。肝移植术后，患儿恢复顺利，随访无殊。基因疗法是未来有效治疗 MSUD 的方法，也是精准医学的终极目标，该方法是通过恢复患儿的 BCKD 蛋白质功能，有效地分解多余的氨基酸，最终达到治愈的目的。

（林冬妮，万平 编写；薛峰 校稿）

## 参考文献

[1] Blackburn PR, Gass JM, Vairo FPE, et al. Maple syrup urine disease: mechanisms and management[J]. Appl Clin Genet, 2017, 10: 57−66.

[2] Kenneson A, Osara Y, Pringle T, et al. Natural history of children and adults with maple syrup urine disease in the NBS-MSUD Connect registry[J]. Mol Genet Metab Rep, 2018, 15: 22−27.

[3] Frazier DM, Allgeier C, Homer C, et al. Nutrition management guideline for maple syrup urine disease: an evidence-and consensus-based approach[J]. Mol Genet Metab, 2014, 112(3): 210−217.

[4] Squires RH, Ng V, Romero R, et al. Evaluation of the pediatric patient for liver transplantation: 2014 practice guideline by the American Association for the Study of Liver Diseases, American Society of Transplantation and the North American Society for Pediatric Gastroenterology, Hepatology and Nutrition[J]. Hepatology, 2014, 60(1): 362−398. doi: 10.1002/hep.27191.

# 十七

# 希特林蛋白缺乏症

## 病史摘要

患儿男性，8个月，因"皮肤、巩膜黄染8个月"入院。

患儿出生后1个月出现无明显诱因的黄疸，伴有喂养困难。患儿肝酶轻度升高，肝内胆汁淤积和高氨血症表现，凝血功能异常，无白陶土便，予以保肝退黄疗效不佳。行基因检测提示 *SLC25A13* 复合杂合子突变，串联质谱分析提示血浆瓜氨酸、精氨酸、酪氨酸、甲硫氨酸和苏氨酸均明显升高，尿液气相质谱提示双羧酸尿。诊断为"新生儿肝内胆汁淤积型希特林蛋白缺乏症"。予以限制饮食（无乳糖），加强中链甘油三酯营养方案，补充脂溶性维生素A、维生素D、维生素E及维生素$K_1$，熊去氧胆酸退黄利胆，苯巴比妥钠预防高氨血症等对症处理。治疗2个月后复查，血浆氨基酸水平基本恢复正常，双羧酸尿症消失，高血氨症明显改善，然而患儿黄疸持续升高，总胆红素最高497.3 μmol/L。曾于出生后7个月行腹腔镜胆道探查术，提示存在胆道闭锁，肝活检病理提示胆汁淤积性肝硬化（Ⅲ期）。为求进一步诊治收入院。

## 体格检查

体温36.8℃，脉搏93次/分，呼吸25次/分，血压110/75 mmHg。

专科检查　发育正常，营养良好，无贫血貌，神志清醒。皮肤、巩膜中度黄染，胸、腹壁无瘀点、瘀斑，无肝掌，无蜘蛛痣。无浅表淋巴结肿大。腹部平坦，未触及腹部包块，上腹部见陈旧性手术瘢痕。肝肋下2 cm可触及，质硬。脾肋下10 cm可触及，质稍硬，移动性浊音（－），肠鸣音4次/分，双下肢无水肿。

## 实验室检查

▶ 2018年4月

1. 血常规　白细胞计数14.45×10⁹/L↑，嗜中性粒细胞百分比36.7%↓，淋巴细胞百分比54.0%↑，单核细胞百分比7.4%，血红蛋白99 g/L↓，血小板计数155×10⁹/L。

2. 出/凝血功能　凝血酶原时间19.30秒↑，凝血酶时间29.8秒，国际标准化比值1.61↑。

3. 生化检查　丙氨酸氨基转移酶155 U/L，天门冬氨酸氨基转移酶440 U/L，总胆红素

497.3 μmol/L，直接胆红素345.3 μmol/L，总胆汁酸6.1 μmol/L，谷氨酰转肽酶314 U/L↑，碱性磷酸酶448 U/L↑，白蛋白28.9 g/L↓，血氨55.76 μmol/L↑。

## 辅助检查

► 2017年12月

1. 血遗传代谢病氨基酸和酰基肉碱谱分析（复旦大学附属金山医院） 甲硫氨酸（Met）61.77 μmol/L↑，Met/Phe 1.6↑，游离肉碱（C0）149.23 μmol/L↑，乙酰肉碱（C2）72.28 μmol/L↑，丙酰肉碱（C3）6.79 μmol/L↑，葵二酰肉碱（C10DC）0.68 μmol/L↑，棕榈酰肉碱（C16）4.69 μmol/L↑。

2. 分子遗传学检测（贵州金域医学检验中心） 检测到受检者携带SLC25A13基因两个杂合的病理性变异。SLC25A13（NM_014251.2）Exon9 c.852_855del TATG p.（Met285fs），SLC25A13（NM_014251.2）Exon8 c.775C > T p.（Gln259*）。检测到患儿父母各自携带SLC25A13基因的一个杂合的病理性变异。

► 2018年4月

1. 肝血管超声全套检查（仁济医院） 肝硬化图像；门静脉管腔通畅，血流方向离肝；胆囊窝区小胆囊；腹腔积液、盆腔积液。

2. 上腹部CTA检查（仁济医院） 肝硬化，脾肿大，腹腔积液，胃底静脉和食管黏膜下静脉曲张，肝内斑片状异常强化影；肝门部及后腹膜多发肿大淋巴结（图2-17-1）。

3. 病理检查（仁济医院） 全肝切除标本18 cm×11 cm×5 cm，呈灰绿色，质中。组织学病理表现示肝细胞弥漫性水样变性及气球样变，轻度肝细胞及毛细胆管内淤胆，散在点灶状坏死，肝窦内少量炎症细胞浸润，汇管区扩大，纤维组织增生，纤维间隔形成（图2-17-2）。

## 临床诊断

胆道闭锁，肝硬化失代偿，希特林蛋白缺乏症。

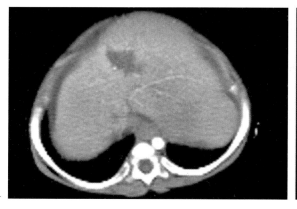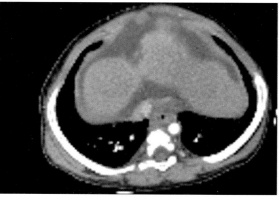

**图2-17-1**·上腹部CTA：肝硬化，脾肿大，腹腔积液，胃底静脉和食管黏膜下静脉曲张，肝内斑片状异常强化影；肝门部及后腹膜多发肿大淋巴结。A.肝脏体积增大，肝内密度不均。B.腹腔内多发积液

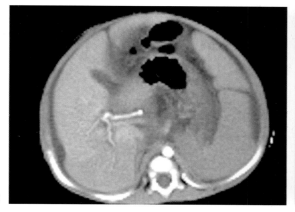
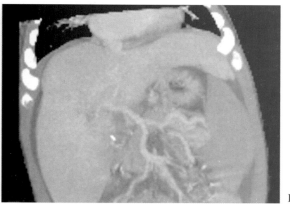

图2-17-1（续）· C.肝脏、脾脏肿大。D.胃底静脉和食管黏膜下静脉曲张。胰腺、双肾、肾上腺形态密度未见明显异常改变。肝门部及后腹膜多发肿大淋巴结

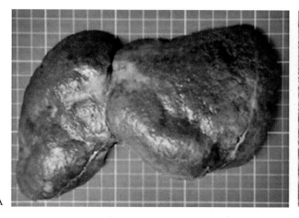
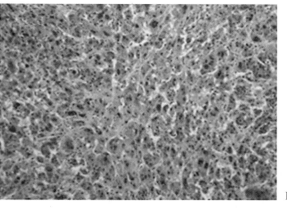

图2-17-2 · 肝移植术后病理。A.全肝切除标本18 cm×11 cm×5 cm，呈灰绿色，质中。组织学病理（18-10255）表现。B.肝细胞弥漫性水样变性及气球样变，轻度肝细胞及毛细胆管内淤胆，散在点灶状坏死，肝窦内少量炎症细胞浸润，汇管区扩大，纤维组织增生，纤维间隔形成

## 多学科讨论关键问题

肝移植手术术前评估和术后治疗。

## 治疗经过

　　患儿自出生后逐渐出现黄疸，于当地医院保守治疗。3月龄时经基因检测报告确诊希特林蛋白缺乏症，胆红素持续升高，经保守治疗好转后出院。6月龄时患儿病情加重，行腹腔镜探查术，诊断胆道闭锁。患儿于8月龄行活体肝移植术，供体为患儿母亲，左外叶供肝质量180 g（GRWR 1.7%），术后予以激素+他克莫司的二联免疫抑制方案。患儿术后第4天从重症监护病房转入普通病房，术后第18天出院。

　　术后1周患儿肝功能、凝血功能恢复，胆红素下降至正常水平（图2-17-3），他克莫司血药浓度正常并维持稳定。病肝病理提示胆汁淤积肝硬化表现，伴轻度脂肪肝。术后串联质谱分析提示血浆氨基酸浓度均恢复正常，患儿目前无饮食限制，生长发育正常（身长80 cm，Z=-1.0；体重

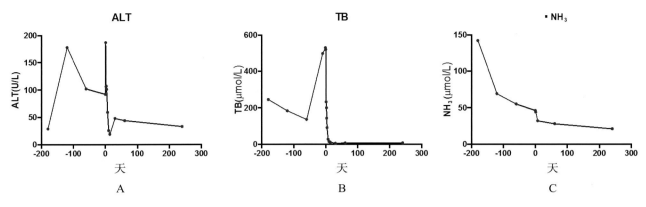

**图 2-17-3** · 患儿肝移植前、后指标变化。A. 患儿术前、术后丙氨酸转氨酶（ALT）变化。B. 患儿术前、术后血清总胆红素（TB）变化。C. 患儿术前、术后血氨（$NH_3$）变化

9.5 kg，Z=−0.5）。患儿术后第 6 天曾出现粘连性肠梗阻，予以禁食、胃肠减压和肠外营养等支持治疗后肠梗阻缓解，出院随访至今无其他并发症。

## 案例分析

希特林蛋白缺乏症（citrin deficiency）为先天性遗传代谢病，遗传方式为常染色体隐性遗传，致病基因为 *SLC25A13*，其编码希特林蛋白（critin）定位于线粒体内膜，主要功能是作为线粒体中天冬氨酸-谷氨酸载体（图 2-17-3）。希特林蛋白缺乏症有 3 种临床表型：希特林蛋白缺乏所致新生儿肝内胆汁淤积症（neonatal intrahepatic cholestasis caused by citrin deficiency, NICCD），成年发作 Ⅱ 型瓜氨酸血症（adult onset type Ⅱ citrullinemia, CTLN2），以及介于两者之间的希特林蛋白缺乏所致发育异常及血脂异常（failure to thrive and dyslipidemia caused by citrin deficiency, FTTDCD）[1]。

NICCD 患者通常在出生后 1 岁内发病，临床以肝内胆汁淤积、肝功能及凝血功能异常、低血糖、脂肪肝和血氨基酸浓度异常为主要表现。患者经过饮食治疗和密切随访其临床症状大部分可得以缓解，少数患者会发展为肝衰竭或者肝硬化，此时肝移植成为唯一且有效的治疗方案[2, 3]。

## 专家点评

希特林蛋白缺乏症是常染色体隐性遗传病，此患儿的父母均为突变基因的携带者。通常，正常人体仅需 30% 左右正常活性的希特林蛋白即可维持正常的天冬氨酸代谢，因此大部分突变基因携带者无临床表现。患儿在出生后早期出现以肝内胆汁淤积合并肝功能异常的临床表现，容易与胆道闭锁等先天性肝病混淆，甚至部分患者接受过 Kasai 术，血液代谢产物分析及基因突变筛查是明确诊断的最主要方式。患儿通过合适的治疗，如补充脂溶性维生素、限制乳糖摄入和加强中链甘油三酯饮食（MCT-enriched），绝大多数患儿的临床症状在 1 岁后会得以改善。部分患儿在 10 ～ 20 岁进展为 CTLN2。少数患儿饮食治疗效果不佳，甚至发展为肝硬化和肝衰竭，需接受肝移植手术。

（陈晨，刘源 编写；张婷 校稿）

## · 参考文献 ·

[1] Ohura T, Kobayashi K, Tazawa Y, et al. Clinical pictures of 75 patients with neonatal intrahepatic cholestasis caused by citrin deficiency (NICCD)[J]. Journal of Inherited Metabolic Disease, 2007, 30(2): 139−144.

[2] Shigeta T, Kasahara M, Kimura T, et al. Liver transplantation for an infant with neonatal intrahepatic cholestasis caused by citrin deficiency using heterozygote living donor[J]. Pediatric Transplantation, 2010, 14(7): E86−E88.

[3] Tamamori A, Okano Y, Ozaki H, et al. Neonatal intrahepatic cholestasis caused by citrin deficiency: severe hepatic dysfunction in an infant requiring liver transplantation[J]. European Journal of Pediatrics, 2002, 161(11): 609−613.

# 十八

# α1- 抗胰蛋白酶缺乏症

## 病史摘要

患儿男性，13个月，因"发现肝、脾肿大"入院。

入院前患儿因生长发育受限，前往当地医院检查，腹部CT提示肝、脾肿大。遂至仁济医院就诊，行肝穿刺检查，肝穿刺标本Reti-Masson染色提示肝硬化，于肝细胞内发现众多D-PAS阳性玻璃小球，提示为α1-抗胰蛋白酶缺乏症。为进一步治疗，以"α1-抗胰蛋白酶缺乏症，肝硬化失代偿期"收治入院。

## 体格检查

体温36.5℃，脉搏95次/分，呼吸22次/分，血压90/60 mmHg。

专科检查　神清，精神可，正常面容，表情自然，身高70 cm，体重7.6 kg，存在严重生长发育受限。全身皮肤、黏膜无黄染，无皮下出血。腹部稍膨隆。其余心、肺查体无殊，肝肋下3 cm可触及，质硬，脾肋下未触及，移动性浊音（－），肠鸣音5次/分，双下肢无水肿。

## 实验室检查

▶ 2018年7月

1. 血常规　血红蛋白71 g/L↓，红细胞计数$2.32 \times 10^{12}$/L↓。

2. 肝功能　白蛋白40.8 g/L，丙氨酸氨基转移酶90 U/L↑，天门冬氨酸氨基转移酶197 U/L↑，谷氨酰转肽酶167 U/L↑，总胆红素46.5 μmol/L↑，直接胆红素33.5 μmol/L↑，血氨93.85 μmol/L↑。

3. 出/凝血功能　凝血酶原时间14.8秒↑，部分凝血活酶时间42.3秒↑，国际标准化比值1.28↑，凝血酶时间26.6秒↑。

## 辅助检查

▶ 2018年7月

1. 上腹部CTA检查（仁济医院）　肝、脾肿大，门静脉周围淋巴水肿；肝门区及脾周少许积液

（图2-18-1）。

2. 胸部气道重建（仁济医院）　两肺散在渗出，局部透亮度不均，怀疑灌注异常或小气道病变；右肺下叶肺气囊（图2-18-2）。

► 2018年8月

病理检查（仁济医院）　全肝结节性肝硬化，肝细胞有变性，肝细胞内发现众多D-PAS阳性玻璃小球，提示为α1-抗胰蛋白酶缺乏症（图2-18-3）。

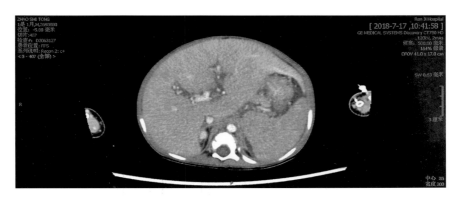

图2-18-1 · 上腹部CTA检查提示：肝、脾肿大，门静脉周围淋巴水肿；肝门区及脾周少许积液

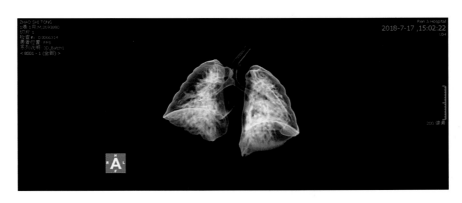

图2-18-2 · 胸部气道重建（仁济医院）：两肺散在渗出，局部透亮度不均，怀疑灌注异常或小气道病变；右肺下叶肺气囊

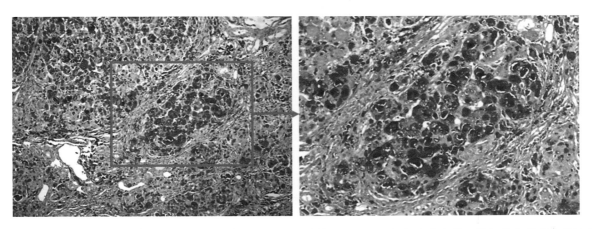

图2-18-3 · 肝移植术后组织学病理（18-22999）结果：全肝结节性肝硬化，肝细胞有变性，肝细胞内发现众多D-PAS阳性玻璃小球，提示为α1-抗胰蛋白酶缺乏症

## 临床诊断

术前/术后诊断　α1-抗胰蛋白酶缺乏症，肝硬化失代偿期。

## 多学科讨论关键问题

肝移植手术时机确定和供肝选择。

## 治疗经过

患儿因生长发育受限，前往当地医院检查，腹部CT提示肝、脾肿大。遂至仁济医院就诊，行肝穿刺检查，肝穿刺标本Reti-Masson染色提示肝硬化，于肝细胞内发现众多D-PAS阳性玻璃小球，提示为α1-抗胰蛋白酶缺乏症，遂收入医院进行进一步治疗。

经过术前评估，选择患儿父亲的肝左外叶作为供肝，行活体肝移植术。术中见肝脏20 cm×14 cm×6 cm，明显肿胀，质地韧，与周围组织无粘连（图2-18-4），脾脏明显肿大；见黄色腹腔积液100 mL。供肝重量为310 g，移植物重量/受体体重（GWRW）为4.08%，植入后各吻合口满意，有金黄色胆汁分泌，肝动脉显微重建1支，胆道重建方式为胆肠吻合。手术顺利，术中出血100 mL，输悬浮红细胞1 U。术后病理检查：结节性肝硬化，肝细胞有变性，肝细胞内发现众多D-PAS阳性玻璃小球，提示为α1-抗胰蛋白酶缺乏症。术后患儿出现一过性感染、腹腔积液，在积极抗感染、对症支持治疗后，患儿恢复。

术后规律随访，按期复查肝功能指标。患儿肝功能于术后1个月随访时恢复至正常范围。激素于术后6个月停用。目前患儿生长发育良好，情况稳定，生活质量高。

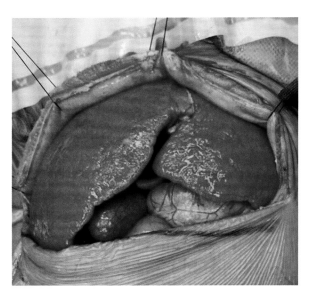

图2-18-4 · 术中肝脏大体观

## 案例分析

α1-抗胰蛋白酶（alpha-1-antitrypsin, AAT）是一种受到广泛研究的丝氨酸蛋白酶抑制剂[1]。AAT主要由肝细胞合成，少量由肺上皮细胞、肠上皮细胞、中性粒细胞和肺泡巨噬细胞合成[1, 2]。AAT主要功能是保护正常细胞和组织免受蛋白酶的损伤，抑制炎症反应，维持机体内环境的平衡[3]。

α1-抗胰蛋白酶缺乏症（AATD）第一次作为临床综合征被报道是在1963年由Laurell和Eriksson提出[2]。AATD是一种在高加索人种中常见的常染色体共显性遗传疾病，世界范围内发病率约为1/2 500，常累及肺、肝，极少数累及皮肤，导致慢性阻塞性肺疾病（COPD）、慢性肝炎、肝硬化、肝脏肿瘤、脂膜炎等[3]。

编码AAT的基因是位于14号染色体长臂的*SERPINA1*[4]，目前在*SERPINA1*上发现至少有100个等位基因，其分型系统称为PI（protease inhibitor）系统[4]。在各型变异中，导致肝脏疾病的主要是存在PI\*Z变异的纯合子[5]，该变异会导致AAT在肝细胞内合成时折叠错误，引起聚合反应，使得肝细胞内质网中AAT沉积，无法分泌至循环内，过多的AAT在肝细胞内沉积造成肝损伤及肝硬化等肝脏疾病[6]。

目前AATD的常见治疗方法为补充治疗，通过静脉注射AAT或重组AAT（rAAT）提高血浆AAT浓度，减轻AAT不足对肺的影响[7]。重组腺伴随病毒转染正常AAT基因、干细胞治疗及针对肝细胞内AAT多聚化的靶向治疗目前还处于研究阶段[8]，为未来AATD的治疗提供了新思路。

肝移植是当下治疗AATD肝病的唯一方法，有着非常好的效果[9]。1980年Hood首次报道了7例通过原位肝移植治疗终末期肝硬化的AATD患儿，纳入研究的AATD患儿在肝移植后血浆AAT浓度恢复至正常范围，证实了肝移植在治疗AATD中的作用。目前通过肝移植治疗AATD的儿童5年生存率达76.5%～100%（表2-18-1）。Hughes医师于2011年回顾了过去46年内35例因AATD行肝移植的儿童与129例因胆道闭锁行肝移植的儿童的预后，发现AATD的患者预后优于胆道闭锁患者[10-13]，证明了肝移植治疗AATD的良好预后。

表 2-18-1　肝移植治疗 AATD 患者的预后

| 研究者 | 手术年份 | 患者数量 | 结局指标 |
| --- | --- | --- | --- |
| Hughes | 1964—2006 | 44例（儿童35人） | 1年生存率82.7%，5年生存率76.5%，10年生存率76.5% |
| Esquivel | 1980—1986 | 39例（儿童29人） | 儿童1年生存率83%，5年生存率83%；成人1年生存率60%，5年生存率60% |
| Vennarecci | 1984—1994 | 35例（儿童13人） | 儿童1年生存率87.5%，成人1年生存率73% |
| Filipponi | 1986—1990 | 16例（均为儿童） | 3年生存率94% |
| Carey | 1987—2012 | 123例 | 1年生存率90%，5年生存率85%，10年生存率78% |
| Prachalias | 1989—1998 | 97例（均为儿童） | 1年生存率96%，5年生存率92% |
| Kemmer | 1995—2004 | 567例（儿童161人） | 儿童1年生存率84%，5年生存率78%；成人1年生存率83%，5年生存率77% |
| Bakula | 1982—2015 | 20例（均为儿童） | 5年生存率100%，10年生存率90% |

本例患儿因肝、脾肿大收治入院。在入院检查中发现其肝功能异常、严重生长发育受限。根据其临床表现、生化指标及肝脏病理特征性表现报告，证明该患儿的AATD累及肝脏，且已进入肝硬化失代偿期。AATD患者的手术指征为持续低白蛋白血症、肝硬化腹腔积液、持续黄疸、对维生素K没有效果的凝血功能障碍及静脉曲张出血[14, 15]。这些临床表现预示着患者近期的不良预后，因此需要尽快行肝移植[16]。由于AATD会累及多脏器，若不及时纠正血AAT浓度，将会导致肝以外的脏器出现不可逆的损伤，影响患者预后。因此，AATD患者移植的最佳时机为出现自发性肺动

静脉旁路、不可逆性肺气肿及慢性肾脏病变前[17]。生长发育严重受限也是AATD终末期肝病肝移植的指征之一，Khorsandi[18]曾报道过一例以生长发育严重受限、胆汁淤积为主要症状的AATD终末期肝病患儿接受肝移植的案例。考虑到本例患儿已出现腹腔积液，表现为肝硬化失代偿期，且在手术前其体重处于3个百分位以下，处于严重生长发育受限，因此，在其他系统出现不可逆并发症前为其行肝移植是合理的治疗方案。

患儿术后免疫抑制剂及随访方案与一般患者相同。目前患儿术后2年余，术后定期随访示各项肝功能已恢复至正常水平，AATD肝病治愈。随着AATD肝病的治愈，患儿生长发育得到改善，表现为追赶生长。根据世界卫生组织（WHO）发布的0～2岁儿童生长发育曲线，患儿体重从生长迟缓恢复至正常范围。

## 专家点评

α1-抗胰蛋白酶缺乏症（AATD）患者移植的指征为持续低白蛋白血症、肝硬化腹腔积液、持续黄疸、对维生素K没有效果的凝血功能障碍及静脉曲张出血。在本例患儿中，患儿除了出现肝硬化失代偿的表现，其生长发育迟缓也是患儿进行肝移植的重要指征。随访过程中，患儿未再出现呼吸道症状，同时患儿肝功能的恢复及生长发育的追赶证实了肝移植在治疗AATD肝病中的作用，极大地改善了患儿的预后及生活质量。

由于AATD是一种基因相关疾病，因此一般认为肝移植的供肝首选死亡供肝。然而，活体肝脏有着供肝缺血再灌注损伤小、急性细胞性排斥反应、慢性排斥反应发生率低、移植物远期生存率高等优点，因此也被广泛用于AATD。但有报道提示活体供肝可能会产生潜在风险，在Khorsandi[18]报道的一例LDLT治疗AATD肝病的案例中，AATD患儿在移植后出现大量腹腔积液，患儿在术后第16天因心脏骤停死亡，无法排除其死亡是否与PI*Z杂合子供肝有关，但在笔者单位的案例中，患儿并未出现相关的并发症，结合其他使用杂合子供肝成功案例，笔者团队认为使用LDLT治疗AATD是安全的。

（张家旭 编写；张婷 校稿）

## 参考文献

[1] Hazari YM, Bashir A, Habib M, et al. Alpha-1-antitrypsin deficiency: genetic variations, clinical manifestations and therapeutic interventions[J]. Mutation Research/Reviews in Mutation Research, 2017, 773: 14-25. doi: 10.1016/j.mrrev.2017.03.001.

[2] 宋帅，杨广民.α1-抗胰蛋白酶最新研究进展[J].国际检验医学杂志，2018，39（11）：1356-1360.

[3] 刘宇良，杨笃才，匡青芬.α1-抗胰蛋白酶缺乏症的诊断与治疗[J].实用临床医学，2017，18（2）：104-107. doi: 10.13764/j.cnki.lcsy.2017.02.042.

[4] Clark VC. Liver Transplantation in Alpha-1 Antitrypsin Deficiency[J]. Clin Liver Dis, 2017, 21(2): 355-365. doi: 10.1016/j.cld.2016.12.008.

[5] Sveger T. Liver Disease in alpha1-antitrypsin deficiency detected by screening of 200,000 infants[J]. New England Journal of Medicine, 1976, 294(24): 1316-1321. doi: 10.1056/NEJM197606102942404.

[6] Lomas DA, Evans DL, Finch JT, et al. The mechanism of Z alpha 1-antitrypsin accumulation in the liver[J]. Nature, 1992, 357(6379): 605-607. doi: 10.1038/357605a0.

[7] Lomas DA, Hurst JR, Gooptu B. Update on alpha-1 antitrypsin deficiency: New therapies[J]. Journal of Hepatology, 2016, 65(2): 413−424. doi: 10.1016/j.jhep.2016.03.010.

[8] Khorsandi SE, Thompson R, Vilca-Melendez H, et al. Massive ascites and the heterozygous alpha 1 antitrypsin (α1 AT) living related donor liver in the homozygous child[J]. Pediatric Transplantation, 2018, 22(1): e13075.doi: 10.1111/petr.13075.

[9] Strnad P, McElvaney NG, Lomas DA. Alpha1-antitrypsin deficiency[J]. N Engl J Med, 2020, 382(15): 1443−1455. doi: 10.1056/NEJMra1910234.

[10] Patel D, Teckman JH. Alpha-1-antitrypsin deficiency liver disease[J]. Clin Liver Dis, 2018, 22(4): 643−655. doi: 10.1016/j.cld.2018.06.010. Epub 2018 Aug 22.

[11] Strange C. Alpha-1 antitrypsin deficiency associated COPD[J]. Clin Chest Med, 2020, 41(3): 339−345. doi: 10.1016/j.ccm.2020.05.003.

[12] Köhnlein T, Welte T. Alpha-1 antitrypsin deficiency: pathogenesis, clinical presentation, diagnosis, and treatment[J]. Am J Med, 2020, 121(1): 3−9. doi: 10.1016/j.amjmed.2007.07.025.

[13] Suri A, Patel D, Teckman J. Alpha-1-antitrypsin deficiency[J]. Clin Liver Dis (Hoboken), 2022, 19(3): 89−92. doi: 10.1002/cld.1147.

[14] Fromme M, Schneider CV, Trautwein C, et al. Alpha-1 antitrypsin deficiency: a re-surfacing adult liver disorder[J]. J Hepatol, 2022, 76(4): 946−958. doi: 10.1016/j.jhep.2021.11.022. Epub 2021 Nov 27.

[15] Franciosi AN, Fraughen D, Carroll TP. Alpha-1 antitrypsin deficiency: clarifying the role of the putative protective threshold[J]. Eur Respir J, 2022, 59(2): 2101410. doi: 10.1183/13993003.01410−2021.

[16] Ghosh AJ, Hobbs BD. Recent advancements in understanding the genetic involvement of alpha-1 antitrypsin deficiency associated lung disease: a look at future precision medicine approaches[J]. Expert Rev Respir Med, 2022, 16(2): 173−182. doi: 10.1080/17476348.2022.2027755. Epub 2022 Jan 13.

[17] Winther SV, Ahmed D, Al-Shuweli S, et al. Severe α1-antitrypsin deficiency associated with lower blood pressure and reduced risk of ischemic heart disease: a cohort study of 91,540 individuals and a meta-analysis[J]. Respir Res, 2022, 23(1): 55. doi: 10.1186/s12931−022−01973−3.

[18] Cazzola M, Stolz D, Rogliani P, et al. α1-antitrypsin deficiency and chronic respiratory disorders[J]. Eur Respir Rev, 2020, 29(155): 190073. doi: 10.1183/16000617.0073−2019.

# 十九
# Alagille 综合征

## 病史摘要

患儿女性，2岁8个月，因"Alagille综合征，胆道Kasai术后"收治入院。

患儿于出生后在无明显诱因下出现皮肤、巩膜黄染，进行性加深，尿黄，伴大便浅，无皮下出血，无呕吐，无发热，无咳嗽。遂至无锡儿童医院就诊，剖腹探查考虑胆道闭锁可能，行Kasai术，术后黄疸不退。至上海儿童医院就诊，考虑Alagille综合征可能，2019年10月的基因检测报告也显示*Jag1*基因突变。患儿因黄疸逐渐加深，为求进一步诊治遂至仁济医院，拟"Alagille综合征"收治入院。

患儿自起病以来，精神可，胃纳较差，大便色浅，尿色深，尿量正常。睡眠尚可，体重发育低于同龄儿童，无明显增长。

## 体格检查

体温36.6℃，脉搏118次/分，呼吸22次/分，血压95/55 mmHg。

专科检查 患儿特殊面容表现为高突出的额头、尖尖的下巴形成的倒三角脸，深陷的眼窝，以及带有球状尖端的直鼻子。患儿皮肤黄染（中度），巩膜黄染（中度），腹部稍膨隆，上腹部见陈旧性手术瘢痕。肝肋下可触及约1 cm，质硬，脾肋下未触及，移动性浊音（－），肠鸣音4次/分，双下肢无水肿。

## 实验室检查

▶ 2021年11月

1. 血常规 白细胞计数6.7×10⁹/L，红细胞计数3.48×10¹²/L↓，血小板计数106×10⁹/L↓，血红蛋白102 g/L↓。

2. 出/凝血功能 凝血酶原时间20.2秒↑，部分凝血活酶时间44.6秒↑，国际标准化比值1.89↑，纤维蛋白原1.67↓。

3. 生化检查 总蛋白75.6 g/L，白蛋白27.9 g/L↓，前白蛋白68.7 mg/L↓，丙氨酸氨基转移酶868 U/L↑，天门冬氨酸氨基转移酶2 235 U/L↑，碱性磷酸酶330 U/L↑，谷氨酰转肽酶59 U/L↓，直接胆红素324.1 μmol/L↑，总胆红素426 μmol/L↑，肌酐16 μmol/L↓，总胆汁酸 329.2 μmol/L ↑。

▸ 2021年9月

**心脏超声检查** 分支肺动脉狭窄；降主动脉流速增快；主动脉瓣上流速增快；卵圆孔未闭。

▸ 2021年11月

1. **肝血管B超全套检查** 肝左叶 53 mm × 46 mm，右叶斜径 105 mm，肝内回声增多、增粗，分布不均匀，回声强度增强，血管走向清。门静脉主干内径 7 mm，最大流速 45.8 cm/s，血流方向向肝。肝动脉内径 2 mm，最大流速 212 cm/s，最小流速 29 cm/s，阻力指数 0.86。下腔静脉肝后段内径 10.2 mm，最大流速 36 cm/s。脾门厚 52 mm，长径 158 mm，内部回声均匀。患儿平卧位：腹、盆腔目前未见明显游离无回声区。肝脏弹性测值升高（平均值 32.1 kPa，中位数 32.6 kPa）。

2. **上腹部CTA检查** 肝脏边缘欠光整，增强后未见明显异常密度影。脾脏明显增大。胆囊未见明确显示，肝内外胆管和胰管未见扩张。腹腔内未见明显积液，胰腺、双肾、肾上腺形态密度未见明显异常改变；CTA提示肝动脉及其分支纤细、走行如常、管腔通畅，肝门静脉通畅、走行如常，脾静脉显影延迟。下腔静脉及肝静脉通畅（图 2-19-1）。

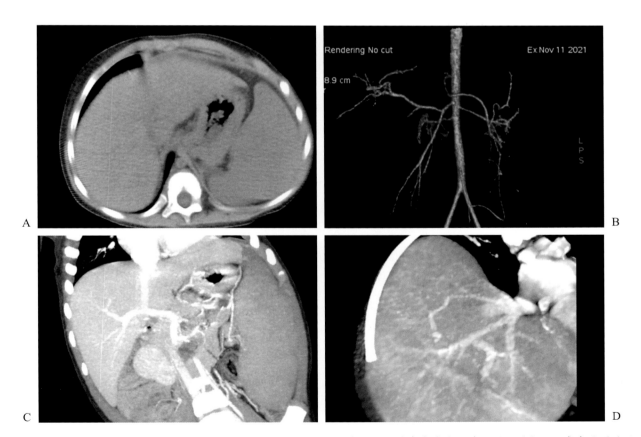

**图 2-19-1** · A ～ D. 上腹部CTA检查。肝脏边缘欠光整，增强后未见明显异常密度影。脾脏明显增大。胆囊未见明确显示，肝内、外胆管和胰管未见扩张。腹腔内未见明显积液，胰腺、双肾、肾上腺形态密度未见明显异常改变；CTA提示肝动脉及其分支纤细、走行如常、管腔通畅，肝门静脉通畅、走行如常，脾静脉显影延迟。下腔静脉及肝静脉通畅

3. 病理检查　汇管区内未见小叶间胆管结构，纤维组织增生，肝细胞淤胆（图2-19-2）。

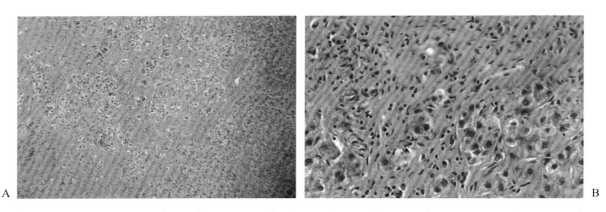

**图2-19-2** · 病理检查提示汇管区内未见小叶间胆管结构，纤维组织增生，肝细胞淤胆。A. ×20倍。B. ×40倍

## 临床诊断

Alagille综合征，卵圆孔未闭，轻度贫血。

## 多学科讨论关键问题

明确疾病诊断和术前心、肺、肾等器官情况评估。

## 治疗经过

患儿入院后，完善肝移植术前检查，评估肺动脉与心脏改变对手术的影响，于2021年11月16日行原位肝移植手术。术中见腹腔轻度粘连，肝脏15 cm×13 cm×11 cm，呈胆汁淤积性肝硬化表现，肿胀明显，与周围组织轻度粘连，黄绿色，质韧。门静脉主干未及血栓，盆腔及腹腔脏器未及明显肿块。黄褐色腹腔积液200 mL，供肝450 g，动脉显微端端吻合，使用原肠肠吻合行胆肠吻合。各吻合口满意。术中出血100 mL，输RBC 1 U。手术顺利，术后予营养支持及对症处理。免疫抑制采用他克莫司联合激素的两联方案。术后第2天患儿曾出现发热、肝功能波动，血培养金黄色葡萄球菌生长，予盐酸头孢吡污抗感染治疗，调整免疫抑制方案。1周后患儿体温恢复正常，感染逐渐好转，3周后肝功能恢复正常，予出院。

## 案例分析

Alagille综合征（Alagille syndrome, ALGS）是一种复杂的常染色体显性遗传、多器官累及疾病，患病率在1 : 30 000。

ALGS临床表现多样，主要累及的系统和器官有肝脏、心脏、骨骼、眼睛、肾脏和肺血管，以胆汁淤积性肝病最常见（表2-19-1）。临床表现可以有黄疸、黄瘤、肝肿大、严重瘙痒，通常在婴儿期即可出现。早期在缺乏分子诊断或家族史的情况下，依据病理表现（肝内小胆管稀少或缺如）和至少累及3个器官才可诊断[1, 2]，基因诊断技术大大提高了此病的临床诊断率[3]。

表 2-19-1　Alagille 综合征的受累器官和临床表现

| 受累器官 | 受累临床表现 |
| --- | --- |
| 肝脏 | 胆管缺乏引起的胆汁淤积，结合性高胆红素血症，瘙痒，黄疸，肝硬化 |
| 心脏 | 法洛四联症，室间隔缺损，房间隔缺损，主动脉狭窄 |
| 肾脏 | 肾脏发育不良，肾小球系膜脂质沉积，肾小管酸中毒 |
| 骨骼 | 蝶形椎骨、半椎骨、长骨病理性骨折 |
| 眼 | 后胚胎环 |
| 面部 | 前额突出、宽，眼深陷，中度远视，耳突出，脸呈三角形，下巴尖，鼻梁宽 |
| 血管 | 动脉瘤，烟雾综合征，脑动脉异常，肾血管异常和中主动脉综合征 |

　　ALGS患者肝生化检测常表现为血清胆汁酸、胆红素、胆固醇、γ-谷氨酰基转移酶和碱性磷酸酶显著性升高，一般会比丙氨酸氨基转移酶和天门冬氨酸氨基转移酶升高更明显。胆汁淤积通常会在儿童时期自发性改善，并伴有瘙痒减退和黄色瘤的缩小；胆汁淤积也可能在出生后30天内进展，并在接下来的几个月或几年内恶化为肝硬化[4]。ALGS患者可伴有肝再生结节，可结合甲胎蛋白水平、超声及MRI与肝细胞癌鉴别。对于怀疑ALGS的患者，还应进行超声心动图检查、椎体CT、眼裂隙灯检查和肾脏超声检查。

　　基因突变检查对疾病确诊十分有价值，Jagged1（JAG1）与NOTCH2基因突变已被证实与ALGS的临床特征相关[5]。绝大多数基因确诊病例是由JAG1基因突变引起，约占94%；NOTCH2突变病例占2% ～ 4%[6]。

　　ALGS患者确诊后应立即给予治疗，内科治疗主要是营养支持、补充脂溶性维生素和降低总胆汁酸（改善瘙痒症状）。ALGS患儿由于摄入不足、胆汁淤积、心脏病等原因，常伴有严重营养不良。应该鼓励患者加大进食量，特别是富含中链甘油三酯的食物或配方奶粉。也需要补充脂溶性维生素制剂。大多数胆汁淤积症的儿童都使用熊脱氧胆酸减轻瘙痒症状，其他药物有利福平、胆甾胺、阿片类拮抗剂、舍曲林等。国际上目前已有maralixibat（2021年9月29日获美国食品药品管理局批准）用于治疗1岁以上的ALGS患者。研究显示，maralixibat可以延长患儿的无移植生存期[7, 8]。

　　20% ～ 30%的ALGS患儿早期因为胆汁淤积性肝硬化失代偿需行肝移植术[9, 10]。部分ALGS患儿后期因门静脉高压进展，出现腹腔积液、消化道出血等并发症，需行肝移植术；另有部分ALGS患儿因伴有严重的生长发育障碍，为纠正发育迟缓而接受肝移植手术，术后追赶生长效果明显，甚至超过了胆道闭锁的肝移植患儿[11]。

　　ALGS患者18岁以上的总体生存率为88.6%，自体肝保有率仅为24% ～ 41%[12, 13]。值得注意的是，接受过Kasai手术或胆道分流术的ALGS患儿，无移植存活率明显低于其他ALGS患儿[13]。这部分患儿是由于肝脏病变更重所致，还是Kasai术或胆道分流术影响了ALGS患儿自然病程尚有待研究。

本中心肝移植治疗ALGS患儿经验显示：肝移植是治疗ALGS的有效方式，肝移植术后患儿肝酶、胆红素和胆固醇3周内恢复至正常水平；术后3个月患儿黄色瘤开始缩小并消失；部分移植术前肾功能不全的患儿术后肾功能可以恢复正常[14, 15]。

**专家点评**

Alagille综合征（ALGS）患者之间临床症状并不相同，即使是同一家族中拥有相同突变位点的患者，受累的器官范围和程度也不同。新生儿期发病主要表现为胆汁淤积，容易误诊为先天性胆道闭锁或胆汁淤积性肝病，遗漏Alagille综合征诊断。对于新生儿期发生原因不明的慢性胆汁淤积、严重瘙痒、合并有肝外表现的患儿，应仔细进行全身体格检查和基因学排查，明确或排除此疾病的诊断。

应和消化肝病内科、心脏内外科医师进行多学科讨论，确定涵盖心、肺、肾脏和肝脏疾患的全面治疗方案，内科治疗效果不佳或出现胆汁淤积性肝硬化、严重瘙痒、生长发育迟缓或门静脉高压并发症时应及时制订肝移植手术计划。

（高君达，周韬，薛峰 编写；罗毅 校稿）

## 参考文献

[1] Alagille D, Estrada A, Hadchouel M, et al. Syndromic paucity of interlobular bile ducts (Alagille syndrome or arteriohepatic dysplasia): review of 80 cases[J]. J Pediat, 1987, 110: 195−200.

[2] Lykavieris P, Hadchouel M, Chardot C, et al. Outcome of liver disease in children with Alagille syndrome: a study of 163 patients[J]. Gut, 2001, 49: 431−435.

[3] Saleh M, Kamath BM, Chitayat D. Alagille syndrome: Clinical perspectives[J]. Appl Clin Genet, 2016, 9: 75.

[4] Quek SC, Aw M, Quak SH, et al. Liver transplantation in a child with severe hypercholesterolaemia in Alagille syndrome[J]. Ann Acad Med Singapore, 2001, 30: 44−47.

[5] Oda T, Elkahloun AG, Pike BL, et al. Mutations in the human Jagged1 gene are responsible for Alagille syndrome[J]. Nat Genet, 1997, 16: 235−242.

[6] Gilbert MA, Bauer RC, Rajagopalan R, et al. Alagille syndrome mutation update: comprehensive overview of JAG1 and NOTCH2 mutation frequencies and insight into missense variant classification[J]. Hum Mutat, 2019, 40(12): 2197−2220.

[7] Gonzales E, Hardikar W, Stormon M, et al. Efficacy and safety of maralixibat treatment in patients with Alagille syndrome and cholestatic pruritus (ICONIC): a randomised phase 2 study[J]. Lancet, 2021, 398(10311): 1581−1592.

[8] Mitchell E, Gilbert M, Loomes KM. Alagille syndrome[J]. Clin Liver Dis, 2018, 22(4): 625−641. doi: 10.1016/j.cld.2018.06.001. Epub 2018 Aug 22.

[9] Emerick KM, Rand EB, Goldmuntz E, et al. Features of Alagille syndrome in 92 patients: frequency and relation to prognosis[J]. Hepatology, 1999, 29(3): 822−829.

[10] Crosnier C, Lykavieris P, Meunier-Rotival M, et al. The widening spectrum of arteriohepatic dysplasia[J]. Clin Liver Dis, 2000, 4(4): 765−778.

[11] Kamath BM, Yin W, Miller H, et al. Outcomes of liver transplantation for patients with Alagille syndrome: the studies of pediatric liver transplantation experience[J]. Liver Transpl, 2012, 18(8): 940−948.

[12] Kamath BM, Ye W, Goodrich NP, et al. Outcomes of childhood cholestasis in Alagille syndrome: results of a multicenter observational study[J]. Hepatol Commun, 2020, 4: 387−398.

[13] Vandriel SM, Liting L, She H, et al. Clinical features and natural history of 1154 Alagille syndrome patients: results from the international multicenter GALA study group[J]. The Digital International Liver Congress, 2020; online.

[14] 刘源，夏强，张建军，等.活体肝移植治疗Alagille综合征[J].中华小儿外科杂志，2016，37（5）：347−350.

[15] Zhou T, Zhang JJ, Luo Y, et al. Clinical characteristics and outcome of liver transplantation for Alagille syndrome in children[J]. J Dig Dis, 2017, 18(11): 658−662.

# 家族性肝内胆汁淤积症

## 病史摘要

患儿女性，6个月，因"发现皮肤、巩膜黄染5月余"入院。

患儿出生后第3天出现皮肤、巩膜黄染，后黄疸逐渐加深，大便为浅黄色，至当地儿童医院就诊，住院后行血液串联质谱分析提示蛋氨酸稍升高，余正常，全外显子组基因检测提示*ABCB11*基因致病性突变，后于全麻下超声引导下行肝穿刺活检术，病理提示符合胆汁淤积组织学改变（G3S3），考虑家族性肝内胆汁淤积症（PFIC 2型）。在院予以激素治疗，辅以熊去氧胆酸、葡醛内酯片和中药复方利胆合剂口服。现为求进一步治疗，收治入院。

患儿父母身体健康，无类似疾病家族史。

## 体格检查

体温37.5℃，脉搏111次/分，呼吸22次/分，血压105/71 mmHg。

专科检查　全身皮肤、巩膜重度黄染，无皮下出血。其余心、肺查体无殊。于右肋下2 cm可触及肝脏，质软，脾肋下未触及。

## 实验室检查

▸ 2021年4月

1. 血常规　白细胞计数 $13.82 \times 10^9$/L ↑，红细胞计数 $3.28 \times 10^{12}$/L ↓，血小板计数 $187 \times 10^9$/L，血红蛋白104 g/L ↓。

2. 出/凝血功能　凝血酶原时间29.9秒↑，部分凝血活酶时间60.4秒↑，国际标准化比值2.72↑，纤维蛋白原1.29↓。

3. 生化检查　总蛋白55.8 g/L ↓，白蛋白38.1 g/L，前白蛋白78 mg/L ↓，丙氨酸氨基转移酶282 U/L ↑，天门冬氨酸氨基转移酶527 U/L ↑，碱性磷酸酶838 U/L ↑，谷氨酰转肽酶42 U/L，直接胆红素295.5 μmol/L ↑，总胆红素405.7 μmol/L ↑，肌酐8 μmol/L ↓。

▸ 2021年6月

1. 血常规　白细胞计数 $10.88 \times 10^9$/L ↑，红细胞计数 $3.16 \times 10^{12}$/L ↓，血小板计数 $132 \times 10^9$/L，

血红蛋白 101 g/L ↓。

2. 出/凝血功能　凝血酶原时间 28.1 秒 ↑，部分凝血活酶时间 61.2 秒 ↑，国际标准化比值 2.58 ↑，纤维蛋白原 1.21 ↓。

3. 生化检查　总蛋白 58.8 g/L ↓，白蛋白 41.1 g/L，前白蛋白 87 mg/L ↓，丙氨酸氨基转移酶 168 U/L ↑，天门冬氨酸氨基转移酶 425 U/L ↑，碱性磷酸酶 705 U/L ↑，谷氨酰转肽酶 32 U/L，直接胆红素 233.7 μmol/L ↑，总胆红素 377.5 μmol/L ↑，肌酐 11 μmol/L ↓。

## 辅助检查

▶ 2021 年 4 月

1. 超声弹性成像定量检测　肝脏弹性值升高，平均值 25.6 kPa，中位数 25.6 kPa。

2. 基因检测　基因 *ABCB11* 突变，染色体位置为 Chr2：168971992 和 Chr2：169013422，gnom AD 为 0.001，ACMG 变异评级为疑似致病性突变，遗传模式是常染色体隐性遗传。

3. 上腹部 CTA 检查（仁济医院）　肝硬化表现，肝脏形态基本正常，胆囊增大（图 2-20-1）。

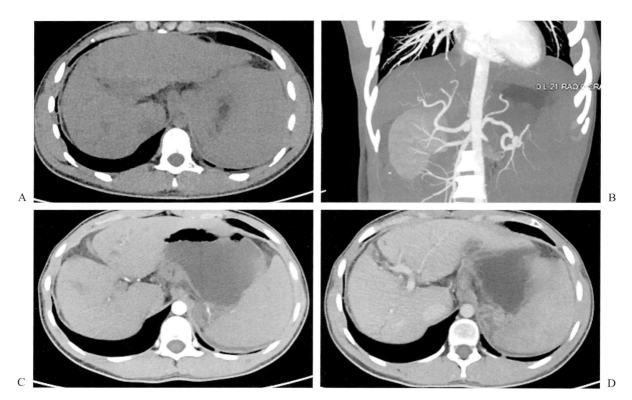

**图 2-20-1** · 上腹部 CTA。A. CT 平扫。B. 重建后图像。C. 动脉期。D. 门静脉期。肝硬化表现，肝脏形态基本正常，胆囊增大

▶ 2021 年 6 月

病理检查　肝移植术后大体标本肝脏呈黄绿色，质韧，呈胆汁淤积性肝硬化表现。组织学病理检查显示肝细胞水肿，间质纤维组织增生伴小胆管增生，慢性炎症细胞浸润（图 2-20-2）。

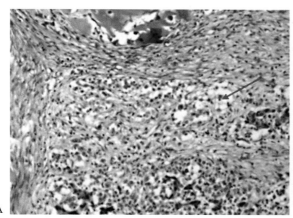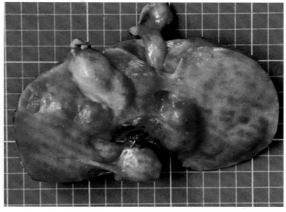

图 2-20-2 · 肝移植术后病理检查。A. 切除肝脏整体观。B. 肝细胞水肿，间质纤维组织增生伴小胆管增生，慢性炎症细胞浸润

## 临床诊断

1. 术前诊断　家族性肝内胆汁淤积症（PFIC 2型），肝硬化失代偿。
2. 术后诊断　家族性肝内胆汁淤积症（PFIC 2型），肝硬化失代偿。

## 多学科讨论关键问题

PFIC疾病诊断依据和不同分型的治疗选择。

## 治疗经过

患儿2020年12月经肝脏活检病理结合全外显子基因测序明确疾病诊断，2021年4月于仁济医院完善肝移植手术的术前检查和评估工作，经儿外科、病理科及肝移植科多学科讨论，考虑行肝移植术。

2021年6月17日患儿在全麻下行原位肝移植术，术中见肝脏黄绿色，质韧，呈胆汁淤积性肝硬化表现，与周围组织轻度粘连，门静脉主干未及栓子，盆腔及腹腔脏器未及明显肿块。术后病理提示胆汁淤积性改变，予他克莫司抗排斥治疗，肝功能恢复顺利，于术后4周顺利出院。随访至今，复查无特殊，生长发育良好。

## 案例分析

家族性肝内胆汁淤积症（familial intrahepatic cholestasis, PFIC）是一类与胆汁酸分泌或运输缺陷相关的、以进行性发展的肝内胆汁淤积为主要特征的常染色体隐性遗传病，发病率为1/10万～1/5万。该疾病在1969年由国外学者首次提出，与不同类型基因突变导致胆汁酸的转运缺陷密切相关。患儿常于1岁以内起病，常表现为持续性黄疸和肝功能异常，可进展为肝纤维化、肝硬化和终末期肝病。最新研究表明，6种不同类型的基因缺陷可导致PFIC疾病，包括 *ATP8B1*（*PFIC1*）、

*ABCB11*（*PFIC2*）、*ABCB4*（*PFIC3*）、*TJP2*（*PFIC4*）、*NR1H4*（*PFIC5*）和 *MYO5B*（*PFIC6*）。由于不同型别的临床特征和实验室指标有所不同，因此临床表现和实验室检查较难明确分型[1]。

PFIC 2 型患儿常在出生后数月即出现皮肤黄疸，部分患儿皮肤可见抓痕，并伴有肝、脾肿大，血生化提示肝功能异常：直接胆红素明显升高、ALT 可高于正常值 5 倍及血清总胆汁酸升高，γ-谷氨酰转肽酶通常正常或降低。部分患儿可在确诊 1 年内迅速发生肝衰竭，同时易发生胆囊结石和肝癌，但很少伴有肝外症状[2]。

PFIC2 临床诊断主要依据全外显子基因测序（NGS、*ABCB11* 基因突变）和组织病理（胆汁淤积性表现）。其中 *ABCB11* 基因编码的胆盐输出泵蛋白（BSEP）是人肝细胞分泌胆汁酸进入胆汁的主要转运蛋白，*ABCB11* 突变可导致严重的胆汁淤积性肝病[3]。此外，组织病理特点为胆汁淤积在肝细胞内。光镜下表现为明显肝多核巨细胞形成，肝细胞胆汁淤积，伴有胆管增生、门静脉纤维化和肝硬化，髓外造血等。电镜下胆汁呈细丝状、细颗粒状或无定形状，微绒毛缺失。免疫组化结果提示 ABCB11/BSEP 蛋白表达缺乏[4, 5]。

目前 PIFC 疾病公认的治疗方案包括非手术治疗和手术治疗。

非手术治疗包括药物治疗和鼻胆管引流。其中药物治疗是 PFIC 疾病的基本治疗手段，PIFC 常用的治疗药物主要包括熊去氧胆酸（UDCA）、利福平、消胆胺。UDCA 是各型 PFIC 药物治疗的首选，可促进胆汁排出，从而减少胆汁淤积引起的肝细胞损害。此外鼻胆管引流主要用于长期胆汁淤积伴顽固皮肤瘙痒的患者。然而，非手术治疗只能用来缓解患者的部分临床症状，无法做到对因治疗[6]。

手术治疗包括部分胆汁外分流术（PEBD）、部分胆汁内分流术（PIBD）和肝移植术。其中 PEBD 和 PIBD 两种术式可避免胆汁蓄积而减少其对肝脏的毒性作用，但易反复发生胆源性腹泻和胆管炎，严重影响患儿生活质量。肝移植是目前有效根治各型 PFIC 终末期肝病的唯一方法，可以有效缓解肝病症状，改善患儿生长发育落后，肝移植后患者临床症状得到明显改善，无须进行饮食限制和其他医学治疗[1]。

---

### 专家点评

　　此病例以持续全身皮肤、巩膜黄染为首发症状，基因检测确诊为 *ABCB11* 基因突变的 PFIC2 型患者。家族性肝内胆汁淤积症（PFIC）是一组常染色体隐性遗传病，以肝内胆汁淤积为主要表现，通常在婴儿或儿童期起病。近年来，随着分子医学的发展，不断有新的致病基因被发现，拓展了遗传性肝内胆汁淤积症的疾病谱，基因检测已成为儿童肝病诊断的重要辅助手段。同 PFIC Ⅱ型和Ⅲ型患儿的突变基因仅表达在肝内不同，PFIC Ⅰ型患儿的突变蛋白 FIC1 广泛表达在肝脏、小肠、胰腺和肾脏中，并在小肠内的胆汁重吸收和肝肠循环中发挥重要作用。因此，对于Ⅰ型患者，在选择肝移植治疗之前要充分评估其既有治疗效果及肝硬化严重程度，仔细分析患儿及其供体病变基因的变异情况，以使患儿获得更好的预后[7]。

（吴忌，张婷 编写；钱永兵 校稿）

# · 参考文献 ·

[1] 李雪松，舒赛男，黄志华. 进行性家族性肝内胆汁淤积症诊治进展 [J]. 中国实用儿科杂志，2020，35（4）：319-323.

[2] Vitale G, Gitto S, Vukotic R, et al. Familial intrahepatic cholestasis: new and wide perspectives[J]. Dig Liver Dis, 2019, 51(7): 922-933.

[3] Baker A, Kerkar N, Todorova L, et al. Systematic review of progressive familial intrahepatic cholestasis[J]. Clin Res Hepatol Gastroenterol, 2019, 43(1): 20-36.

[4] Bosma PJ, Wits M, Ronald PJ, et al. Gene therapy for progressive familial intrahepatic cholestasis: current progress and future prospects[J]. Int J Mol Sci, 2020, 29;22(1): 273.

[5] Almes M, Jobert A, Martine Lapalus, et al. Glycerol phenylbutyrate therapy in progressive familial intrahepatic cholestasis type 2[J]. J Pediatr Gastroenterol Nutr, 2020, 70(6): e139-e140.

[6] 周霄颖. 进行性家族性肝内胆汁淤积症的诊治进展 [J]. 国际儿科学杂志，2019，46（7）：486-490.

[7] 刘源，夏强，张建军，等. 活体肝移植治疗进行性家族性肝内胆汁淤积症 [J]. 中华小儿外科杂志，2015，36（10）：758-760.

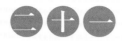

# 二十一

# Niemann–Pick 病

患儿男性，6岁，因"发现肝、脾肿大4年余"入院。

患儿出生后10个月因反复肺炎到当地医院治疗时发现肝、脾肿大，当时未予以重视。其后的3年期间，患儿腹围逐渐增大，肝功能持续异常。患儿4岁时因严重肺部感染、低氧血症和外周血三系下降在当地医院治疗，结合基因检查报告，同时存在肺部疾病和肝功能异常表现，神经系统功能正常，智力发育轻度迟缓，诊断为Niemann–Pick病（B型），当地医院予以对症治疗。现患儿因严重肝、脾肿大，为求进一步诊治被收入院。

体温36.5 ℃，脉搏110 次/分，呼吸25 次/分，血压85/53 mmHg。

专科检查　生长发育滞后，营养一般，无贫血貌，神志清醒，查体合作。皮肤、巩膜无黄染，胸、腹壁无瘀血、瘀斑，无肝掌，无蜘蛛痣。无浅表淋巴结肿大。无腹壁静脉曲张。腹部稍膨隆，肝肋下可触及，肋下5 cm，质韧，脾肋下可触及，肋下7 cm。肝区无压痛、无叩痛，肠鸣音4次/分，移动性浊音（－），双下肢无水肿。

▶ 2014年6月

1. 血常规　白细胞计数3.79×10⁹/L ↓，血红蛋白126 g/L，嗜中性粒细胞43.9% ↓，血小板计数47×10⁹/L ↓。

2. 肝生化检查　白蛋白35 g/L，谷丙转氨酶27 U/L，谷草转氨酶38 U/L，γ–谷氨酰转肽酶25.4 U/L，碱性磷酸酶100 U/L，总胆红素28.6 μmol/L ↑，直接胆红素12.7 μmol/L ↑，血清胆汁酸13.5 μmol/L，肌酐19.8 μmol/L。

3. 出/凝血功能　凝血酶原时间12.4秒，纤维蛋白原2.71 g/L，国际标准化比值1.15，凝血酶时间15.2秒，部分凝血活酶时间39.9秒 ↑。

## 辅助检查

▶ 2014年4月

心脏彩色多普勒超声（仁济医院）　心内结构及大血管未见明显异常；左心室舒张功能减退；
心动过速。

▶ 2014年6月

1. 腹部超声检查（仁济医院）　肝肿大，肝回声增粗；脾肿大；腹腔积液；双侧胸腔未见明显
积液。

2. 基因学诊断　c.395T>C（p.V132A），c.557C>
T（p.P186L）。

3. 眼科检查　存在视网膜红斑（图2-21-1）。

4. CT检查

（1）肝移植术前上腹部增强CT检查（静脉期）：患
儿存在肝、脾肿大和腹壁静脉曲张（图2-21-2）。

（2）术前肺部CT平扫：患儿两肺存在弥漫性间
质性肺炎（图2-21-3）。

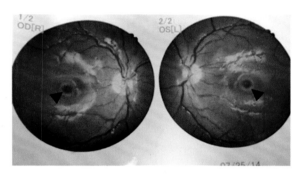

图2-21-1·视网膜红斑（黑色箭头）

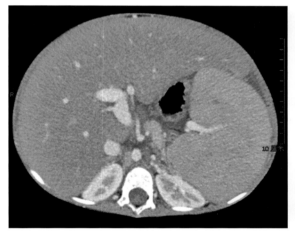

图2-21-2·患儿肝移植术前上腹部增强CT（静脉期）
检查提示患儿存在肝、脾肿大和腹壁静脉曲张

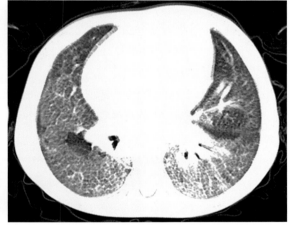

图2-21-3·术前肺部CT平扫提示患儿两肺存在弥漫
性间质性肺炎

▶ 2014年8月

病理检查　全肝切除标本，肝脏结节性肝硬化；脾脏20 cm×12 cm×6 cm大小。病肝组织学
病理检查（仁济医院）显示：肝结节性肝硬化，肝细胞广泛变性，血窦扩张充血，汇管区少
量炎症细胞浸润。脾正常结构消失，弥漫泡沫状细胞增生，散在淋巴细胞。符合Niemann-
Pick病（图2-21-4）。

▶ 2014年10月

肺部CT平扫　活体肝移植术后2个月，复查肺部CT提示间质性肺炎基本消失（图2-21-5）。

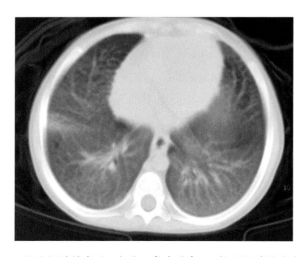

图2-21-4·肝移植术后病理检查。A. 全肝切除标本，肝脏呈结节性肝硬化。B. 脾脏20 cm×12 cm×6 cm大小。C. 病肝组织学病理检查结果提示：肝结节性肝硬化，肝细胞广泛变性，血窦扩张充血，汇管区少量炎症细胞浸润。D. 脾正常结构消失，弥漫泡沫状细胞增生，散在淋巴细胞。符合Niemann-Pick病

图2-21-5·活体肝移植术后2个月，复查肺部CT提示间质性肺炎基本消失

## 临床诊断

Niemann-Pick病（B型），肝硬化，脾大。

## 多学科讨论关键问题

肝移植手术时机和术后生长发育随访。

## 治疗经过

患儿入院后肺功能检查显示存在部分限制性通气障碍，运动耐受能力下降。经儿童消化内科、麻醉科和肝移植科多学科会诊，患儿疾病进展，因病导致严重生长发育滞后，其身高Z值为-3.9，体重Z值-1.9，轻度智力发育迟缓。同时存在严重肝、脾肿大，肝功能异常，反复肺部感染，累及视网膜影响视力，生长和生活严重受限，手术指征明确。患儿于2014年8月8日行活体左半肝（含肝中静脉）+尾状叶活体肝移植+脾切除术，供体为患儿母亲。术中见肝、脾体积明显增大，肝脏质韧，与脾脏、膈肌炎症性粘连（图2-21-6）。

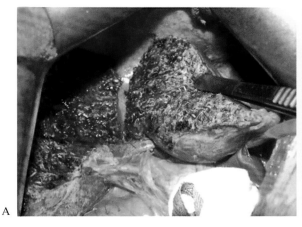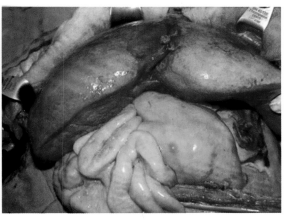

图2-21-6 · 肝移植术中所见。A.活体供体劈离左半肝+尾状叶。B.患儿肝、脾体积明显增大，与周围炎症性粘连

患儿术后采用他克莫司+激素免疫抑制，术后第2周因怀疑存在急性排斥加用吗替麦考酚酯（MMF），剂量为每天0.5 g，术后4个月停用。患儿术后第5天从ICU转入普通病房，术后第38天出院。术后第12天患儿肝功能恢复至正常水平（ALT为36 U/L，AST为26 U/L，TBil为16.8 μmol/L），并在此后18个月的随访期间维持稳定。出院时患儿低血小板血症和低白细胞血症均得以纠正（血小板为636×10^{12}/L，白细胞为13×10^9/L）。

术后随访患儿的生长发育明显改善，其身高Z值从术前-3.9升高至术后1年的-1.8（图2-21-7）。随访期间患儿无运动感觉障碍和行为异常等神经系统功能退化的症状。患儿肝移植术后肺部症状缓解，术后2个月复查胸部CT提示两侧间质性肺炎基本痊愈（图2-21-5）。在术后18个月的随访过程中，患儿仅发生过1次支气管肺炎，并很快痊愈。术后肺功能检查提示患儿限制性通气障碍明显好转，运动耐受能力达到正常水平。

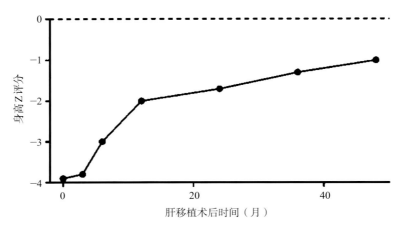

图2-21-7·患儿移植术后身高Z评分

## 案例分析

　　Niemann-Pick病（Niemann-Pick Disease, NPD）根据其临床表现和致病基因不同可以分为6种类型，其中A型、B型和C型是最常见的三种类型[1]。B型遗传方式为常染色体隐性遗传，患者由于鞘磷脂磷酸二酯酶1（sphingomyelin phosphodiesterase 1, SMPD1）基因突变导致溶酶体酸鞘磷脂酶（其功能为催化鞘磷脂水解为神经酰胺和磷酸胆碱）的缺失，引起溶酶体功能异常，导致鞘磷脂在患者体内多个器官中异常累积[2]，骨髓、肝脏、脾脏和肺是最常累及的器官[3]。该病临床表现差异大，轻度患者可以存活到成年阶段，重度患者在婴幼儿期间便表现为肝、脾肿大，间质性肺炎，血三系下降和视网膜红斑等。

　　目前，Niemann-Pick病（B型）尚无有效的治疗手段。对于存在严重的血三系下降的患者，造血干细胞移植（HSCT）可以有助于造血功能的恢复，移植术后患者肝、脾体积可以部分缩小，肝功能及肺功能得到部分改善，但是患者需承受较多的术后并发症，如移植物抗宿主疾病（GVHD）、肾小管功能受损等[4, 5]。对于存在慢性肝功能衰竭或者肝硬化失代偿的患者，肝移植可以有效纠正肝功能异常及相关并发症[6, 7]。

　　本例患儿接受亲属活体肝移植后，门静脉高压得以缓解，肺功能改善，生长发育明显改善，同时患儿术后血小板水平和白细胞水平也恢复正常。因此，对于同时存在肝、肺功能异常的患者，肝移植可以同时纠正肝、肺功能异常，提高患者的生存质量。

　　生长发育滞后目前在Niemann-Pick病患者中关注较少。已有研究发现，Niemann-Pick病患者的发育滞后与肝脾肿大、骨龄滞后和血清中类胰岛素生长因子1（IGF-1）偏低等因素密切相关[8]。虽然具体的机制尚不清楚，但有研究发现，通过缓解肝、脾肿大可以有效改善患者的发育情况[9, 10]。在本病例中，活体肝移植+脾脏切除术将患儿2个肿大的器官同时切除，患儿术后生长发育情况得以明显改善。新移植物对IGF-1的敏感性增加和对能量消耗的减少都对改善患儿的生长发育起到了一定的作用，但其背后具体的机制仍需进一步的探究。

　　总之，Niemann-Pick病作为一种遗传代谢性疾病，目前仍无有效的治疗手段，对于存在严重肝功能异常的患者，肝移植可以同时纠正患者肝、肺功能的异常，改善患者的生长发育水平，提高患者的生活质量和长期生存率。

---

**专家点评**

　　Niemann-Pick病属于遗传性代谢性疾病，会引起多器官受累，尤其是网状内皮系统，肝脏是受影响最为严重的器官之一。有肝脏受累并伴有肝功能衰竭的患者，肝移植成为重要治疗手段。尽管不能治愈其基础疾病，但可改善患者的肝功能，并提高存活率，改善生活质量。肝移植术后，患者的生长情况、肺部状况、血液系统累及也同时得到改善。但肝移植后部分患儿智力发育迟缓未得到改善，且其长期疗效报道较少，仍需进一步研究及随访。

（陈晨，刘源 编写；张婷 校稿）

---

## · 参考文献 ·

[1] Vanier MT. Niemann-Pick diseases[J]. Handb Clin Neurol, 2013, 113: 1717−1721.

[2] AJ Shah, N Kapoor, GM Crooks，et al. Successful hematopoietic stem cell transplantation for Niemann-Pick disease type B[J].Pediatrics, 2005, 116: 1022−1025.

[3] Edward, Howard, Schuchman, et al. 51 The pathogenesis and treatment of acid sphingomyelinase-deficient Niemann-Pick disease[J]. Molecular Genetics & Metabolism, 2007, 30: 654−663.

[4] Shah AJ, Kapoor N, Crooks GM, et al. Successful hematopoietic stem cell transplantation for Niemann-Pick disease type B[J]. Pediatrics，2005，116(4): 1022−1025.

[5] Vellodi A, Hobbs JR, O'Donnell NM, et al. Treatment of Niemann-Pick disease type B by allogeneic bone marrow transplantation.[J]. British Medical Journal (Clinical research ed.), 1987, 295(6610): 1375−1376.

[6] Coelho GR, Praciano AM, Rodrigues JP, et al. Liver transplantation in patients with Niemann-Pick disease — single-center experience[J]. Transplant Proc, 2015, 47(10): 2929−2931.

[7] Mendes MS, Portela FX, Reis RC, et al. Liver transplantation in a patient with Niemann-Pick disease and pulmonary involvement[J]. J Bras Pneumol, 2012, 38(2): 269−271.

[8] Wasserstein MP, Larkin AE, Glass RB, et al. Growth restriction in children with type B Niemann-Pick disease[J]. Journal of Pediatrics, 2003, 142(4): 424−428.

[9] Barton DJ, MD Ludman, Benkov K, et al. Resting energy expenditure in Gaucher's disease type 1: Effect of Gaucher's cell burden on energy requirements[J]. Metabolism Clinical & Experimental, 1989, 38(12): 1238−1243.

[10] Kaplan P, Mazur A, Manor O, et al. Acceleration of retarded growth in children with Gaucher disease after treatment with alglucerase[J]. J Pediatr, 1996, 129(1): 149−153.

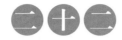

# 朗格汉斯细胞组织细胞增生症

## 病史摘要

患儿男性，1岁，因"皮疹伴腹围增大1年余"入院。

患儿于2018年4月起在无明显诱因下出现皮疹，为红色丘疹，分布于躯干及四肢，逐渐增多，不伴搔抓，至当地医院就诊考虑特应性皮炎，给予外用激素类药物治疗。2018年8月，患儿出现腹围增大，伴反复发热，最高40℃，无皮肤、巩膜黄染，无恶心、呕吐、腹痛、咳嗽等不适，给予抗炎、保肝等治疗，无明显好转。完善相关检查，行皮肤活检、肝穿刺活检，病理确诊朗格汉斯细胞组织细胞增生症。遂行化疗：2018年11月28日起予第1周长春地辛＋依托泊苷＋醋酸泼尼松化疗方案，2018年12月4日起予第2周长春地辛＋依托泊苷＋醋酸泼尼松化疗，2018年12月20日起予长春地辛＋强的松＋依托泊苷化疗，2019年2月15日起予阿糖胞苷＋环磷酰胺＋长春地辛＋强的松化疗，2019年3月16日起予阿糖胞苷＋醋酸泼尼松＋环磷酰胺＋长春地辛化疗，2019年4月12日起予阿糖胞苷＋醋酸泼尼松＋环磷酰胺＋长春地辛化疗，2019年5月15日起予醋酸泼尼松＋长春地辛＋依托泊苷化疗，2019年6月6日起予醋酸泼尼松＋长春地辛＋依托泊苷化疗，2019年6月28日起予巯嘌呤＋醋酸泼尼松＋长春地辛化疗，2019年7月19日予巯嘌呤＋醋酸泼尼松＋长春地辛化疗，2019年8月30日予巯嘌呤＋泼尼松＋长春地辛化疗。多次化疗后患儿腹围减小但黄疸加重，为求进一步诊治，收入院。

## 体格检查

体温36.5℃，脉搏121次/分，呼吸22次/分，血压90/60 mmHg。

专科检查　神志清醒，发育欠佳，体型适中，营养一般，正常面容，表情自然，自主体位。皮肤、巩膜中度黄染，腹部稍膨隆，未触及腹部包块，肝肋下可触及约3 cm，质硬，脾肋下未触及，移动性浊音（－），肠鸣音5次/分，双下肢无水肿。

## 实验室检查

▶ 2019年10月

1. 血常规　白细胞计数1.96×10⁹/L↓，嗜中性粒细胞百分比11.7%↓，淋巴细胞百分比

39.8%，单核细胞百分比43.9%，嗜酸性粒细胞百分比3.6%，嗜碱性粒细胞百分比1%，红细胞计数3.28×10⁹/L↓，血红蛋白91 g/L↓，血小板计数131×10⁹/L。

2. 出/凝血功能　凝血酶原时间10.2秒，国际标准化比值0.93，纤维蛋白原4.41 g/L↑，部分凝血活酶时间40.4秒↑，凝血酶时间15.1秒。

3. 肝生化检查　白球比例1.81，总蛋白58.2 g/L↓，白蛋白37.5 g/L，球蛋白20.7 g/L，前白蛋白119.7 mg/L↓，丙氨酸氨基转移酶148 U/L↑，天门冬氨酸氨基转移酶131 U/L↑，γ-谷氨酰基转移酶793 U/L↑，碱性磷酸酶451 U/L↑，总胆汁酸332.1 μmol/L↑，总胆红素124.1 μmol/L↑，直接胆红素98.9 μmol/L↑，尿素2.3 mmol/L↓，肌酐19 μmol/L↓，尿酸168 μmol/L，甘油三脂1.62 mmol/L，总胆固醇13.48 mmol/L↑，空腹血糖4.06 mmol/L，血氨34.81 μmol/L↑。

## 辅助检查

▶ 2018年11月

1. 下丘脑及垂体MRI检查（上海市儿童医院）　垂体后叶T1W1高信号未见明确显示，建议随访。

2. 心超+心功能+TDI检查（上海市儿童医院）　未见明显心内结构异常，左心室收缩功能正常。

3. 皮肤活检病理检查（上海市儿童医院）　见皮肤组织，表皮下部分区域可见较多量组织细胞增生聚集伴上皮脚消失，其内可见散在少数嗜酸性粒细胞及少量红细胞，免疫组化结果提示组织细胞为朗格汉斯组织细胞。免疫组化结果：S100−，CD163+，CD1a+，Ki67约30%，INI1+，CK−，EMA−，LCA+。诊断：符合朗格汉斯细胞组织细胞增生症。

4. 肝穿刺活检病理检查（上海交通大学附属儿童医院）　见肝组织，局部肝组织结构遭破坏，较多量朗格汉斯组织细胞浸润聚集，嗜酸性粒细胞散在可见；大部分区域肝小叶结构可见，肝板排列尚规整，汇管区胆管增生，炎症细胞散在浸润，纤维组织明显增生扩大；网染及Masson染色提示肝小叶内网状支架大部分完整，灶性坍塌，灶性汇管区纤维组织向小叶内延伸。免疫组化结果：LCA+，CD34血管+，CK19胆管+，CD1a+，CD163+，S100+。诊断：结合病理报告S187609，符合朗格汉斯组织细胞增生症，明确诊断为朗格汉斯细胞组织细胞增生症。

▶ 2019年10月

1. 肝脏超声检查（仁济医院）　肝左叶62 mm×60 mm，肝右叶斜径103 mm，肝内回声增多，分布正常，回声强度增强，血管走向清。肝内胆管可见，管壁回声增强。门静脉右支内径4.7 mm，胰腺后方门静脉主干内径5.5 mm，最大流速20.5 cm/s，血流方向向肝。肝动脉内径2 mm，最大流速78 cm/s，最小流速15 cm/s，阻力指数0.8。下腔静脉肝后段内径6.2 mm，最大流速36 cm/s。餐后胆囊大小25 mm×6 mm。脾门厚42 mm，长径129 mm，内部回声均匀。患儿平卧位：腹、盆腔目前未见明显游离无回声区。检查结论：肝损图像，肝内胆管可见，管壁回声增强；门静脉管腔通畅，血流方向向肝。脾大。超声弹性成像：肝脏弹性测值升高（平均值34.8 kPa，中位数35 kPa）。

2. 上腹部CTA检查（仁济医院）（图2-22-1）　肝脾肿大，增强后可见肝脏实质内弥漫分布结节状稍低密度影，边界欠清，呈边缘环形强化表现。胰腺、双肾、肾上腺形态密度未见明显异常改变。胆囊区未见异常密度，肝内、外胆管和胰管未见扩张。后腹膜无明显肿大淋巴结。腹腔内未见明显积液。腹主动脉、腹腔干、肠系膜上动脉及其主要分支走行如常，未见明显狭窄、瘤样扩张，或真假腔影。下腔静脉通畅。检查结论：肝脾肿大，肝脏弥漫分布环形强化结节灶。

3. 肝移植术后病理检查（仁济医院）　全肝切除标本19 cm×11 cm×7 cm大小，呈灰绿色，细结节状，见多处棕黄色结节疑为胆栓；肝脏CD1a（＋）；肝脏Langerin（＋）（图2-22-2）。

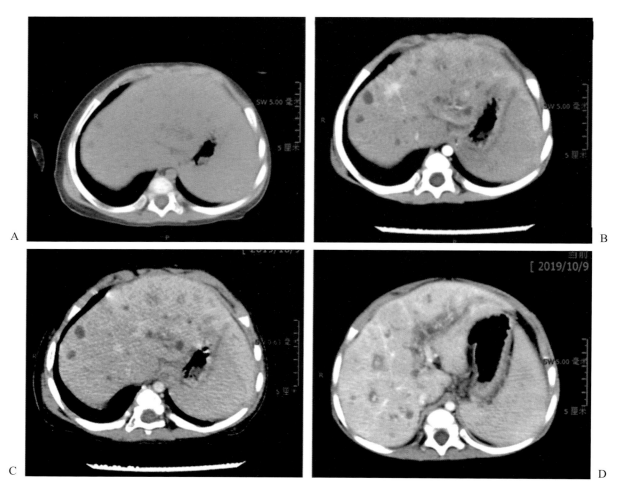

**图2-22-1**·上腹部CTA检查。A. 肝、脾肿大。B. 增强后可见肝脏实质内弥漫分布结节状稍低密度影（动脉期）。C. 静脉期。D. 肝脏弥漫分布结节灶边缘环形强化

## 临床诊断

朗格汉斯细胞组织细胞增生症，肝硬化。

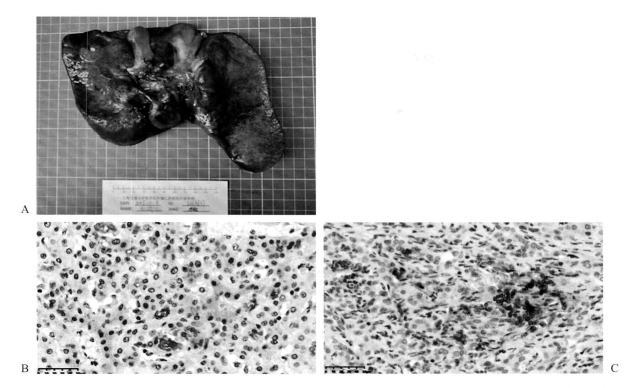

图2-22-2 · 肝移植术后病理检查。A. 全肝切除标本19 cm×11 cm×7 cm, 灰绿色, 细结节状, 见多处棕黄色结节疑为胆栓。B. 肝脏CD1a（＋）, ×40倍。C. 肝脏Langerin（＋）, ×40倍

### 多学科讨论关键问题

明确疾病的活动情况、多系统病变累及范围、药物治疗的反应疗效及肝移植指征。

### 治疗经过

患儿6月龄时反复出现躯干、四肢红色丘疹。10月龄时患儿出现腹围增大, 腹部B超提示肝脏肿大。至上级医院就诊, 完善全身各系统检查, 行皮肤活检、肝穿刺活检明确朗格汉斯细胞组织细胞增生症诊断。病变累及皮肤、肝、脾、肺等多个系统和组织。患儿在行11次化疗（据疗效调整化疗方案）后, 病情控制, 但化疗引起肝硬化失代偿, 具备肝移植治疗指征, 患儿于2019年10月行活体肝移植术＋脾脏切除术。供体为患儿母亲, 左外叶供肝290 g, 新建Roux-en-Y行胆肠吻合。术后恢复顺利, 使用他克莫司为基础的免疫抑制方案, 术后16天出院。肝移植后经儿童血液肿瘤科复查评估未见明显复发转移。

### 案例分析

朗格汉斯细胞组织细胞增生症（Langerhans cell histiocytosis, LCH）是一种罕见的源自骨髓单核巨噬细胞谱系前体的肿瘤[1-3], 以朗格汉斯细胞（由Paul Langerhans Jr.于1865年最早描述）增殖为特征。LCH可在出生起到任何年龄发病, 发病高峰为1～3岁[4]。

普遍认为LCH是一种组织病理学良性, 但其生物学行为表现为侵袭性、破坏性的疾病。LCH

可累及皮肤、肝脏、脾脏、骨髓、肺、内分泌系统等[5]，因此临床表现多样，从单发的骨病变或皮疹，到暴发播散性疾病均可出现。诊断LCH的关键是活检发现Langerin（CD207）+、CD1a+的朗格汉斯细胞簇[6]。根据病变部位、对一线治疗的反应可对患者进行危险分层。肝脏、脾脏、血液系统被视为危险器官，受累的具体定义不同，报道略有差异，总体而言，肝脏受累定义为肝功能异常或肝脏肿大；脾脏受累定义为脾脏肿大；造血系统受累定义为血红蛋白、血小板降低[5, 7]。

　　治疗方法的选择取决于患者所属的危险分层。因LCH为罕见病，大规模研究和随机临床试验较少，在患者管理的许多方面还存在争议。多系统受累患者预后较差，其中治疗的主要挑战是有危险器官受累者，治疗主要基于糖皮质激素和VBL，另有报道提倡高危型患者使用长春新碱/泼尼松/硫嘌呤。通常，治疗6周后的评估可一定程度反映疾病的发展。化疗时间延迟1年可降低复发风险[6, 7]。肝脏是LCH多系统病变的危险器官，LCH可直接破坏肝组织结构，化疗也可以引起肝硬化。肝移植是治疗LCH导致的终末期肝病的有效方式[1]。

## 专家点评

　　肝脏和肺脏是朗格汉斯细胞组织细胞增生症（LCH）多系统病变的危险器官。LCH直接破坏肝组织结构和（或）化疗后导致的肝硬化失代偿，是肝移植治疗LCH的指征。由于该疾病临床表现多样，肝移植前需要和血液肿瘤科医师明确LCH的活动情况、多系统病变累及范围及药物治疗的反应疗效。由于免疫系统功能在LCH发病中尚存争议，肝移植术后免疫抑制剂的使用和其他非肿瘤性疾病肝移植相似。该病有复发风险，术后还应定期进行血液肿瘤科随访，警惕LCH复发。

（陈晨，赵东，薛峰 编写；钱永兵 校稿）

## · 参考文献 ·

[1] Chen C, et al. Combination of neoadjuvant therapy and liver transplantation in pediatric multisystem Langerhans cell histiocytosis with liver involvement[J]. Front Oncol, 2020, 10: 566987.

[2] Krooks J, M Minkov, AG Weatherall. Langerhans cell histiocytosis in children: history, classification, pathobiology, clinical manifestations, and prognosis[J]. Journal of the American Academy of Dermatology, 2018, 78(6): 1035-1044.

[3] Allen CE, M Merad, KL McClain. Langerhans-cell histiocytosis[J]. The New England Journal of Medicine, 2018, 379(9): 856-868.

[4] Broadbent V, RM Egeler, ME Nesbit, Jr. Langerhans cell histiocytosis — clinical and epidemiological aspects[J]. Br J Cancer Suppl, 1994, 23: S11-S16.

[5] Haupt R, et al. Langerhans cell histiocytosis (LCH): guidelines for diagnosis, clinical work-up, and treatment for patients till the age of 18 years[J]. Pediatr Blood Cancer, 2013, 60(2): 175-184.

[6] Allen CE, S Ladisch, KL McClain. How I treat Langerhans cell histiocytosis[J]. Blood, 2015, 126(1): 26-35.

[7] Minkov M. An update on the treatment of pediatric-onset Langerhans cell histiocytosis through pharmacotherapy[J]. Expert opinion on pharmacotherapy, 2018, 19(3): 233-242.

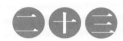

# 二十三
# 肝母细胞瘤肝移植

## 病史摘要

患儿男性，1岁，因"发现肝脏占位3月余"入院。

患儿家长2021年3月无意间发现患儿腹部膨隆，可触及腹部实质包块，遂至当地医院就诊，影像学检查提示肝脏占位，行肝脏肿瘤活检，术后病理提示"肝母细胞瘤（混合型）"，PRE-TEXT分期为Ⅳ期，无肝外转移。在儿童医院行4次化疗，第一次方案为顺铂联合吡柔比星，2～4次方案为奈达铂、5-氟尿嘧啶联合吡柔比星。肝脏肿瘤从11 cm缩小至9 cm，甲胎蛋白（AFP）水平从30 000 ng/mL下降至15 000 ng/mL。化疗后评估POST-TEXT分期为肝母细胞瘤Ⅳ期伴肝中和肝右静脉侵犯，临床危险度分组为高危组。患者为求进一步治疗，转院收治。

## 体格检查

体温38.1℃，脉搏126次/分，呼吸20次/分，血压98/61 mmHg。

专科检查　全身皮肤、黏膜无黄染，无皮下出血。腹部膨隆，可触及右上腹部包块，直径约9 cm，肿瘤右侧边界至腋中线，左侧至前正中线，下至脐水平，质硬。其余心、肺查体无殊。右上腹部见陈旧性手术瘢痕，肝肋下可触及，脾肋下未触及。

## 实验室检查

▶ 2021年6月

1. 血常规　白细胞计数$22.42 \times 10^9$/L↑，红细胞计数$3.39 \times 10^{12}$/L↓，血小板计数$63.5 \times 10^9$/L↓，血红蛋白100 g/L↓。

2. 出/凝血功能　凝血酶原时间11.5秒，部分凝血活酶时间26.9秒，国际标准化比值1.02，纤维蛋白原2.38。

3. 生化检查　总蛋白60 g/L，白蛋白45.7 g/L，前白蛋白103.4 mg/L，丙氨酸氨基转移酶14 U/L，天门冬氨酸氨基转移酶33 U/L，碱性磷酸酶278 U/L↑，谷氨酰转肽酶60 U/L，直接胆红素1.9 μmol/L，总胆红素4.4 μmol/L，肌酐21 μmol/L。

4. 肿瘤标志物　甲胎蛋白（AFP）14 471 ng/mL，甲胎蛋白异质体17.1%，糖类抗原（CA19-

9）<2 U/mL。

## 辅助检查

▶ 2021年6月

1. 上腹部CTA检查（仁济医院） 肝内占位，肝静脉受侵犯（图2-23-1）。

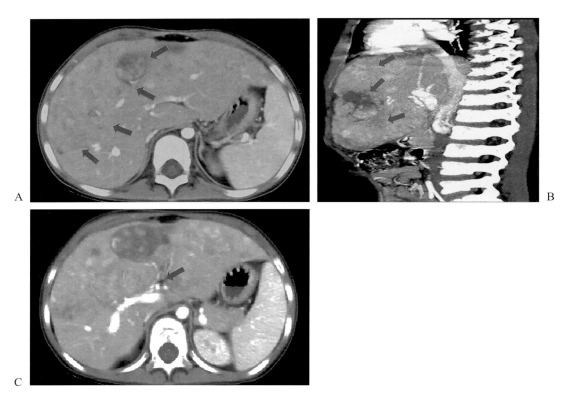

**图2-23-1** · 上腹部CTA检查。A.门静脉期图像。B.增强扫描冠状位重建后图像。C.肝静脉侵犯

2. 肝移植术后病理检查（仁济医院） 肝母细胞瘤，瘤体较大，混合型（8 cm×5 cm×5 cm，上皮及间叶），可见胚胎型上皮细胞，较多骨样组织、软骨样组织和不成熟纤维化组织（图2-23-2）。

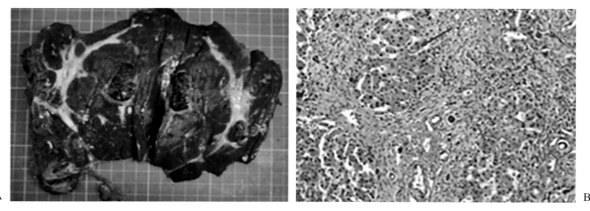

**图2-23-2** · 肝移植术后病理（21-18912）。A.切除肝脏的剖面图。B.组织学病理结果为肝母细胞瘤，瘤体较大，分型为混合型（8 cm×5 cm×5 cm，上皮及间叶），可见胚胎型上皮细胞，较多骨样组织、软骨样组织和不成熟纤维化组织

## 临床诊断

肝母细胞瘤（混合型）。

## 多学科讨论关键问题

术前化疗肿瘤降期效果和肝移植手术适应证。

## 治疗经过

患儿在外院经过四轮规范化疗后复查上腹部CTA，仍提示肝脏多发占位，分布于左、右半肝，最大病灶直径9 cm，同时有肝中、肝右静脉侵犯，排除肝外转移。经儿童血液肿瘤科、儿外科、病理科及肝移植科多学科讨论，患儿已经接受了4个周期的化疗，肿瘤有所缩小，但是POST-TEXT分期评估仍为Ⅳ期伴大血管侵犯，无法R0手术切除，虽然有大血管侵犯，但肝移植手术可以达到根治效果。

2021年6月7日，患儿在全麻下行原位肝移植术，术中见肝脏肿瘤多发，较大肿瘤位于右肝，左外叶可及子灶3 cm×3 cm，质硬，与周围组织轻度粘连，盆腔及腹腔脏器未及明显肿块。门静脉主干未见癌栓，胆道未见肿瘤侵犯。供肝为儿童全肝，质量420 g，肝动脉显微端端吻合，胆道端端吻合，手术顺利，出血100 mL，输RBC 1 U。术后病理确诊为肝母细胞瘤（混合型）。

患儿术后予常规他克莫司+激素抗排斥治疗，肝功能恢复顺利，于手术后2周顺利出院。术后1个月停用激素，调整免疫抑制剂为低剂量他克莫司联合雷帕霉素。术后AFP值迅速降低至正常值范围，术后1个月开始继续2个疗程辅助化疗。患儿免疫抑制剂方案同前，随访至今未发现肿瘤复发，患儿生长发育良好。

## 案例分析

肝母细胞瘤（hepatoblastoma, HB）是儿童最常见的肝脏恶性胚胎性肿瘤，具有多种分化方式，常为单发，肝右叶多见[1]。HB发病率为2.16/100万人，占儿童肝脏肿瘤的50%，好发于5岁以内儿童[2]。该病起病隐匿，临床多以右腹或右上腹部不规则肿块为最初表现。早期除有轻度贫血外，一般情况良好。晚期则出现黄疸、腹腔积液、发热、贫血、体重下降，腹壁可见静脉怒张，并可因腹内巨大肿块造成呼吸困难[3]。

HB的临床诊断主要依据儿童腹部包块、血清甲胎蛋白（AFP）异常升高及典型的影像学表现。其中AFP值显著升高为HB的重要诊断标准之一。腹部CT常提示肝内单发或多发的实性软组织包块，血供丰富伴钙化灶及囊性坏死，可侵犯重要血管[4]。

准确评估初诊HB的临床危险度对于确定治疗方案至关重要。根据我国HB诊疗规范，初诊HB分为极低危组、低危组、中危组和高危组。符合以下条件属于极低危组：术后COG分期为Ⅰ期且组织病理学类型为分化良好的单纯胎儿型患儿。符合以下任何一项属于低危组：① 血清AFP ≥ 100 ng/mL且PRETEXT分期为Ⅰ期或Ⅱ期。② 无大血管和淋巴结侵犯、无远处转移及无肿瘤破裂或腹膜内出血。③ 术后COG分期为Ⅰ期或Ⅱ期，且组织病理学类型为非单纯胎儿型和非小细胞未分化型。符合以下任何一项属于中危组：① 术前PRETEXT分期为Ⅲ期。② 术后COG分期为Ⅰ期或Ⅱ期，且组织病理类型为小细胞未分化型。③ 术后COG分期为Ⅲ期。符合以下任何一项纳入高危组：① 血清AFP<100 ng/mL。② 术前PRETEXT分期为Ⅳ期。③ 术后COG分期为Ⅳ期。④ 存在门静脉、肝静脉或下腔静脉侵犯（图2-23-3）。

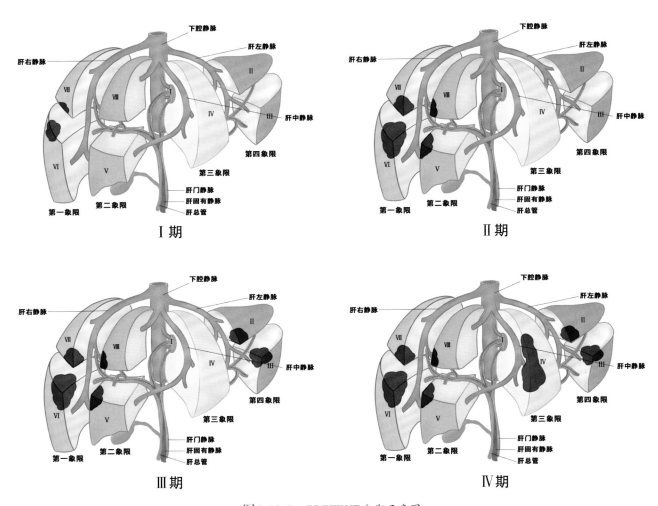

图2-23-3 · PRETEXT分期示意图

根治性手术切除是治疗HB的基本原则，肿瘤是否完整切除直接影响HB患儿的长期预后。然而，临床上30% ～ 60%的患儿在确诊时肿瘤已无法完全切除，还有10% ～ 20%的患儿同时存在肝外转移灶[5]。对于这些HB患儿，术前新辅助化疗至关重要，绝大多数HB患儿对化疗敏感有效，可以达到肿瘤缩小并获得降期的目标。术前化疗对于提高肿瘤的完整切除及降低术后复发起到了关键作用。因此，外科手术联合化疗的多学科诊治已经成为HB序贯治疗的标准模式[6]。

目前比较公认的治疗原则是化疗前PRETEXT分期为Ⅰ或Ⅱ期的单发肿瘤病灶且预估残存肝脏组织大于原体积的35%患儿可直接行手术切除。化疗前PRETEXT分期为Ⅲ期或Ⅳ期的患儿应先行新辅助化疗后，再行延期手术。化疗后评估为POST-TEXT Ⅰ期、Ⅱ期、Ⅲ期（不伴大血管侵犯）

的患儿，可行肝叶切除或分段切除。若化疗后仍残留肺或脑单发转移病灶者，可行残留病灶手术切除。对于化疗前PRETEXT Ⅳ期伴肿瘤多发或大血管累及、肿瘤复发、化疗后POSTTEXT Ⅲ期伴有大血管侵犯及POSTTEXT Ⅳ期患儿，应尽早转诊至肝脏移植中心，避免错过最佳移植时机[7]。除极低危组外，接受肝切除或者肝移植的患儿应在术后继续接受规范化疗。HB肝移植后1年、3年、5年的生存率分别可达到88.0%、84.0%和76.0%，直接肝移植与挽救性肝移植的患儿预后无显著差别[8]。笔者所在单位自2013年至2019年末共完成肝母细胞瘤根治手术73例（肝部分切除术56例/肝移植术17例），PRETEXT分期、诊断时AFP水平、组织病理亚型、是否存在远处转移是影响HB患儿预后的重要风险因素。肝切除术后1年总体生存率为95.7%，肝移植术后1年总体生存率达到90.0%[9]。

## 专家点评

此病例以发现腹部包块为首发症状，明确诊断后经过为期4个疗程的化疗后，肿瘤评估依然是POSTTEXT Ⅳ期伴肝静脉侵犯，属于肝母细胞瘤（HB）高危组患儿，部分肝切显然无法获得根治效果。该患儿病变仅肝脏累及，大血管侵犯不属于肝移植禁忌证，故选择肝移植手术治疗。

和其他肝脏恶性肿瘤相比较，肝母细胞瘤普遍化疗敏感，外科治疗（部分肝切，肝脏移植）中长期预后良好，孤立的远处转移灶和大血管侵犯不影响肝移植疗效，这一点和其他肝脏恶性肿瘤肝移植适应证有很大区别。在肝母细胞瘤的治疗中，肿瘤内科应与儿童外科、肝移植科及病理科紧密合作，共同制订肝母细胞瘤的疾病全过程治疗方案，精准的个体化方案才能给肝母细胞瘤患儿带来最大获益和良好的远期效果。

（吴忌，高怡瑾 编写；薛峰 校稿）

## · 参考文献 ·

[1] 倪鑫.儿童肝母细胞瘤诊疗规范（2019年版）[J].临床肝胆病杂志，2019，35（11）：2431-2434.

[2] Feng J, Polychronidis G, et al. Incidence trends and survival prediction of hepatoblastoma in children: a population-based study[J]. Cancer Commun (Lond), 2019，39(1): 62.

[3] Sharma D, Subbarao G, et al. Hepatoblastoma[J]. Semin Diagn Pathol, 2017, 34(2): 192-200.

[4] Ranganathan S, Lopez-Terrada D, et al. Hepatoblastoma and pediatric hepatocellular carcinoma: an update[J]. Pediatr Dev Pathol, 2020, 23(2): 79-95.

[5] Lake CM, Tiao GM, et al. Surgical management of locally-advanced and metastatic hepatoblastoma[J]. Semin Pediatr Surg, 2019, 28(6): 150856.

[6] Ng K, Mogul DB, et al. Pediatric liver tumors[J]. Clin Liver Dis, 2018, 22(4): 753-772.

[7] 张海明，朱志军.儿童肝脏恶性肿瘤的肝移植适应证[J].临床肝胆病杂志，2021，37（2）：260-262.

[8] Uchida H, Sakamoto S, et al.Japanese Liver Transplantation Society. An analysis of the outcomes in living donor liver transplantation for pediatric malignant hepatic tumors using nationwide survey data in Japan[J]. Transpl Int, 2021, 34(8): 1408-1421.

[9] Yu W, Liu X, et al. A single-center retrospective analysis of childhood hepatoblastoma in China[J]. Gland Surg, 2020, 9(5): 1502-1512.

# 第三部分
# 儿童肝移植术后并发症的处理

- 儿童肝移植术后早期及远期均有可能出现血管并发症，严格随访，早期发现、早期处理是患者获得良好远期预后的保障。

- 儿童肝移植术后，尤其是活体及劈离式肝移植术后胆道并发症发生概率相对较高，早期诊断及采用合适的手段处理是治疗的关键。

- 儿童肝移植术后各类特殊病毒感染需要格外关注。

# 肝移植术后可逆性后部脑白质病综合征

## 病史摘要

患儿女性，出生时确诊胆道闭锁，于出生后56天行Kasai术，术后患儿黄疸明显缓解。患者8岁时因呕血、黑便、大量腹腔积液至医院行进一步诊治，体重25 kg，并于2016年9月27日行肝脏移植手术。

术后予以他克莫司为基础的抗排斥治疗，他克莫司剂量3 mg/d，药物浓度8～10 ng/mL。患者于2016年10月1日夜间在无明显诱因下出现头痛、血压升高（130/85 mmHg）、癫痫发作、短暂意识丧失。转入上海儿童医学中心PICU予以镇静、降血压、抗癫痫等对症治疗后意识恢复，转回肝移植科。2016年10月20日肝穿刺活检证实急性排斥反应，激素冲击治疗并增加他克莫司剂量，患儿再次出现神经精神症状，再次入PICU并出现语言功能丧失和双眼视力减退，视物不清，仅有微弱光感。予以镇静、降血压、抗癫痫等对症治疗后精神症状好转，但语言功能和双眼视力减退没有改善，转回后患者诉夜间头痛明显，予以口服安定对症治疗。

## 体格检查

体温37.0℃，脉搏90次/分，呼吸25次/分，血压120/80 mmHg。

专科检查　神清，精神差，发育正常，体型适中，轮椅推入病房。对答反应迟钝，部分字句发音不清。双侧瞳孔对光反射（＋），双目视力模糊，仅有微弱光感。全身皮肤、黏膜无黄染，无皮下出血。腹部可见手术瘢痕，肝肋下不可触及，脾肋下不可触及，移动性浊音（－），肠鸣音5次/分，双下肢无水肿。

## 实验室检查

▷ 2016年10月1日

1. 血常规　血红蛋白87 g/L↓，红细胞计数$3.37 \times 10^{12}$/L↓，白细胞计数$1.76 \times 10^9$/L↓，血小板计数$38 \times 10^9$/L↓。

2. 出/凝血功能　凝血酶原时间14.1秒↑，部分凝血活酶时间29.1秒，国际标准化比值1.26↑，纤维蛋白原0.96 g/L↓。

3. 肝移植生化　白蛋白35 g/L，丙氨酸氨基转移酶73.9 U/L ↑，天门冬氨酸氨基转移酶23.7 U/L，碱性磷酸酶116.03 U/L，谷氨酰转肽酶90.06 U/L ↑，总胆红素17.8 μmol/L，肌酐20 μmol/L。

4. 他克莫司浓度　3.2 ng/mL。

▶ 2016年11月8日

1. 血常规　血红蛋白95 g/L ↓，红细胞计数4.08 × 10$^{12}$/L，白细胞计数4.02 × 10$^9$/L，血小板计数92 × 10$^9$/L ↓。

2. 肝移植生化　白蛋白41.5 g/L，丙氨酸氨基转移酶20 U/L，天门冬氨酸氨基转移酶30 U/L ↑，碱性磷酸酶78 U/L，谷氨酰转肽酶64 U/L ↑，总胆红素10.3 μmol/L，肌酐21 μmol/L ↓。

3. 环孢素浓度　C0 45.7 ng/mL，C2 226.8 ng/mL。

4. 甲状腺功能　总T3 1.37 nmol/L，总T4 115.6 nmol/L，游离T3 3.76 pmol/L，游离T4 16.23 pmol/L，促甲状腺激素2.45 mU/L，甲状腺球蛋白抗体 <0.12 U/mL，抗甲状腺过氧化物酶抗体 16.31 U/mL，抗甲状腺素受体抗体 <0.3 U/L。

## 辅助检查

头颅MRI平扫检查　横断位FLAIR序列显示双侧顶叶皮质及皮下高信号灶，右侧略明显（考虑可逆性后部脑病综合征）（图3-1-1）。

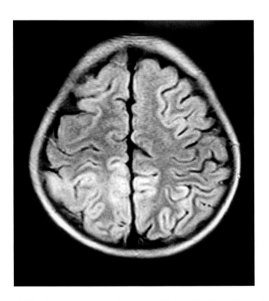

图3-1-1·头颅MRI平扫。横断位FLAIR序列显示双侧顶叶皮质及皮下高信号灶，右侧略明显（考虑可逆性后部脑病综合征）

## 临床诊断

1. 术前诊断　胆道闭锁Kasai术后，肝硬化失代偿期。

2. 术后诊断　可逆性后部脑白质病综合征（PRES），肝移植术后。

多学科讨论关键问题

肝移植术后可逆性后部脑白质病综合征的诊断和治疗。

治疗经过

患儿术后进行了全身各系统的检查，头颅MRI平扫提示，双侧顶叶皮质及皮下高信号灶，右侧略明显（考虑可逆性后部脑病综合征）。经神经内科、重症医学科等多学科会诊，明确患儿肝移植术后可逆性后部白质脑病综合征（PRES），他克莫司药物相关可能。遂停用他克莫司，改环孢素为基础用药的免疫抑制方案，患儿仍诉头痛，血压升高，再改用雷帕霉素＋赛可平＋泼尼松三联免疫抑制方案，同时，使用钙通道拮抗剂控制患儿血压，维持在120/80 mmHg以内。更改免疫抑制方案后，患儿神经系统症状逐渐好转，语言功能和双眼视力逐渐恢复。1个月稳定后因肝酶指标有波动，免疫抑制方案重新调整为环孢素＋赛可平＋泼尼松三联方案。

随访至今，患儿一般情况可，语言和视力功能基本恢复，4年内无PRES再次发作史，肝功能稳定。返校读书后学习成绩稍有下滑，考虑和PRES引起的中枢神经系统损伤相关。

案例分析

儿童实体器官移植术后引发神经系统毒副作用的发生率为15%～30%，临床表现为震颤、抽搐、睡眠障碍、感觉异常、精神症状、癫痫发作等。其中，PRES是钙调磷酸酶抑制剂引发的一种急性重症、具有特征性头部影像学改变的神经系统并发症[1]。

可逆性后部白质脑病综合征（PRES）在儿童器官移植术后发生率在1%～10%，多数发生在移植术后30天内。常见临床表现有：癫痫发作、头痛、高血压和视力损伤/失明，并伴头颅MR检查枕顶部脑皮质和皮下层高信号灶的特征性神经影像学表现。PRES的发病机制尚未完全清楚，目前认为是高血压或血管内皮功能失调/活化诱发的血管性脑水肿[2]。其危险因素包括高血压、免疫抑制剂、脓毒症、自身免疫性疾病、排斥反应及肾脏病等。其中，CNI类药物（环孢素及他克莫司）诱发PRES的报道最多，有报道称西罗莫司和依维莫司也会引发PRES[3]。事实上，发生PRES时相关药物大都在药物治疗窗范围内，但减药或停止使用后可以逆转药物的神经毒性。

临床诊断方面，器官移植术后早期出现癫痫发作、高血压、头痛和中枢性失明等症状，结合头颅MRI特征改变，最常见于双侧脑后部白质、小脑，也可以在脑干、额叶、脊髓部位，表现为T2加权的局部异常高信号区，或FLAIR序列高信号。MRI诊断PRES需要和缺血性卒中进行鉴别。头颅CT在PRES的影像学诊断中不敏感，但儿童移植术后出现急性中枢神经系统并发症时依然推荐头颅CT作为首选检查手段，主要是为了排查颅内出血、感染等并发症[4]。

治疗方面，控制高血压：初始治疗目标是1小时将舒张压降至100～105 mmHg，血压的最大初始降幅不宜超过发病时血压的25%，然后慢慢降低以防止颅内低灌注加重缺血性损伤[5]。抗癫痫药物：推荐尽早使用地西泮控制癫痫症状发作，并采用脑电图进行监测。停用及更换免疫抑制剂：CNI类药物是移植术后诱发PRES最常见的药物，一旦确定和免疫抑制剂相关，应停用相关药物，更换其他免疫抑制剂。若及时干预1周内患者的症状明显改善，不推荐再次使用已知诱发PRES的药物[6]。

多数PRES引起的神经系统表现经过及时治疗可以完全逆转，不会留下后遗症。但是一小部分的患者可能由于脑组织长时间水肿、缺血，继发脑梗死或出血，遗留神经功能障碍。另外，PRES在重症医学科的住院时间和死亡风险也高于其他神经系统并发症[7, 8]。因此，及时发现和治疗PRES对于移植科和重症医学科医师来说至关重要。

## 专家点评

可逆性后部脑白质病综合征（PRES）是儿童肝移植术后较为罕见的严重神经系统并发症，起病凶险，常发生在肝移植术后早期，多见于年龄大一些的儿童。典型的临床表现包括：癫痫发作、头痛、高血压和视力损伤/失明，结合头颅MRI影像学特征可以明确诊断。高血压是比较公认的PRES诱发因素，儿童肝移植术后早期血压控制不佳，出现剧烈头痛和精神症状时，应该考虑此并发症，及时的头颅MRI影像学检查对明确诊断非常重要。

本例患儿移植术后一过性的高血压，诱发了移植术后PRES，其临床表现符合典型的PRES临床症状。发病时由于血压较高，无法排除高血压脑病或脑血管意外，需要影像学的进一步检查。起初头颅CT检查排除了脑血管意外，并未发现脑组织异常表现。经过降血压和抗癫痫治疗高血压危象，症状明显改善，但神经系统表现没有好转。后经MRI和脑电图检查证实脑白质的异常信号和异常脑电波得以确诊。因此，在PRES影像学诊断方面，头颅MRI检查更为确切。

本案例较为特殊的是，患儿第一次PRES发作时症状比较轻，临床干预措施只有抗癫痫和降低血压治疗，降低免疫抑制剂用量但没有更换其他免疫抑制药物。然而，在恢复过程中患儿因为发生移植后排斥，加大了原先的免疫抑制剂用量，随着剂量的提高，患儿第二次PRES症状加速恶化。停用他克莫司转换为环孢素后，患儿癫痫发作症状和视力有改善，但仍存在严重的头痛，再次停用环孢素改用雷帕霉素1周后，患儿的精神症状才得以控制和逆转。免疫抑制剂是移植术后PRES常见的诱发因素，不推荐再次使用已知会诱发PRES的药物。此外，急性排斥反应等免疫活化过程也是PRES的危险因素。早发现、早治疗对PRES的疗效和长期预后至关重要。

（张家旭，薛峰 编写；钱永兵 校稿）

## · 参考文献 ·

[1] Gungor S, Kilic B, Arslan M, et al. Early and late neurological complications of liver transplantation in pediatric patients[J]. Pediatr Transplant, 2017, 21(3).

[2] Masetti R, Cordelli DM, Zama D, et al. PRES in children undergoing hematopoietic stem cell or solid organ transplantation[J]. Pediatrics, 2015, 135(5): 890–901.

[3]　Dulamea AO, Lupescu IG. Neurological complications of hemapoietic cell transplantation in children and adults[J]. Neural Regen Res, 2018, 13(6): 945−954.

[4]　Bartynski WS, Boardman JF. Distinct imaging patterns and lesion distribution in posterior reversible encephalopathy syndrome[J]. AJNR Am J Neuroradiol, 2007, 28(7): 1320−1327.

[5]　Servillo G, Bifulco F, De Robertis E, et al. Posterior reversible encephalopathy syndrome in intensive care medicine[J]. Intensive Care Med, 2007, 33(2): 230−236.

[6]　Tam CS, Galanos J, Seymour JF, et al. Reversible posterior leukoencephalopathy syndrome complicating cytotoxic chemotherapy for hematologic malignancies[J]. Am J Hematol, 2004, 77(1): 72−76.

[7]　HAYES D, JR., ADLER B, TURNER TL, et al. Alternative tacrolimus and sirolimus regimen associated with rapid resolution of posterior reversible encephalopathy syndrome after lung transplantation[J]. Pediatr Neurol, 2014, 50(3): 272−275.

[8]　Fisler G, Monty MA, Kohn N, et al. Characteristics and outcomes of critically ill pediatric patients with posterior reversible encephalopathy syndrome[J]. Neurocrit Care, 2020, 32(1): 145−151.

# 二

# 肝移植后胆道并发症成因与处理

## 病史摘要

患儿男性，1岁，因"胆道闭锁、胆汁淤积性肝硬化失代偿"于2019年10月16日行活体肝移植术。供者为患儿母亲，左外叶供肝260 g，左肝管双支开口，距离约2 mm，予直接整形拼合为共同开口后，与新建空肠Roux-en-Y行肠袢胆肠吻合。手术顺利，术后予常规抗炎、抗排斥治疗。肝功能逐渐恢复。

术后2周起，患儿肝功能在无明显诱因下出现波动，予保肝、利胆等对症治疗后有所好转，但未恢复至正常水平。2020年2月患者出现反复高热症状（最高体温39.5℃），伴转氨酶、胆红素指标进行性升高，考虑胆管炎可能，予抗感染治疗后体温恢复正常，为进一步诊治，行MDT讨论。

## 体格检查

体温36.6℃，脉搏118次/分，呼吸29次/分，血压96/60 mmHg。

专科检查　皮肤、巩膜重度黄染，腹部软，无压痛、无反跳痛，未触及腹部包块，上腹部可见陈旧性手术瘢痕。肝肋下未触及，脾肋下未触及，移动性浊音（－），肠鸣音5次/分，双下肢无水肿。

## 实验室检查

▶ 2019年11月（首次肝移植后）

1. 血常规　白细胞计数$3.77 \times 10^9$/L↓，红细胞计数$3.83 \times 10^{12}$/L，血小板计数$72 \times 10^9$/L↓，血红蛋白111 g/L↓。

2. 出/凝血功能　凝血酶原时间15.6秒↑，部分凝血活酶时间39秒↑，国际标准化比值1.38↑，纤维蛋白原5.73↑。

3. 肝移植生化　总蛋白51.6 g/L↓，白蛋白34 g/L，前白蛋白71 mg/L↓，丙氨酸氨基转移酶82 U/L↑，天门冬氨酸氨基转移酶63 U/L↑，碱性磷酸酶1 428 U/L↑，谷氨酰转肽酶461 U/L↑，直接胆红素71.5 μmol/L↑，总胆红素93.9 μmol/L↑，肌酐17 μmol/L↓，总胆汁酸169.9 μmol/L↑。

▶ 2020年5月（二次肝移植前）

1. 血常规 白细胞计数5.79×10⁹/L，红细胞计数2.89×10¹²/L↓，血小板计数179×10⁹/L，血红蛋白79 g/L↓。

2. 出/凝血功能 凝血酶原时间15.8秒↑，部分凝血活酶时间35.5秒↑，国际标准化比值1.38↑，纤维蛋白原2.82。

3. 肝移植生化 总蛋白52.1 g/L↓，白蛋白29.6 g/L↓，前白蛋白81.5 mg/L↓，丙氨酸氨基转移酶112 U/L↑，天门冬氨酸氨基转移酶168 U/L↑，碱性磷酸酶1 457 U/L↑，谷氨酰转肽酶151 U/L↑，直接胆红素344.8 μmol/L↑，总胆红素458 μmol/L↑，肌酐13 μmol/L↓，总胆汁酸217.1 μmol/L↑。

▶ 2020年6月（二次肝移植后）

1. 血常规 白细胞计数4.73×10⁹/L，红细胞计数2.56×10¹²/L↓，血小板计数217×10⁹/L，血红蛋白71 g/L。

2. 出/凝血功能 凝血酶原时间13.3秒↑，部分凝血活酶时间36.4秒↑，国际标准化比值1.18↑，纤维蛋白原1.42↓。

3. 肝移植生化 总蛋白66.2 g/L，白蛋白49.3 g/L，前白蛋白163.5 mg/L↓，丙氨酸氨基转移酶14 U/L，天门冬氨酸氨基转移酶30 U/L，碱性磷酸酶256 U/L↑，γ-谷氨酰转肽酶18 U/L，直接胆红素6.3 μmol/L，总胆红素11.3 μmol/L，肌酐19 μmol/L，总胆汁酸8.4 μmol/L。

## 辅助检查

▶ 2019年11月（首次肝移植后）

1. 肝脏超声 肝内回声稍增多，分布正常，回声强度正常，血管走向清。肝内胆管广泛轻度扩张，内径最宽处2.5 mm，部分胆管内透声欠好，见絮状沉积物。

2. 肝穿刺活检 汇管区内见多量淋巴细胞及嗜酸性粒细胞等炎症细胞浸润，伴轻度小胆管炎，无明显静脉内皮炎，无明确急性排斥反应的组织学表现，RAI=2/9；汇管区间质疏松，小叶间动脉弹力膜疏松和增厚，肝窦无明显扩张充血，肝细胞胆汁淤积，无明显脂肪变性和水肿变性；肝窦内未见明显淋巴细胞浸润（图3-2-1）。

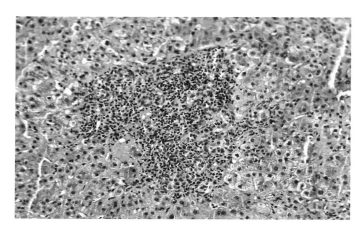

图3-2-1·肝穿刺活检：汇管区内见多量淋巴细胞及嗜酸性粒细胞等炎症细胞浸润，伴轻度小胆管炎，无明显静脉内皮炎，无明确急性排斥反应的组织学表现，RAI=2/9；汇管区间质疏松，小叶间动脉弹力膜疏松和增厚，肝窦无明显扩张充血，肝细胞胆汁淤积，无明显脂肪变性和水肿变性；肝窦内未见明显淋巴细胞浸润

‣ 2020年5月（二次肝移植前）

肝脏超声　肝内回声正常，血管走向清。肝内胆管呈弥漫性扩张，内径最宽处3.7 mm。脾门30 mm，长径113 mm，内部回声均匀。

‣ 2020年6月（二次肝移植后）

1. 肝脏超声　肝内回声正常，血管走向清。肝内胆管未见明显扩张。

2. 上腹部CTA检查　"肝移植术后"改变，肝内胆管稍扩张（图3-2-2）。

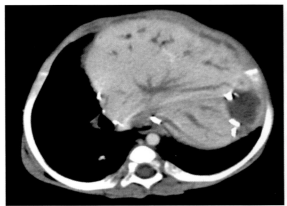 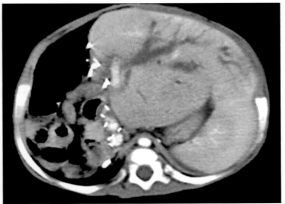

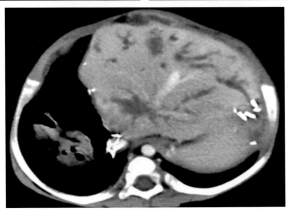

图3-2-2 · 上腹部CTA检查示"肝移植术后"改变，肝内胆管稍扩张

## 临床诊断

1. 首次肝移植术前诊断　胆道闭锁，肝硬化失代偿。
2. 首次肝移植术后诊断　肝移植术后肝功能异常，胆道并发症。

## 多学科讨论关键问题

胆道并发症的防治。

## 治疗经过

患者在首次肝移植（2019年10月16日）术后肝功能恢复顺利，但2周后出现肝功能波动，总胆红素升至 83.8 μmol/L，直接胆红素升至 59.6 μmol/L，同时伴转氨酶升高，根据临床表现首先考虑排斥可能，予调整免疫抑制剂方案，但患儿肝功能持续恶化。为明确肝功能异常原因，于 2019 年 11 月 8 日行肝组织穿刺活检，病理提示"肝组织未见急性排斥反应，倾向肝动脉缺血性改变"；2019 年 11 月 15 日超声检查提示"肝内胆管广泛轻度扩张，内径最宽处 2.5 mm，部分胆管内透声欠好，见絮状沉积物"；2019 年 11 月 22 日上腹部 CTA 提示肝内胆管稍扩张。考虑患儿存在胆管吻合口轻度狭窄可能，患者经谷胱甘肽保肝、熊去氧胆酸利胆等对症治疗后，总胆红素降至 30 μmol/L 左右，转氨酶正常，故予出院随访观察。

患儿于出院后 1 个月复查再次出现肝功能指标异常，经本院多学科讨论后认为，该病例可明确诊断为肝移植术后胆道并发症，建议：① 维持低剂量免疫抑制方案。② 继续予保肝利胆治疗。③ 患儿目前胆道扩张不明显，考虑待肝内胆管明显扩张之后再次行胆肠吻合口重建。

患儿随访期间出现反复发热症状，同时伴胆红素升高，考虑胆道感染可能，予抗感染及对症处理后患儿体温可恢复正常。患儿于 2020 年 2 月 11 日再次行肝组织穿刺活检，病理提示：汇管区缺血性改变，可能伴有轻度 EBV 肝炎；2020 年 2 月 23 日复查上腹部 CTA 提示：肝内胆管扩张，合并胆管炎、胆管结石可能；患儿随访期间，总胆红素逐步升高，最高达到 471.5 μmol/L，直接胆红素达到 375.5 μmol/L，同时伴转氨酶升高。随访期间，患儿肝内胆管未明显扩张，考虑移植术后缺血性胆道并发症，故放弃再次行胆肠吻合口重建，等待二次肝移植。

患儿于 2020 年 5 月 30 日匹配公民逝世后全肝供体在全麻下行二次经典原位肝移植术。术中见原左外叶移植肝肿胀、质韧，轻-中度淤胆性肝硬化表现，肝周广泛粘连，门静脉无血栓，脾脏肿大；全肝移植物 400 g，动脉使用显微镜行端端吻合，使用原 Roux-en-Y 肠袢行胆肠吻合。术中出血 400 mL，输 RBC 400 mL、血浆 100 mL。手术顺利，术后予常规抗排斥、抗炎补液等对症支持治疗，患者恢复顺利，肝功能正常，出院随访至今。

## 案例分析

胆道并发症的成因包括外科因素和非外科因素。外科因素包括胆管偏细、胆道缺血（肝动脉栓塞、胆管血供受损等）、胆道内皮损伤、吻合口狭窄或成角等；非外科因素包括门静脉高压导致的移植物动脉灌注不足、缺血再灌注损伤、免疫反应、病毒感染等。此外，活体肝移植也被认为是胆道并发症的风险因素[2]，尤其是右半肝或右后叶移植物，可出现 2 个或多个胆管吻合口，增加胆道并发症的风险。本病例的胆道并发症病因并未完全明确，随访期间肝内动脉及门静脉血流未见明显异常，但肝穿刺病理持续提示小胆管血供较差，据此推测可能与供肝左肝管的滋养血管未得到充分保护有关。

胆道并发症在儿童肝移植中的发生率为 10% ~ 40%[1]，其主要类型包括胆漏、胆道吻合口狭窄、肝内胆管缺血性改变、小胆管消失等，患者临床表现可有黄疸、胆管炎、腹膜炎、肝功能衰竭等。影像学检查可为胆道并发症的诊断提供依据，胆道造影、MRCP、CT 等可反映病变类型、范围、程度；肝组织穿刺活检也是不可或缺的诊断方法，能够排除排斥、缺血再灌注损伤、病毒性肝炎等引起的胆红素升高，同时可明确肝内小胆管的状态，以判断胆道并发症的严重程度。胆道并发会严重影响患者的生活质量和远期预后，甚至会导致移植物失功能、脓毒症等。因此对胆道并发症患者予以及时、合适的处理至关重要[3, 4]。该病例在术后早期即出现肝功能异常，以黄疸为主要表现，影像学检查可见肝内胆管轻度扩张，肝穿刺病理排除了排斥可能，可明确诊断为胆道并发症，病情持续进展，患儿表现为胆管炎、高胆红素血症等，最终行二次肝移植治疗。

胆漏是肝移植术后早期胆道并发症中最常见的类型，可留置腹腔引流管或通过ERCP留置鼻胆管引流，对于腹膜炎症状无法缓解者，则需根据病情选择开腹引流、胆道修补、二次重建胆道或胆肠吻合[5]。内镜下球囊扩张和支架置入是胆道吻合口狭窄的首选治疗方案，当胆管条件不适合内镜治疗时，经皮导管介入可以作为二线治疗。也有文献报道联用内镜和经皮介入治疗的方案，但其有效性还需大样本研究验证[6]。对于介入治疗无效的患者，应考虑吻合口重建；肝功能严重恶化时，只能选择再次肝移植。行胆肠吻合的儿童肝移植受体较难实施内镜下治疗，故首选经皮穿刺介入治疗处理胆漏或胆管吻合口狭窄，效果不佳时可行开腹再次胆肠吻合治疗。本病例主要是肝内胆管弥漫性缺血导致的胆道缺血性并发症，治疗效果不佳，最终导致移植肝失功。对于此类病例，应当以预防为主。

## 专家点评

随着术后监测的完善和介入治疗的发展，胆道并发症得以及时、安全、有效地处理。值得注意的是，胆道狭窄的介入治疗还有进一步提升的空间，尤其是对于胆道条件不适合单一内镜或经皮导管介入治疗的患者。

但更重要的问题是，如何预防胆道并发症的发生，这需要移植界对外科技术、器官保存和肝脏病理生理学有更深的认知，包括不同的吻合方式（端端吻合/胆管空肠吻合）、术中留置T管/支架、供肝因素、冷缺血时间、免疫反应对胆道并发症的影响。

（周艾炜，朱建军 编写；罗毅 校稿）

## 参考文献

[1] Laurence JM. Biliary complications in pediatric liver transplantation: Incidence and management over a decade[J]. Liver Transpl, 2015, 21(8): 1082-1090.

[2] Jung DH. Biliary reconstruction and complications in living donor liver transplantation[J]. Int J Surg, 2020, 82S: 138-144.

[3] 王秋果，等.肝移植术后胆道并发症的处理经验分析[J].实用器官移植电子杂志，2020，8（6）：457-460.

[4] 董家鸿.胆道并发症：肝移植的"阿喀琉斯之踵"[J].中华普通外科杂志，2005（8）：465-466.

[5] 李霄，陶开山.中国肝移植术后并发症诊疗规范（2019版）[J].中华移植杂志（电子版），2019，13（4）：269-272.

[6] Kimura K. Rendezvous technique using double balloon endoscope for removal of multiple intrahepatic bile duct stones in hepaticojejunostomy after living donor liver transplant: a case report[J]. Transplant Proc, 2019, 51(2): 579-584.

# 活体肝移植术后门静脉闭塞

[案例1]

患儿男性，2岁2个月，因"活体肝移植术后1年余，随访发现门静脉闭塞1周"入院。

患儿出生1周后出现皮肤、巩膜黄染逐渐加深，小便赤黄，大便白陶土样，完善检查后考虑胆道闭锁，遂至当地医院行Kasai术，肝脏病理提示胆汁性肝硬化，术后减黄效果差，黄疸逐渐加重，于2019年10月29日在外院行活体肝移植（左外叶供肝），术后予以他克莫司免疫抑制方案，术后恢复可。后未能规律随访。1周前赴仁济医院义诊行肝脏超声检查提示门静脉血流离肝、门静脉闭塞。现为进一步诊治，以"肝移植术后门静脉闭塞"收治入院。

[案例2]

患儿女性，6岁10个月，因"活体肝移植术后6年余，随访发现门静脉狭窄5年余"入院。

患儿6年前因"胆道闭锁"于2015年6月18日在仁济医院行活体肝移植术（左外叶供肝），术后予以他克莫司免疫抑制方案，术后恢复可。随访中肝脏超声发现门静脉进行性狭窄，2016年于我院行经皮经肝入路门静脉造影，术中造影提示门静脉闭塞，导丝未能顺利通过狭窄闭塞处。后患儿规律随访，肝脏超声检查提示门静脉闭塞，未进行进一步积极治疗。患者于2021年1月在无明显诱因下出现呕血、黑便，予以内科保守治疗后好转。现为进一步诊治，以"肝移植术后门静脉闭塞"再次收治入院。

[案例1]

体温36.3℃，脉搏90次/分，呼吸20次/分，血压103/75 mmHg。

专科检查 神清，精神可，发育正常，体型适中，营养良好，正常面容，表情自然，自主体位。全身皮肤、黏膜无黄染，见陈旧手术瘢痕，腹部稍膨隆。肝左侧腹部可触及，质尚软，脾肋下可触及，移动性浊音（－），肠鸣音4次/分，双下肢无水肿。

[案例2]

体温36.5℃，脉搏83次/分，呼吸18次/分，血压93/70 mmHg。

专科检查　神清，精神可，发育正常，体型适中，营养良好，正常面容，表情自然，自主体位。全身皮肤、黏膜无黄染，见陈旧手术瘢痕，腹部无膨隆。肝左侧腹部可触及，质尚软，脾肋下可触及，移动性浊音（－），肠鸣音5次/分，双下肢无水肿。

## 实验室检查

[案例1]

► 2021年7月

1. 血常规　白细胞计数 $5.51 \times 10^9$/L，红细胞计数 $3.02 \times 10^{12}$/L↓，血小板计数 $145 \times 10^9$/L，血红蛋白 90 g/L↓。

2. 出/凝血功能　凝血酶原时间17秒↑，部分凝血活酶时间30.7秒，国际标准化比值1.53↑。

3. 生化检查　总蛋白56.6g/L↓，白蛋白32.2g/L↓，前白蛋白131 mg/L↓，丙氨酸氨基转移酶29 U/L，天门冬氨酸氨基转移酶46 U/L↑，碱性磷酸酶353 U/L↑，谷氨酰转肽酶12 U/L，直接胆红素6.7 μmol/L，总胆红素18.5 μmol/L，肌酐32 μmol/L↓，总胆汁酸87.5 μmol/L↑。

[案例2]

► 2021年8月

1. 血常规　白细胞计数 $3.43 \times 10^9$/L，红细胞计数 $5.18 \times 10^{12}$/L，血小板计数 $98 \times 10^9$/L↓，血红蛋白 112 g/L↓。

2. 出/凝血功能　凝血酶原时间14秒↑，部分凝血活酶时间30.3秒，国际标准化比值1.27↑。

3. 生化检查　总蛋白68.1 g/L，白蛋白44.3 g/L，前白蛋白203.4 mg/L，丙氨酸氨基转移酶17 U/L，天门冬氨酸氨基转移酶29 U/L，碱性磷酸酶216 U/L↑，谷氨酰转肽酶9 U/L，直接胆红素4.7 μmol/L，总胆红素14.5 μmol/L，肌酐31 μmol/L↓，总胆汁酸24 μmol/L↑。

## 辅助检查

[案例1]

► 2021年8月1日

上腹部CTA检查（仁济医院）　肝移植术后改变，肝内胆管轻度扩张伴积气；肝内门静脉系统纤细，门静脉主干显示欠清，食管-胃底及冠状静脉曲张（图3-3-1）。

[案例2]

► 2021年8月21日

超声检查（仁济医院）　小儿肝移植术后；门静脉流速偏低；门静脉吻合口周围等回声（考虑门静脉吻合口处栓子形成）；脾大（图3-3-2）。

► 2021年8月23日

上腹部CTA检查（仁济医院）　肝移植术后改变，门静脉吻合口处显示欠清，肝右缘见肠系膜下腔静脉分支迂曲扩张并似与移植肝门静脉形成吻合；食管下端及胃底周围多发静脉曲张，请结合临床；脾脏增大。后腹膜及肠系膜内淋巴结增大。

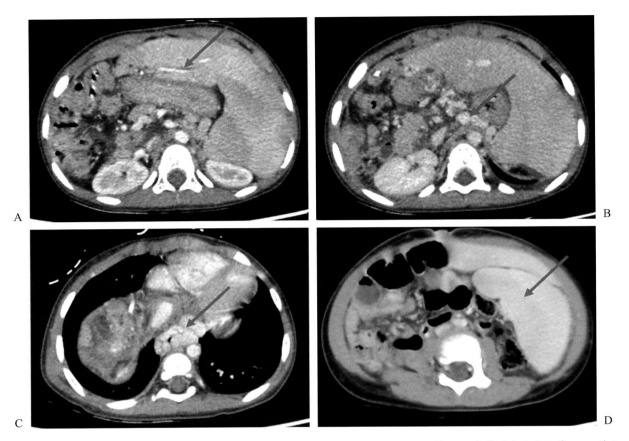

图3-3-1 · 上腹部CTA检查。A.肝内门静脉纤细。B.门静脉周围迂曲扩张侧支血管。C.食管胃底曲张血管。D.脾大

**临床诊断**

以上2例患儿皆诊断为活体肝移植术后门静脉闭塞。

**多学科讨论关键问题**

肝移植后门静脉闭塞,是介入干预还是Rex手术或再次肝移植?

**治疗经过**

[案例1]

治疗方案:经皮经肝行门静脉扩张成形术+门静脉支架置入术(图3-3-3)。

[案例2]

治疗方案:开腹经肠系膜上静脉行门静脉扩张成形术+门静脉支架置入术(图3-3-4)。

以上2例患儿支架术后持续静脉肝素泵4天,撤泵后华法林口服,维持国际标准化比值1.5～2.0,至目前随访,门静脉管腔通畅,未见异常。

**案例分析**

由于供肝短缺问题严峻,活体肝移植是治疗儿童终末期肝病、急性肝衰竭及儿童肝脏恶性肿

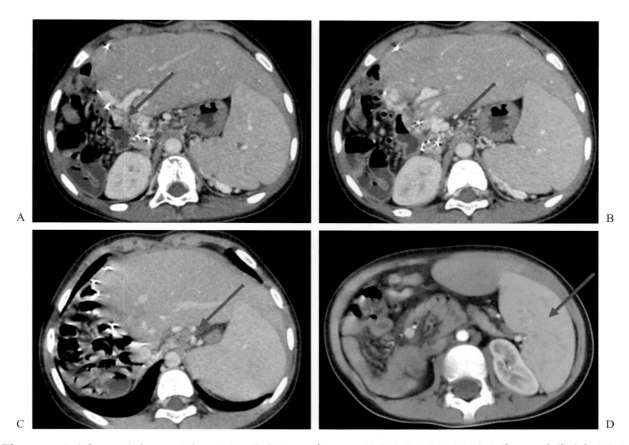

**图3-3-2** · 上腹部CTA检查。A. 吻合口下方门静脉显示不清。B. 门静脉周围迂曲扩张侧支血管。 C. 食管胃底曲张血管。D. 脾大

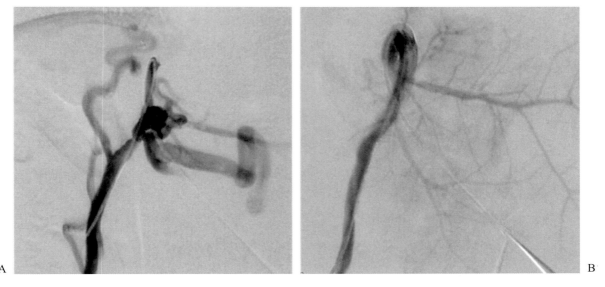

**图3-3-3** · 经皮经肝行门静脉扩张成形术＋门静脉支架置入术。A. 导管通过狭窄段后行肠系膜上静脉造影见多发侧支循环形成，肝内门静脉未见。B. 置入支架后行肠系膜上静脉造影，侧支循环消失，肝内门静脉通畅

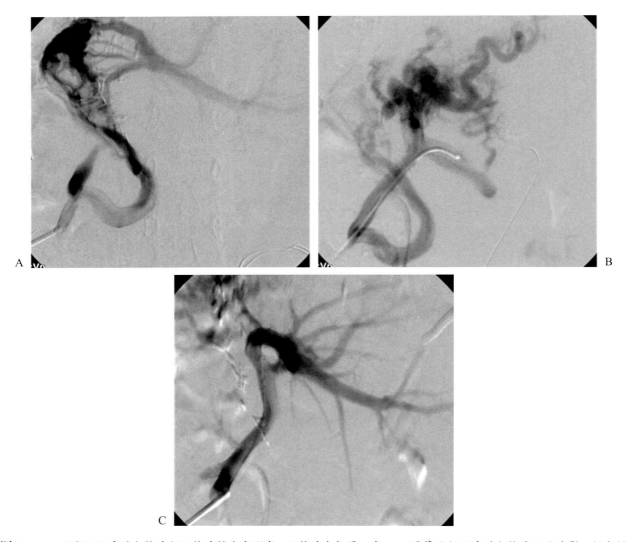

图3-3-4 · 开腹经肠系膜上静脉行门静脉扩张成形术+门静脉支架置入术。A. 置管后行肠系膜上静脉远端造影，侧支循环显著开放与肝内门静脉交通，脾静脉、门静脉主干未见。B. 导管置入脾静脉造影，胃冠状静脉显著开放，门静脉未见。C. 置入支架后行肠系膜上静脉远端造影，侧支循环消失，肝内门静脉通畅

瘤的最有效方式[1]。门静脉狭窄/闭塞能够导致移植肝失功乃至受体死亡，是儿童活体肝移植后比较严重的血管并发症。儿童门静脉血管纤细、术后肝门区积液压迫及生长发育过程中肝脏位置移动和血管扭转是造成门静脉狭窄/闭塞的主要风险因素[2]。

介入放射手段是诊断和治疗肝移植相关血管并发症的有效手段。介入治疗具有安全性、有效性及可重复性，正逐步取代外科手术成为肝移植术后门静脉并发症的首选治疗方法[3]。

介入操作前，必须仔细判读CTA图像，选择合适的入路，这对于手术成功与否至关重要。经皮经肝门静脉穿刺造影属于逆行造影，尽管介入操作医师具有丰富的经验及良好的肝移植手术重建解剖概念，通过造影手段判断门静脉主干方向仍具有较大的失败概率。案例1中寻找门静脉主干耗时较长，但创伤小。开腹肠系膜静脉穿刺造影属于顺行造影，根据门静脉血管系统解剖能够很好地确定门静脉主干方向。案例2中经皮肝穿刺造影未能明确门静脉主干，采取开腹肠系膜静脉置管后明确门静脉主干，是经皮肝门静脉穿刺失败后比较有效的替代方案。在一些特殊的案例中甚

至可以双向同时操作，利用对侧的导丝作为标记物，寻找闭塞的主干通道。

## 专家点评

肝脏移植后门静脉狭窄及闭塞并不少见，门静脉吻合口狭窄及移植肝脏在腹腔内移动扭转是造成狭窄或闭塞的主要原因。规律的术后超声随访非常重要，能够及时发现问题，并尽早干预。血管内介入技术是目前处理肝移植后门静脉并发症的首选治疗手段，球囊扩张成形术及支架成形术是主要治疗手段，对于球囊和支架的选择，我们建议单纯的门静脉吻合口狭窄可以仅仅通过球囊扩张来解决，而存在严重狭窄或狭窄合并成角改变的门静脉，应该考虑行支架成形术。经皮经肝穿刺门静脉作为首选手术路径，同时需要准备好，一旦失败，行开腹下肠系膜静脉入路手术。术后随访及抗凝应当得到重视，手术后CTA检查应当作为常规。

（李萌 编写；池嘉昌 校稿）

## ·参考文献·

[1] MH Kim, O Akbari, Y Genyk. Immunologic benefit of maternal donors in pediatric living donor liver transplantation[J]. Pediatr Transplant, 2019, 23: e13560.

[2] J Cai, W Mu, Q Li, et al. Interventional treatment of lumen-reconstruction-related complications after pediatric living-donor liver transplantation[J]. Pediatr Surg Int，2013, 29 : 607−612.

[3] JH Peregrin, J Kovac, M Prchlik, et al. Interventional radiological treatment of paediatric liver transplantation complications[J]. Cardiovasc Intervent Radiol, 2020, 43: 765−774.

# 肝移植术后远期门静脉狭窄

## 病史摘要

患儿女性，2岁，因"活体肝移植术后15个月，随访发现门静脉狭窄4个月"入院。

患儿2017年8月4日因"先天性胆道闭锁、肝硬化失代偿期"于全麻下行活体肝移植术，手术顺利。术后予他克莫司免疫抑制治疗，术后恢复良好，出院后定期门诊随访。2018年7月13日复查肝脏血管超声提示门静脉吻合口管径偏细，流速偏高。伴有转氨酶轻度升高，无腹胀、黑便、呕血，无意识模糊、头晕。加用华法林，密切随访肝功能、出/凝血检查、血管超声。近4个月转氨酶与超声无明显改善，现为进一步治疗，收住入院。

## 体格检查

体温36.6℃，脉搏97次/分，呼吸26次/分，血压95/63 mmHg。

专科检查  神清，精神可，发育正常，体型适中，营养良好，正常面容，表情自然，自主体位。全身皮肤、黏膜无黄染，无皮下出血，未触及腹部包块，上腹部可见陈旧性手术瘢痕。心、肺查体无殊。移动性浊音（－），肠鸣音5次/分，双下肢无水肿。

## 实验室检查

▶ 2018年7月

1. 血常规  白细胞计数$4.31 \times 10^9$/L，红细胞计数$4.83 \times 10^{12}$/L，血小板计数$86 \times 10^9$/L，血红蛋白98 g/L。

2. 生化检查  总蛋白68.6 g/L，白蛋白37.2 g/L，前白蛋白119 mg/L，丙氨酸氨基转移酶50 U/L，天门冬氨酸氨基转移酶51 U/L，碱性磷酸酶312 U/L，谷氨酰转肽酶9.7 U/L，直接胆红素4 μmol/L，总胆红素10.1 μmol/L，肌酐20.2 μmol/L，总胆汁酸21 μmol/L。

▶ 2018年11月

1. 血常规  白细胞计数$4.91 \times 10^9$/L，红细胞计数$4.09 \times 10^{12}$/L，血小板计数$70 \times 10^9$/L，血红蛋白115 g/L。

2. 出/凝血功能  凝血酶原时间14秒，部分凝血活酶时间32秒，国际标准化比值1.22，纤维蛋白原2.22 g/L。

3. 生化检查　总蛋白74.6 g/L，白蛋白41.3 g/L，前白蛋白130 mg/L，丙氨酸氨基转移酶61 U/L，天门冬氨酸氨基转移酶60 U/L，碱性磷酸酶259 U/L，谷氨酰转肽酶9.1 U/L，直接胆红素5.4 μmol/L，总胆红素19.9 μmol/L，肌酐14.4 μmol/L，总胆汁酸69.9 μmol/L。

## 辅助检查

▶ 2018年7月

肝脏超声（仁济医院）　小儿肝移植术后，门静脉吻合口处管径偏细，流速偏高；门静脉自体段血流缓慢；脾大。

▶ 2018年11月

1. 肝脏超声（仁济医院）　肝移植术后，门静脉吻合口可疑狭窄，吻合口流速偏高，脾肿大。

2. 上腹部CTA检查（仁济医院）　门静脉吻合口见局限性管腔狭窄，肝动脉吻合口通畅，未见明显狭窄；门静脉系统扩张；脾肿大（图3-4-1）。

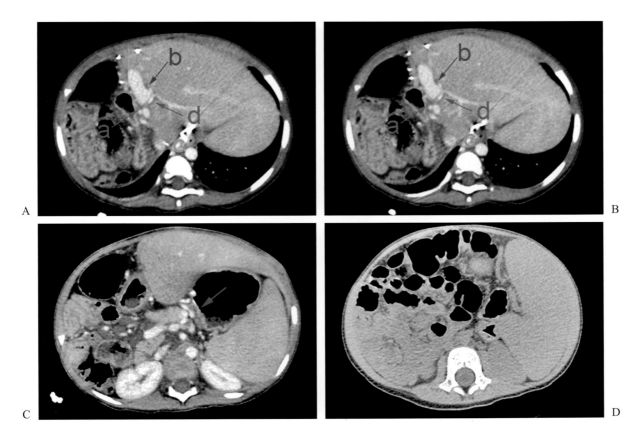

图3-4-1·上腹部CTA检查。A、B.门静脉吻合口见局限性管腔狭窄,肝动脉吻合口通畅,未见明显狭窄（a,门静脉吻合口；b,门静脉供体端；c,门静脉受体端；d,肝动脉）。C.门静脉系统扩张。D.脾脏肿大

## 临床诊断

肝移植术后，门静脉吻合口狭窄。

## 多学科讨论关键问题

门静脉狭窄复发的防治。

## 治疗经过

患者于2017年8月因"先天性胆道闭锁、肝硬化失代偿期"行活体肝移植术。手术顺利，术中超声满意，术后恢复良好。术后3个月查超声提示门静脉通畅，后于门诊随访。2018年7月超声提示门静脉吻合口管腔狭窄伴流速增高，转氨酶轻度升高，无明显门静脉高压症状。予以华法林抗凝，并密切随访。

随访过程中转氨酶无明显下降，血管超声示门静脉管腔及血流速度无明显改善，遂至医院完善上腹部CTA明确门静脉狭窄情况（仁济医院，2018年11月），结果显示：肝移植术后，脾脏肿大，冠状静脉、胃底静脉和食管黏膜下静脉曲张，门静脉吻合口管腔狭窄，肠系膜静脉扩张，脾大。遂于2018年12月3日在全麻下行经皮经肝门静脉造影，术中超声定位后，穿刺置入鞘管，造影见原门静脉吻合口处明显狭窄，导丝通过门静脉狭窄处经气囊扩张吻合口并置入支架1枚后，狭窄明显改善，门静脉血流恢复可。

术后继续予以华法林抗凝，密切随访。2020年8月复查血管超声：小儿肝移植术后；门静脉内支架回声，管腔通畅。患儿目前病情平稳，于门诊常规复查。

## 案例分析

近几年，儿童肝移植在我国快速发展，手术成功率及术后生存率日益提高，相关术后并发症也得到了更多的重视。相较于成人，儿童受体体重小，血管并发症尤其是门静脉并发症发生率高[1, 2]。尤其是活体肝移植，供肝一般为左外叶或左半肝，供体的门静脉左支与儿童受体的门静脉主干相吻合，相较于原位肝移植，更容易出现门静脉并发症。研究表明，除了供体因素，受体门静脉主干的内径与术后门静脉狭窄的发生有较大相关性[3]。此外，供/受体门静脉匹配程度、低龄、低体重、高GRWR、门静脉基础病变、冷缺血时间延长等也是门静脉并发症的主要风险因素[4, 5]。

肝移植术后门静脉狭窄可发生于围手术期至术后数年内，早期多无明显临床症状，进一步发展后可逐步出现肝功能异常、门静脉高压、消化道出血等表现，严重者最终导致二次肝移植乃至患者死亡[6]。因此，门静脉狭窄的早期发现至关重要，最主要的检查手段便是彩色多普勒血管超声。目前普遍认为：① 狭窄率大于50%，狭窄率=（狭窄前门静脉直径−狭窄处直径）/狭窄前门静脉直径×100%。② 狭窄段血流速度变化率大于3，血流速度变化率=（狭窄处流速−狭窄旁流速）/狭窄旁流速；符合上述诊断标准中的1条即诊断为PVS；狭窄段无血流信号、完全闭塞诊断为门静脉闭塞（PVO）[7]。彩超对于门静脉狭窄的诊断敏感度和特异度都比较满意，但对于超声结果异常的患者一般都需要进一步行CTA乃至门静脉DSA确认狭窄状态，并为之后可能进行的介入手术做准备。MRA也能达到类似的效果，但在儿科患者中实施难度较大，应用并不广泛。

对于早期门静脉狭窄患者可以选择加用华法林等抗凝药物并密切随访。随访过程中一旦发现狭窄程度或临床症状加重，应考虑进一步干预[8]。介入治疗是目前应用较为广泛的干预手段，经皮经肝门静脉造影可方便快捷地探查门静脉狭窄程度，测量狭窄段压力，并在必要时予以球囊扩张。经皮穿刺失败的患者可以选择开腹经肠系膜静脉置管行介入检查（图3-4-2）。扩张效果不满意或者复发难治型的门静脉狭窄可根据需要放置血管支架[5]。随着材料技术的不断发展，目前已有多种型号的支架可供介入科医师根据具体情况酌情选择。血管支架治疗肝移植术后门静脉狭窄成功率高，复发率低，术后需辅以抗凝治疗，并密切随访超声检查。部分门静脉狭窄严重甚至闭塞的患者在介入治疗过程中导丝无法通过狭窄段，可导致介入治疗失败，在必要时需施行传统门-体静脉分流术，以缓解上消化道出血、脾功能亢进、腹腔积液等门静脉高压症状，但术后易并发肝性脑病。近年来有研究者针对此类患者使用人工血管或血管移植物重建门静脉血流，但手术难度较大，成功率低[8]。这些患者一般需行二次肝移植以彻底治愈门静脉并发症。

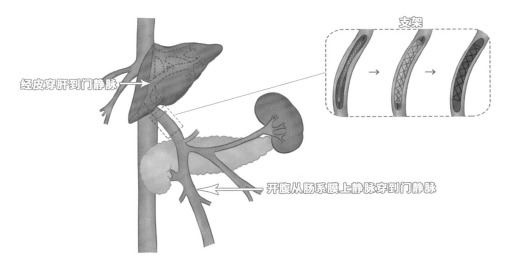

图3-4-2 · 门静脉支架置入技术示意图

## 专家点评

对于门静脉狭窄的患者，目前认为经球囊扩张后门静脉狭窄复发率较高，因此除轻度狭窄患者经球囊扩张后效果满意以外，推荐放置门静脉支架以防止复发[2]。

严重门静脉狭窄治疗难度较高，预后较差，因此门静脉狭窄治疗的难点在于高危人群的识别与早期诊断。外科技术限制曾经是门静脉狭窄的重要影响因素，但随着技术不断成熟，门静脉间断缝合或局部间断缝合被广泛应用，手术技术原因导致的门静脉狭窄逐渐减少。对于门静脉条件较差的儿童患者，术中可以通过自体门静脉补片等技巧扩大门静脉内径，从而改善门静脉血流[9]。同时结合术中血管超声，针对超声不满意的门静脉进行重新吻合或者术中介入治疗，降低门静脉狭窄发生率。

（宗志鹏，朱建军 编写；罗毅 校稿）

# · 参考文献 ·

[1] Vasavada B, Chen CL. Vascular complications in biliary atresia patients undergoing living donor liver transplantation: Analysis of 110 patients over 10 years[J]. Journal of Indian Association of Pediatric Surgeons, 2015, 20(3): 121−126.

[2] Katano T, Sanada Y, Hirata Y, et al. Endovascular stent placement for venous complications following pediatric liver transplantation: outcomes and indications[J]. Pediatric Surgery International, 2019, 35(11): 1185−1195.

[3] Li S, Ma N, Meng X, et al. The effects of Kasai procedure on living donor liver transplantation for children with biliary atresia[J]. Journal of Pediatric Surgery, 2019, 54(7): 1436−1439.

[4] Yin C, Zhu Z J, Wei L, et al. Risk factors for portal vein stenosis in pediatric liver transplantation[J]. Clinical Transplantation, 2020, 34(8): e13992.

[5] Gao H, Wang H, Chen G, et al. Intervention therapy for portal vein stenosis/occlusion after pediatric liver transplantation[J]. Annals of Transplantation, 2017, 22: 222−229.

[6] Ueda M, Egawa H, Ogawa K, et al. Portal vein complications in the long-term course after pediatric living donor liver transplantation[J]. Transplantation Proceedings, 2005, 37(2): 1138−1140.

[7] Hsu HW, Huang TL, Cheng YF, et al. Sonographic evaluation of post-transplantation portal vein stenosis in pediatric living-donor liver transplant recipients with left-liver grafts[J]. Transplantation Proceedings, 2016, 48(4): 1162−1165.

[8] 尹超，朱志军，魏林，等.儿童肝移植术后门静脉狭窄的诊断与治疗[J].中华移植杂志（电子版），2019，13（3）：219−223.

[9] Feng M, Wan P, Qiu B, et al. Improved portal vein venoplasty with an autogenous patch in pediatric living donor liver transplantation[J]. Liver transplantation : official publication of the American Association for the Study of Liver Diseases and the International Liver Transplantation Society, 2018, 24(8): 1084−1090.

# 肝移植后肝小静脉闭塞症

## 病史摘要

患儿男性，8岁，出生4个月开始在无明显诱因反复发作乳酸酸中毒，确诊为肝糖原贮积症 I 型，予以口服玉米淀粉维持血糖。患儿入院时体格发育远落后于同龄儿童，肝、脾肿大，肝生化、血脂指标异常，腹部CT提示肝肿大、脂肪肝可能。于2016年7月7日行右半肝活体肝移植术，术中见肝脏40 cm×25 cm×20 cm，呈重度脂肪肝表现，严重肿胀，与周围组织无明显粘连，质软，门静脉主干未及血栓，盆腔及腹腔脏器未及明显肿块，未及腹腔积液，供肝质量525 g，GRWR 1.7%，肝动脉1支，流出道重建2处，为右肝静脉及右后下肝静脉，出血200 mL，未输血。术后予常规三联抗排斥（他克莫司＋麦考酚钠肠溶片＋醋酸泼尼松）治疗，术后早期腹引流量大，最高 1 750 mL/d，予利尿、补充白蛋白治疗后，于术后3周拔除引流管，顺利出院。出院后2周患儿腹围进行性增大，伴水样便4日，偶有呕吐，呕吐物为胃内容物，无便血，腹痛，发热乏力或皮肤、巩膜黄染，于2016年8月16日再次收治入院。

## 体格检查

体温36.7℃，脉搏92次/分，呼吸17次/分，血压102/56 mmHg。

专科检查　神志清醒，呼吸平稳，双肺呼吸音清，皮肤、巩膜未见明显黄染。未及肝掌、蜘蛛痣，全腹膨隆，腹围85 cm，腹软，无明显压痛，无反跳痛，无腹肌紧张，腹部手术伤口愈合良好。肝肋下未及，脾肋下2 cm可触及。移动性浊音（＋），双下肢无水肿。

## 实验室检查

▶ 2016年8月（入院）

1. 血常规　白细胞计数9.85×10⁹/L，嗜中性粒细胞百分比70%，血红蛋白86 g/L↓，血小板计数405×10⁹/L↑。

2. 出/凝血功能　凝血酶原时间17.3秒，部分凝血活酶时间32.7秒，国际标准化比值1.39，纤维蛋白原2.02 g/L。

3. 生化检查　白蛋白32.5 g/L，丙氨酸氨基转移酶16 U/L，天门冬氨酸氨基转移酶22 U/L，谷氨酰转肽酶26 U/L，直接胆红素4.2 μmol/L，总胆红素7.2 μmol/L，肌酐62 μmol/L。

4. 粪常规　呈棕色，水样，红细胞未查见，白细胞0～2/HP，脓细胞未查见，吞噬细胞未查见，虫卵未查见，粪便腺病毒阴性，粪便轮状病毒阴性，油滴未查见，酵母菌未查见。

5. 腹腔积液常规　李氏试验阳性，有核细胞数92×10⁶/L，红细胞1 923×10⁶/L。

## 辅助检查

▶ 2016年8月31日

1. 肝脏超声检查　肝移植术后，肝回声增多，门静脉管径相对稍细，盆腔积液，腹腔积液（最深处6 cm），右侧胸腔积液。

2. 上腹部CTA检查（治疗前影像，仁济医院）　肝移植术后，肝脏强化不均，考虑肝淤血所致可能性大，请结合临床（图3-5-1）。

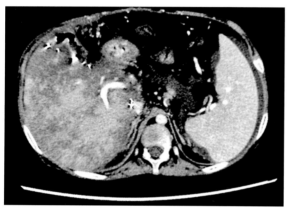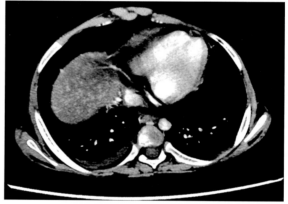

图3-5-1 · 上腹部CTA检查（治疗前影像）：肝移植术后，肝脏强化不均，考虑肝淤血所致可能性大，请结合临床

▶ 2016年9月28日

1. 上腹部CTA检查（治疗后影像，仁济医院）　肝脏移植术后，移植物边缘区域低灌注表现。肝淤血可能，可能与肝静脉吻合口稍细小有关（图3-5-2）。

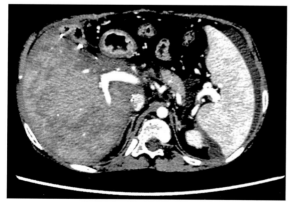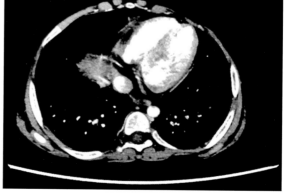

图3-5-2 · 上腹部CTA检查（治疗后影像）：肝脏移植术后，移植物边缘区域低灌注表现，肝淤血可能，可能与肝静脉吻合口稍细小有关

**2. 病理检查** 肝中央静脉和肝窦周围扩张和充血，肝细胞水肿（图3-5-3）。

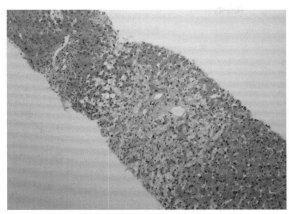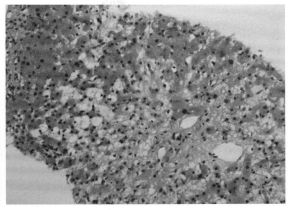

图3-5-3 · 肝中央静脉和肝窦周围扩张和充血，肝细胞水肿

## 临床诊断

肝窦阻塞综合征，肝移植术后。

## 治疗经过

患者因肝移植后大量腹腔积液再次入院，腹引流量1 500 ～ 2 000 mL/d。入院后肝脏超声检查提示门静脉略细，肝静脉回流通畅。上腹部CTA检查发现肝脏强化不均，"地图样"改变，病理报告提示肝窦内皮肿胀、肝窦内大量充血表现。经消化内科、儿童肝病科多学科讨论，考虑免疫抑制剂药物相关的肝窦阻塞综合征、肝移植术后。将他克莫司转换为环孢素（75 mg，bid），加用低分子肝素钙（速碧林）（0.5支，q12h），根据药物浓度和凝血功能指标调整环孢素和速碧林给药剂量。治疗1周后患者腹腔积液开始明显减少，2016年9月27日拔除腹引流管，2016年9月28日复查上腹部CTA，肝脏灌注状态较2016年8月31日明显改善。患者病情稳定后于2016年10月17日出院，随访至今平稳，生长发育追赶达到同龄儿童标准。

## 案例分析

肝窦阻塞综合征（sinusoidal obstruction syndrome, SOS），也称肝小静脉闭塞症，是一类以肝窦内皮细胞损伤为主要病理特征的血管性疾病，引起肝内淤血、窦性门静脉高压等血流动力学改变，严重者并发肝衰竭可致死亡。其病理机制如图3-5-3所示，外源性毒素（如吡咯生物碱、放化疗药物、免疫抑制剂等）和其他各种因素导致的肝窦内皮细胞损伤会在血窦屏障上形成间隙，血细胞及细胞碎片通过间隙渗入Disse间隙，肝窦内皮细胞因此脱落并引起肝窦血流阻塞[1]。此外，Disse间隙内的肝星状细胞在药物性损伤作用下，会活化参与合成大量胶原纤维，导致小静脉管腔狭窄和血流阻力增加，加剧窦后门静脉高压（图3-5-4）[2]。

肝移植后SOS发生率为1.9% ～ 2.9%，多数发生在术后半年内。硫唑嘌呤、他克莫司等免疫

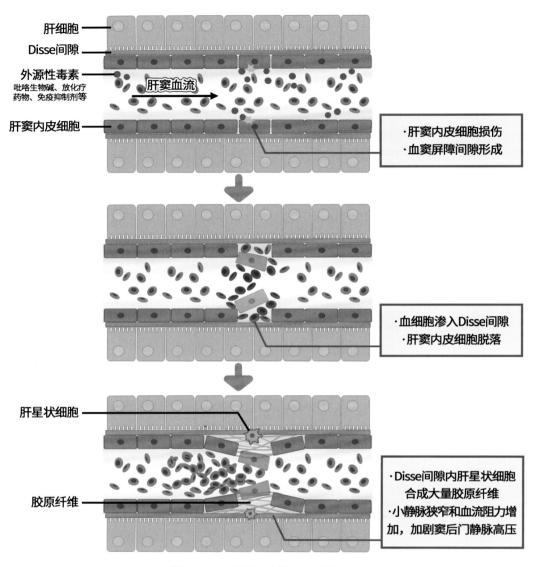

肝细胞

Disse间隙

外源性毒素
吡咯生物碱、放化疗
药物、免疫抑制剂等

肝窦血流

肝窦内皮细胞

·肝窦内皮细胞损伤
·血窦屏障间隙形成

·血细胞渗入Disse间隙
·肝窦内皮细胞脱落

肝星状细胞

胶原纤维

·Disse间隙内肝星状细胞
合成大量胶原纤维
·小静脉狭窄和血流阻力增
加，加剧窦后门静脉高压

图 3-5-4 · 肝窦阻塞综合征形成过程

抑制剂的药物毒性及急性排斥反应被认为是可能的诱因，但具体的致病机制不明[3]。SOS的典型症状包括腹腔积液、疼痛性肝肿大、黄疸[4]。CT对于诊断有重要价值，由于肝小静脉回流受阻、门静脉灌注不均等，增强CT中肝静脉显示不清，门静脉期图像上可见"地图状""花斑样"不均匀强化、门静脉周围"晕征"或"轨道征"等特殊征象。对于影像学表现不典型者应行肝组织活检，其病理特征包括肝窦淤血扩张、出血性小叶中心坏死、小叶中央静脉内皮细胞变圆、小叶中央静脉闭塞和纤维化等，同时活检也有助于与急性排斥、EBV/CMV病毒感染进行鉴别[4, 5]。

　　肝移植后肝窦阻塞综合征如能早期明确诊断是可以治愈的。2019年肝窦阻塞综合征诊疗的国际专家共识及2017年我国专家共识意见（南京）指出[6, 7]，肝窦阻塞综合征的治疗原则是停用诱发药物，尽早开始抗凝治疗（速碧林、华法林及去纤苷等）改善微循环，同时辅以保肝支持治疗改善淤血缺氧对肝细胞的损伤，补充因释放大量腹引流液造成的水、电解质及营养物质丢失。文献报道服用他克莫司、硫唑嘌呤、西罗莫司、奥英妥珠单抗、吉妥珠单抗、环磷酰胺、奥沙利铂等发生SOS比例较高，对于这类患者，停药或更换其他免疫抑制剂（如环孢素、吗替麦考酚酯等）后多数预后良好[2, 3, 8]。最近有报道肝移植抗体介导的排斥反应（AMR）病理也有以肝窦内皮损伤为主要表现的，临床症状表现为肝窦阻塞综合征。对于这类患者，糖皮质激素冲击及针对AMR的治疗可逆转肝窦内皮损伤状态[9, 10]。总之，急性/亚急性SOS的早期诊断和干预对治疗转归至关重要。

## 专家点评

本例患儿曾因供肝体积偏小在肝移植术后早期出现腹引流量增多，经过白蛋白支持治疗和肝脏再生后明显改善，拔除腹引流管顺利出院。再次因腹、盆腔大量积液入院，首先需要排除肝静脉和门静脉外科并发症。患儿处于急性/亚急性肝窦阻塞，肝脏门静脉期"地图状"表现非常明显，但肝移植后灌注不良的影像学改变也可出现在门静脉外科并发症中，需要加以鉴别。他克莫司引发的肝窦阻塞综合征在笔者单位和其他肝移植中心都有报道[8]，也不排除其他药物诱发的可能性。对于移植后出现的顽固性腹腔积液，在排除血管并发症之后，应该要考虑到此诊断的可能性。

（周艾炜，薛峰 编写；钱永兵 校稿）

## · 参考文献 ·

[1] Carreras E, M Diaz-Ricart. The role of the endothelium in the short-term complications of hematopoietic SCT[J]. Bone Marrow Transplant, 2011, 46(12): 1495−1502.

[2] 卢俊竹，詹俊.药肝所致肝窦阻塞综合征研究进展[J].新医学，2017，48（12）：833−838.

[3] Li L, Dong Y, Li RD, et al. Sinusoidal obstruction syndrome related to tacrolimus following liver transplantation[J]. Hepatobiliary Pancreat Dis Int, 2020, 19(3): 299−302.

[4] Dignan FL, et al. BCSH/BSBMT guideline: diagnosis and management of veno-occlusive disease (sinusoidal obstruction syndrome) following haematopoietic stem cell transplantation[J]. Br J Haematol, 2013, 163(4): 444−457.

[5] 彭涛，张国艳，刘玉兰.布-加综合征、肝血窦阻塞综合征与肝硬化的鉴别[J].临床肝胆病杂志，2011，27（10）：1022−1026+1031.

[6] Mahadeo KM, Bajwa R, Abdel-Azim H, et al. Diagnosis, grading, and treatment recommendations for children, adolescents, and young adults with sinusoidal obstructive syndrome: an international expert position statement[J]. Lancet Haematol, 2020, 7(1): e61−e72.

[7] 张玮，诸葛宇征.吡咯生物碱相关肝窦阻塞综合征诊断和治疗专家共识意见（2017年，南京）[J].临床肝胆病杂志，2017，33（9）：1627−1637.

[8] Shen T, Feng XW, Geng L, et al. Reversible sinusoidal obstruction syndrome associated with tacrolimus following liver transplantation[J]. World J Gastroenterol, 2015, 21(20): 6422−6426.

[9] Yamada N, Urahashi T, Ihara Y, et al. Veno-occlusive disease/sinusoidal obstruction syndrome associated with potential antibody-mediated rejection after pediatric living donor liver transplantation: a case report[J]. Transplant Proc, 2012, 44(3): 810−813.

[10] Baliellas C, Lladó L, Serrano T, et al. Sinusoidal obstruction syndrome as a manifestation of acute antibody-mediated rejection after liver transplantation[J]. Am J Transplant, 2021.

# 六

# 抗体介导的排斥反应

病史摘要

[案例1]

患儿女性，4岁，因"反复肝功能异常伴黄疸2年"收入院。

2017年7月患儿因胆道闭锁Kasai术后、肝硬化失代偿行活体肝移植手术，术后第22天顺利出院。早期予他克莫司联合泼尼松二联免疫抑制治疗，术后3个月改为他克莫司单药口服，剂量为0.5 mg，q12 h，药物浓度范围5.8～9.9 ng/mL。2020年12月家长发现患儿皮肤、巩膜黄染，肝功能异常，检查发现ALT 82 U/L，AST 103 U/L，ALP 563 U/L，γ-GGT 514 U/L，血清总胆红素水平为30.8 μmol/L，EBV病毒DNA载量值为$5.27 \times 10^5$ copies/mL，肝穿刺病理诊断EBV病毒性肝炎（G3S2，EBER+）。遂下调他克莫司剂量至0.25 mg，q12 h，谷浓度范围2.3～6.2 ng/mL。2021年3月门诊复查血清总胆红素轻微升至42.7 μmol/L，EBV-DNA载量值为$2.3 \times 10^5$ copies /mL，二次肝穿刺病理依然提示EBV肝炎（G2S4）。加用盐酸缬更昔洛韦抗病毒治疗，再次下调他克莫司剂量至0.125 mg，q12 h。3个月后复查发现血清总胆红素水平升至186.9 μmol/L，EBV 病毒DNA载量略有降低，第三次肝穿刺病理提示残留EBV感染（G2S2），轻度排斥反应可疑。增加他克莫司至0.4 mg，q12 h，谷浓度范围5.1～8.1 ng/mL，同时加用小剂量甲泼尼龙片，改用阿昔洛韦抗病毒治疗，熊去氧胆酸片改善肝细胞淤胆，临床治疗效果不明显，患儿再次因肝移植术后黄疸、肝功能指标异常入院诊治。

[案例2]

患儿女性，13岁，因"反复肝功能异常、血小板降低2年余"入院。

2013年（9年前）患儿因先天性肝内胆管扩张症（Caroli病）于本院行劈离式肝移植术，手术顺利，术后予他克莫司联合激素二联免疫抑制治疗，术后3个月改为他克莫司单药0.75 mg，q12 h，谷浓度范围7.5～12.7 ng/mL。术后前4年患者家属遵医嘱定期来院随访，其后父母开始根据复查肝功能结果自行调整他克莫司用量，范围大致在0.5～0.65 mg，q12 h。2019年5月来院随访发现肝功能指标异常（ALT 226 U/L，AST 281 U/L），肝脏弹性指数升高（中位数值19.5 kPa），腹部增强CT显示脾肿大，肝穿刺病理显示小叶结构紊乱。增加他克莫司剂量（0.75 mg，q12 h），同时加用吗替麦考酚酯后肝功能恢复正常。2019年12月患者血小板计数显著降低、脾功能亢进，肝脏弹性指数进一步升高，于仁济医院行脾动脉栓塞术，术后血小板短暂恢复正常，之后再次降低。同期由于肝功能指标异常波动（ALT 20～136 U/L，AST 105～253 U/L）调整他克莫司剂量至0.5 mg，q12 h，浓度范围6.1～9.8 ng/mL。但调整用药后肝功能指标仍未见好转，血清总胆红素水平持续上升至255.5 μmol/L，血小板降低至12×10⁹/L，肝弹性指数进一步上升（中位数值25.3 kPa），查体可触及脾下缘至肋下2 cm，右缘至前正中线，左缘至腋前线，门静脉高压表现持续加重，为进一步诊治收入院。

## 体格检查

[案例1]

体温36.7℃，脉搏82次/分，呼吸20次/分，血压114/86 mmHg。

专科检查　全身皮肤、黏膜中度黄染，无皮下出血，腹部稍膨隆，双下肢轻度凹陷性水肿。其余心、肺查体无殊。右上腹部见陈旧性手术瘢痕，肝肋下可触及（下缘达脐水平，左缘至前正中线，右缘至腋前线），脾肋下可触及（下缘至肋下1 cm，右缘至前正中线，左缘至腋前线）。

[案例2]

体温36.5℃，脉搏76次/分，呼吸18次/分，血压123/69 mmHg。

专科检查　全身皮肤、黏膜中重度黄染，可见皮下出血点，腹部膨隆，双下肢轻度凹陷性水肿。其余心、肺查体无殊。右上腹部见陈旧性手术瘢痕，肝肋下可触及（下缘至肋下3 cm，左缘至前正中线，右缘至腋前线），脾肋下可触及（下缘至肋下2 cm，右缘至前正中线，左缘至腋前线）。

## 实验室检查

[案例1]

▸ 2021年10月

1. 血常规　白细胞计数3.85×10⁹/L，红细胞计数3.04×10¹²/L↓，血小板计数101×10⁹/L↓，血红蛋白97 g/L↓。

2. 出/凝血功能　凝血酶原时间19.1秒↑，部分凝血活酶时间62.1秒↑，国际标准化比值1.78↑，纤维蛋白原1.18 g/L↓。

3. 肝肾功能　总蛋白71.3 g/L，白蛋白27.6 g/L↓，前白蛋白100.2 mg/L↓，丙氨酸氨基转移酶62 U/L↑，天门冬氨酸氨基转移酶169 U/L↑，碱性磷酸酶414 U/L↑，谷氨酰转肽酶118 U/L↑，直接胆红素172.6 μmol/L↑，总胆红素186.9 μmol/L↑，肌酐26 μmol/L。

4. 他克莫司谷浓度（0小时）　6.1 ng/mL。

5. 群体反应性抗体检测结果（以下简称为PRA）　见表3-6-1。

6. 自身免疫性肝病相关抗体检测结果　见表3-6-2。

[案例2]

▸ 2021年9月

1. 血常规　白细胞计数2.51×10⁹/L↓，红细胞计数2.88×10¹²/L↓，血小板计数12×10⁹/L↓，

表 3-6-1　群体反应性抗体检测结果

| 人 HLA 分型 | 利妥昔单抗治疗前 | 利妥昔单抗治疗后 | 第二次移植后 |
| --- | --- | --- | --- |
| HLA- I | 阴性（0%） | 阴性（0%） | 阴性（0%） |
| HLA- II | 阳性（94%） | 阳性（91%） | 弱阳性（17%） |
| DQ7 | 13 110.92 | 10 272.11 | 1 254 |
| DQ8 | 11 749.14 | 10 353.81 | / |
| DQ9 | 10 125.4 | 9 091.5 | / |

注：HLA，人类白细胞抗原。

表 3-6-2　自身免疫性肝病相关抗体检测结果

| 项目名 | 检测结果 | 标志 | 参考值范围 |
| --- | --- | --- | --- |
| ANA（核型 1） | 核颗粒型 1 ∶ 320 | ↑ | / |
| 其余相关抗体 | 阴性 | / | / |

血红蛋白 68 g/L ↓。

2. 出/凝血功能　凝血酶原时间 21.5 秒↑，部分凝血活酶时间 83.5 秒↑，国际标准化比值 2.03↑，纤维蛋白原 1.24 g/L↓。

3. 肝肾功能　总蛋白 69 g/L，白蛋白 39.5 g/L，前白蛋白 81.6 mg/L↓，丙氨酸氨基转移酶 62 U/L↑，天门冬氨酸氨基转移酶 64 U/L↑，碱性磷酸酶 100 U/L，γ-谷氨酰转肽酶 29 U/L，直接胆红素 197.7 μmol/L↑，总胆红素 255.5 μmol/L↑，肌酐 42 μmol/L。

4. 他克莫司浓度（0 小时）　7.8 ng/mL。

5. PRA 检测结果　见表 3-6-3。

表 3-6-3　RPA 检测结果

| 人 HLA 分型 | 血浆置换前 | 血浆置换后 | 二次肝移植后 |
| --- | --- | --- | --- |
| HLA- I | 阴性（0%） | 阴性（0%） | 阴性（0%） |
| HLA- II | 阳性（94%） | 阳性（91%） | 弱阳性（49%） |
| DR1 | 9 864.90 | 5 627.44 | 1 046 |
| DR4 | 10 227.29 | 6 570.23 | 804 |
| DR7 | 7 416.69 | / | / |
| DR8 | 9 678.52 | 5 652.33 | 1 019 |
| DR9 | 10 823.31 | 6 955.28 | 914 |
| DR10 | 10 602.96 | 6 529.14 | / |
| DR12 | 9 087.85 | 5 391.02 | 1 589 |
| DR17 | 6 903.03 | / | / |

续　表

| 人 HLA 分型 | 血浆置换前 | 血浆置换后 | 二次肝移植后 |
|---|---|---|---|
| DR18 | 8 181.41 | / | / |
| DR51 | 10 845.79 | 6 425.01 | 913 |
| DR52 | 8 913.27 | 5 520.60 | / |
| DR53 | 9 298.91 | 6 215.59 | 931 |
| DQ5 | 10 087.55 | 5 903.23 | 1 070 |
| DQ6 | 11 874.08 | 7 031.89 | 1 442 |

6. 供/受体HLA分型　见表3-6-4。

表 3-6-4　供/受体 HLA 分型

| DQ/DR 分型和基因位点 | 供体 | 受体 |
|---|---|---|
| HLA-DR（血清型） | DR17 | DR12 |
| HLA-DQ（血清型） | DQ2 | DQ7 |
| HLA-DR（基因型） | DRB1*03 | DRB1*12 |
| HLA-DQ（基因型） | DQB1*02 | DQB1*03 |

## 辅助检查

[案例1]

1. 超声弹性成像检查　肝脏弹性测值升高（平均值21.3 kPa，中位数22.4 kPa）。

2. CT检查　上腹部CTA门静脉期图像示肝移植术后，肝脏内未见异常强化影，肝内血管走行正常，肝内外胆管无明显扩张，肝门结构未见异常，肝周少许积液。脾脏体积增大，腹膜后见多发肿大淋巴结（图3-6-1）。

3. 病理学检查　历次肝穿刺病理提示肝细胞性损伤进行性加重。肝移植后穿刺病理（2020年12月）提示肝细胞轻度变性，少量纤维组织增生，汇管区较多炎症细胞浸润，界板炎，结合特殊染色考虑EBV肝炎（G3S2，EBER+）。肝移植术后肝穿刺病理（2021年3月）示肝细胞轻-中度变

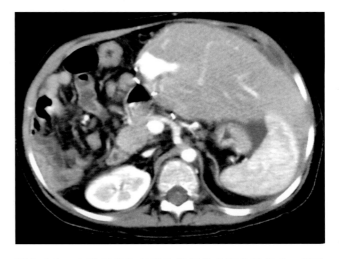

图3-6-1·上腹部CTA门静脉期图像示肝移植术后，肝脏内未见异常强化影，肝内血管走行正常，肝内外胆管无明显扩张，肝门结构未见异常，肝周少许积液。脾脏体积增大，腹膜后见多发肿大淋巴结

性，肝窦内成簇排列淋巴细胞，纤维化较前次加重，结合病史考虑EBV肝炎（G2S4）。肝移植后肝穿刺病理（2021年6月）提示肝细胞中-重度变性，假小叶形成。肝细胞淤胆，小胆栓多见。汇管区未见淋巴细胞浸润，内皮肿胀。结合C4d免疫组化阳性结果，需要结合临床排除AMR。免疫组化检查显示C4d染色阳性。全肝切除病理（2021年11月，第二次肝移植）提示结节性肝硬化，大面积肝细胞坏死，间质淋巴细胞浸润，重度肝细胞淤胆（图3-6-2）。

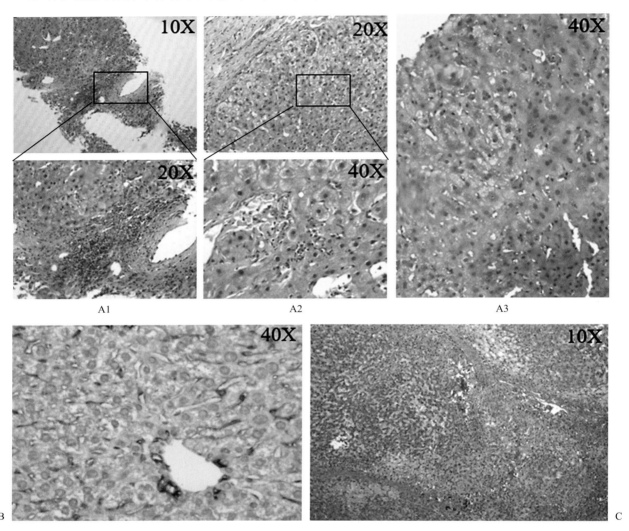

图3-6-2·历次肝穿刺病理提示肝细胞性损伤进行性加重。A1. 肝移植后穿刺病理（2020年12月）提示肝细胞轻度变性，少量纤维组织增生，汇管区较多炎症细胞浸润，界板炎，结合特殊染色考虑EBV肝炎（G3S2，EBER+）。 A2. 肝移植术后肝穿刺病理（2021年3月）示肝细胞轻-中度变性，肝窦内成簇排列淋巴细胞，纤维化较前次加重，结合病史考虑EBV肝炎（G2S4）。 A3. 肝移植后肝穿刺病理（2021年6月）提示肝细胞中-重度变性，假小叶形成。肝细胞淤胆，小胆栓多见。汇管区未见淋巴细胞浸润，内皮肿胀。结合C4d免疫组化阳性结果，需要结合临床排除AMR。 B. 免疫组化检查显示C4d染色阳性。C. 21-38047，全肝切除病理（2021年11月，第二次肝移植）：结节性肝硬化，大面积肝细胞坏死，间质淋巴细胞浸润，重度淤胆

[案例2]

1. 超声弹性成像检查    见表3-6-5。

2. CT检查    上腹部CTA门静脉期图像提示肝移植术后，肝脏表面不光滑。肝内血管走行欠清

表 3-6-5　超声弹性成像检查

| 时间 | 中位数（kPa） | 脾脏最长径（cm） |
|---|---|---|
| 2019年5月 | 19.5 | 11 |
| 2019年12月 | 20.3 | 14 |
| 2020年3月 | 20.5 | 14 |
| 2021年5月 | 25.3 | 16 |

晰，门静脉增粗，内径达 14 mm，肠系膜静脉淤血。肝内外胆管无明显扩张，肝门结构未见异常。脾脏体积增大，腹膜后未见肿大淋巴结（图3-6-3）。

3. 病理学检查　肝移植后肝穿刺病理（2021年）提示肝内大量纤维间隔，假小叶形成。肝细胞轻度变性，汇管区扩大，中等量炎症细胞浸润，小胆管数量减少。结合C4d染色阳性，拟诊肝硬化，急性细胞性＋抗体介导性排斥反应。免疫组化显示C4d染色阳性。全肝切除病理（2021年10月，第二次肝移植）提示肝细胞结节样增生，肝细胞坏死，纤维组织增生（图3-6-4）。

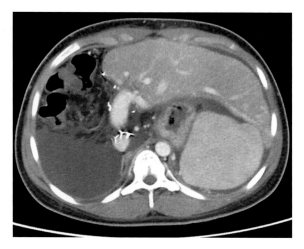

图3-6-3 · 上腹部CTA门静脉期图像提示肝移植术后，肝脏表面不光滑。肝内血管走行欠清晰，门静脉增粗，内径达 14 mm，肠系膜静脉淤血。肝内外胆管无明显扩张，肝门结构未见异常。脾脏体积增大，腹膜后未见肿大淋巴结

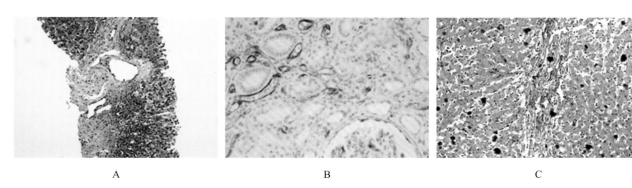

| A | B | C |
|---|---|---|

图3-6-4 · A.肝移植后肝穿刺病理（2021年）提示肝内大量纤维间隔，假小叶形成。肝细胞轻度变性，汇管区扩大，中等量炎症细胞浸润，小胆管数量减少。结合C4d染色阳性，拟诊肝硬化，急性细胞性＋抗体介导性排斥反应。B.免疫组化显示C4d染色阳性。C.全肝切除病理（2021年10月，第二次肝移植）提示肝细胞结节样增生，肝细胞坏死，纤维组织增生

## 临床诊断

案例1和案例2均诊断为抗体介导的排斥反应。

## 多学科讨论关键问题

疾病诊断和肝移植手术供肝选择。

## 治疗经过

两例患儿入院后完善肝移植随访的各项检查，包括肝活检病理、自身抗体及移植抗体的检查。组织病理科、儿童肝病科、重症医学科、肾脏移植科及自身免疫性肝病科专家进行了多学科会诊讨论。

[案例1]

集体病理读片发现部分汇管区淋巴细胞浸润，以B淋巴细胞浸润为主，C4d染色呈阳性，结合HLA-Ⅱ类抗体广泛阳性（阳性率94%），DQ位点平均荧光强度高（10 125 ～ 13 110），考虑为急性抗体介导的排斥反应。增加他克莫司用量至0.75 mg，q12 h，药物浓度升至10 ng/mL，甲泼尼龙片5 mg，qd，并采用4次利妥昔单抗（每次375 mg /m²）抗B淋巴细胞治疗，但患者血清总胆红素仍由186.9 μmol/L上升至262.5 μmol/L，肝功能进一步恶化，利妥昔单抗治疗后HLA抗体强度没有显著变化，仍然在正常值10倍以上（> 10 000）。经多学科讨论，决定再次肝移植手术。

2021年11月3日患儿在全麻下行原位肝移植术，术中见腹腔重度粘连，肝脏12 cm×10 cm×8 cm，呈胆汁淤积性肝硬化表现，与周围组织明显粘连，黄绿色，质韧。门静脉主干未及血栓，盆腔及腹腔脏器未及明显肿块。供肝400 g，显微吻合动脉2支，行Roux-en-Y胆肠吻合胆道1支，术中出血300 mL，输注RBC 2 U。术后予他克莫司（1.5 mg，q12 h）、泼尼松（5 mg，qd）、吗替麦考酚酯（0.125 g，q12 h）三联抗排斥治疗，肝功能恢复顺利，手术后4周顺利出院。术后8周时HLA抗体检测为弱阳性，阳性率降至20%以下，其中抗DQ8、DQ9位点抗体转阴，随访至今肝功能正常。

[案例2]

集体病理读片汇管区纤维间隔、部分假小叶形成，汇管区中等程度炎症细胞浸润，小胆管减少，肝细胞淤胆、小胆栓形成，C4d染色阳性。结合HLA-Ⅱ类抗体广泛阳性，阳性率达91%，平均荧光强度高（6 900 ～ 11 874），考虑慢性抗体介导排斥反应。患者入院后病情进展较迅速，腹围持续增加，尿量减少，皮肤黄染加重，血清总胆红素持续上升至255.5 μmol/L，血小板降低至12×10⁹/L。为缓解高胆红素和抗体介导的肝损伤，行数次血浆置换，疗效不佳，HLA抗体阳性率持续在90%以上，且肝功能进一步恶化。经多学科讨论，决定再次挽救性肝移植手术。为避免预存PRA再次引起移植供肝发生抗体介导的排斥反应，需要提前选择HLA-DQ、HLA-DR抗体阴性位点的供肝。

经HLA位点筛选后，2021年10月17日患儿在全麻下行原位肝移植术，术中见原移植左外叶肝脏22 cm×18 cm×12 cm，呈胆汁淤积性肝硬化表现，与周围组织明显粘连，黄绿色，质韧。门静脉主干未及血栓，盆腔及腹腔脏器未及明显肿块。另见黄褐色腹腔积液300 mL，供肝1 550 g，肝动脉显微端端吻合，胆道端端吻合。术中门静脉开放后患者曾发生心搏骤停，经过心脏按压、电除颤、补钙降钾、强心等抢救措施，恢复正常节律，手术顺利结束，出血1 000 mL，输注RBC 8 U。

术后予他克莫司（3.5 mg，q12 h）、泼尼松（20 mg，qd）、麦考酚钠（米芙）（540 mg，bid）三联抗排斥治疗，肝功能恢复顺利，于手术后4周顺利出院。出院时复查PRA抗体，结果显示HLA抗体阳性率降低至49%，阳性位点抗体强度下降至临界值（1000～1400），随访至今肝功能正常。

## 案例分析

儿童肝移植术后产生新发抗体现象较为常见，根据文献报道，患儿术后1年新发抗体产生比例为8%，术后5年比例高达67%[1, 2]。儿童肝移植受者新发抗体产生的危险因素包括：移植时年龄较小、移植术后生存时间长、暴发性肝炎病史、免疫抑制不足、使用环孢素、依从性差、供/受体HLA位点错配、ABO血型不兼容肝移植等。肝移植后出现新发抗体往往预示着抗体介导的排斥反应（AMR）的风险增加，新发抗体的荧光强度越高，发生AMR的概率越高[3]。

有鉴于此，我们和越来越多的肝移植中心在常规随访的同时，加强了对中长期儿童受者开展程序性肝活检病理诊断和HLA抗体的筛查，做到早发现、早干预[4]。同时，开设青少年肝移植过渡门诊，帮助这一时期肝移植受者从儿童期向成人期过渡，改善青少年移植受者长期服用免疫抑制剂的依从性，避免由于依从性差而产生的不良结局[5, 6]。

急性AMR的临床表现为患儿短时间内肝功能持续恶化，血清总胆红素和转氨酶水平持续升高，B细胞/淋巴细胞比例明显升高，血小板降低，可出现乏力、发热、腹腔积液等症状，一旦发生急性AMR，多数患者对提高钙调素（CNI）类药物浓度、激素冲击等治疗效果不明显，预后较差；慢性AMR的临床表现发生在肝移植后数月或数年，逐渐出现肝功能减退甚至肝功能衰竭，慢性AMR只能通过再次肝移植手术挽救患者生命。AMR的临床诊断目前主要参照2016年版的Banff移植肝病理活检指南和标准，该标准可协助临床医师进行肝移植术后并发症的诊断和针对性治疗，进一步提高移植肝存活率和受者的总体生存率[7]。在Banff诊断标准中，弥漫性微血管C4d染色沉积是AMR较为特征的病理改变，除此之外，AMR病理表现形式多样，缺乏特征性病理改变，临床诊断还需要结合血清HLA抗体阳性情况和临床表现，进行排他性诊断。

肝脏AMR的治疗目前尚无统一方案，常用的治疗方法包括利妥昔单抗清除B细胞、血浆置换减少和消除新发抗体、静脉注射免疫球蛋白（IVIG）、吗替麦考酚酯、硼替佐米等抑制抗体产生等，通常联合治疗更为有效[8]。血浆置换是临床上最为普遍采用的方法，可有效地清除外周血中的新生抗体、降低抗体强度，对于同时伴有高胆红素血症的患者，还具有效降低血清胆红素水平的疗效。但血浆置换不能从根本上消除新发抗体，只能作为AMR的辅助性治疗或等待肝移植的桥接性治疗。利妥昔单抗主要适用于治疗急性轻度AMR和慢性AMR早期，可以显著改善移植物及受者的存活率[9, 10]。吗替麦考酚酯通常与利妥昔单抗联合使用，可以抑制B细胞减少抗体的产生[10]。此外，硼替佐米是一种26S蛋白酶体抑制剂，可阻断细胞内多种调控细胞凋亡及信号传导的蛋白质的降解，联用硼替佐米可抑制同种血型凝集素，减少临床AMR的发生[8]。然而，抗细胞介导排斥反应的治疗，比如激素冲击治疗、提高CNI类药物剂量和药物浓度对改善AMR效果不明显[11]。需要注意的是，在AMR治疗过程中常常会联合使用B细胞靶向药物及多种免疫抑制剂，应避免过度治疗引起继发严重感染甚至败血症。当内科治疗效果不佳、发生移植肝功能衰竭时，应考虑再次肝移植手术。

　　总之，肝移植AMR的临床疗效尚不尽如人意，加强儿童肝移植受者依从性，开展程序性肝活检病理和HLA抗体监测，是提高移植肝中长期生存、避免再次肝移植的关键。

## 专家点评

　　儿童肝移植术后移植肝和患者的中长期生存依然面临着诸多挑战。术后的新发抗体和肝移植不良结局高度相关。中长期移植物丢失多和免疫抑制不足、患者依从性差有密切关联。

　　本文的案例1患儿由于术后新发EBV感染，EBV-DNA高拷贝数而反复降低免疫抑制剂用量，在病毒感染后期可能造成免疫抑制不足，引发急性AMR的发生。儿童肝移植术后新发EBV感染占50%～60%，低龄肝移植受者EBV感染率更高，这类肝移植患儿免疫抑制剂的合理应用依然需要更多临床积累。案例2是儿童肝移植长期患者由于依从性差引发移植肝发生慢性AMR不良结局的代表。这类患者或是因为家庭监管不力，或是因为其本人进入青春期，成为依从性差的高危人群。依从性差引发的肝功能异常往往起病隐匿，发现时间滞后，治疗效果差，预后不佳。对于这群肝移植受者，移植中心应加强宣教和主动随访，减少和避免发生不良结局。

（吴忌，薛峰 编写；钱永兵 校稿）

## 参考文献

[1] Kivelä JM, Kosola S, Peräsaari J, et al. Donor-specific antibodies after pediatric liver transplantation: a cross-sectional study of 50 patients[J]. Transpl Int, 2016, 29(4): 494−505.

[2] Lee BT, Fiel MI, Schiano TD. Antibody-mediated rejection of the liver allograft: An update and a clinico-pathological perspective[J]. J Hepatol, 2021, 75(5): 1203−1216.

[3] Zhou S, Mitsinikos T, Emamaullee J, et al. Clinicopathologic characteristics of late acute antibody-mediated rejection in pediatric liver transplantation[J]. Transplantation, 2020, 105(9): 2045−2053.

[4] Neuberger JM, Bechstein WO, Kuypers DR, et al. Practical recommendations for long-term management of modifiable risks in kidney and liver transplant recipients: a guidance report and clinical checklist by the Consensus on Managing Modifiable Risk in Transplantation (COMMIT) Group[J]. Transplantation, 017(4S Suppl 2): S1−S56. doi: 10.1097/TP.0000000000001651. PMID: 28328734.

[5] Kelly D, Wray J. Non-adherence and transition clinics[J]. Best Pract Res Clin Gastroenterol, 2020 : 46−47: 101687.

[6] Lieber SR, Volk ML. Non-adherence and graft failure in adult liver transplant recipients[J]. Dig Dis Sci, 2013, 58(3): 824−834.

[7] Demetris AJ, Bellamy C, Hübscher SG, et al. 2016 comprehensive update of the banff working group on liver allograft pathology: introduction of antibody-mediated rejection[J]. Am J Transplant，2016, 16(10): 2816−2835.

[8] Lee WC, Lee CF, Wu TH, et al. Clinical relevance of isoagglutinin rebound in adult ABO-incompatible living donor liver transplantation[J]. J Pers Med, 2021, 11(12): 1300.

[9] Yamamoto H1, Uchida K1, Kawabata S1, et al. Feasibility of monotherapy by rituximab without additional desensitization in ABO-incompatible living-donor liver transplantation[J]. Transplantation, 2018, 102(1): 97−104.

[10] Sakamoto S, Akamatsu N, Hasegawa K, et al. The efficacy of rituximab treatment for antibody-mediated rejection in liver transplantation: a retrospective Japanese nationwide study[J]. Hepatol Res, 2021, 51(9): 990−999.

[11] Wozniak LJ, Naini BV, Hickey MJ, et al. Acute antibody-mediated rejection in ABO-compatible pediatric liver transplant recipients: case series and review of the literature[J]. Pediatr Transplant, 2017, 21(1).

# 七

# 肝移植后新发乙型肝炎

## 病史摘要

患者出生后5天在无明显诱因下出现反复嗜睡，伴呕吐、纳差，遂至当地医院查串联质谱及基因检测提示"丙酸血症"，2018年12月1日于仁济医院行亲体肝移植手术，手术时月龄9个月，身高71 cm，体重8.3 kg。术前乙肝两对半：HBsAb 154.14 mU/mL，HBsAg（－），HBeAg（－），HBeAB（－），HBcAB 1.76 S/CO（＋）。供体为患儿母亲，供体无传染性肝病病史。乙肝两对半：HBsAg（－），HBsAb>1 000 mU/mL（＋），HBeAg（－），HBeAb（－），HBcAb（－），供肝为左外叶。术后患儿恢复良好。术后1年，患者随访过程停吗替麦考酚酯（赛可平）后1周发现肝功能异常，转氨酶升高，无寒战，无高热，无腹痛，无腹泻，无乏力，无纳差等。

## 体格检查

体温36.5℃，脉搏115次/分，呼吸22次/分，血压94/60 mmHg。

专科检查 神清，精神可，发育正常，体型适中，营养良好，正常面容，表情自然，步入病房，自主体位。全身皮肤、黏膜无黄染，无皮下出血，腹部稍膨隆。其余心、肺查体无殊。肝肋下不可触及，脾肋下不可触及，移动性浊音（－），肠鸣音5次/分，双下肢无水肿。

## 实验室检查

▶ 2018年12月

乙肝两对半 HBsAb 154.14 mU/mL，HBsAg（－），HBeAg（－），HBeAB（－），HBcAB 1.76 S/CO（＋）。

▶ 2019年12月

1. 血常规 白细胞$7.57 \times 10^9$/L，中性粒细胞占比41.9%，血红蛋白125 g/L。

2. 肝移植生化 白蛋白34 g/L，丙氨酸氨基转移酶1 197 U/L↑，天门冬氨酸氨基转移酶2 574 U/L↑，碱性磷酸酶333 U/L↑，γ-谷氨酰转肽酶62 U/L↑，直接胆红素23 μmol/L↑，总胆红素28 μmol/L↑，肌酐32 μmol/L↓。

3. 乙肝两对半 HBsAg >250 U/mL（＋），HBsAb（－），HBeAg（－），HBeAb 6.53 S/CO（＋），

HBcAB 0.17 S/CO（+），HBV-DNA　6.7×10$^7$ copies/mL ↑。

4. 其他病毒指标　EBV-DNA 1.44×10$^5$ copies/mL ↑，CMV-DNA <400 copies/mL。

辅助检查

▶ 2019年12月

1. 肝脏超声　小儿肝移植术后，肝下少量积液。

2. 肝脏活检病理检查（仁济医院）　汇管区中度炎症细胞反应，可见轻度界面性炎，小胆管增生，可见胆管炎，未见静脉内皮炎。肝细胞中-重度变性，轻度淤胆，中央静脉旁肝细胞局灶脱失，肝实质炎症细胞散在浸润。考虑肝炎（图3-7-1）。

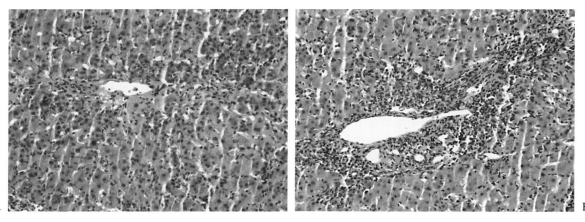

图3-7-1 · 肝脏活检病理检查结果考虑肝炎。汇管区中度炎症细胞反应，可见轻度界面性炎，小胆管增生，可见胆管炎，未见静脉内皮炎。肝细胞中-重度变性，轻度淤胆，中央静脉旁肝细胞局灶脱失，肝实质炎症细胞散在浸润。A. 汇管区。B. 中央静脉区

临床诊断

1. 入院前诊断　急性排斥反应可能，亲体肝移植术后。
2. 入院后诊断　急性乙型肝炎，亲体肝移植术后。

多学科讨论关键问题

肝移植术后免疫抑制治疗和抗病毒治疗的平衡点选择。

治疗经过

患者于2018年12月1日因丙酸血症行亲体肝移植（左外叶），肝移植术后恢复良好，采用他克莫司+吗替麦考酚酯+泼尼松免疫抑制方案。术后半年泼尼松逐渐减量至停药，肝功能无明显波动。术后1年因患者肝功能稳定停用吗替麦考酚酯，1周后出现肝功能剧烈波动，考虑"急性排斥"，收入我院进行诊治。

患儿肝穿刺活检病理显示界板性肝炎表现，结合乙肝两对半 HBsAg >250 U/mL（+），HBV-

DNA $6.7 \times 10^7$ copies/mL，诊断为急性乙型肝炎。停用激素，他克莫司减量，并予以恩替卡韦分散片（1/3粒）抗乙肝病毒治疗。抗病毒治疗1个月后复查 HBV-DNA 载量降低至 $2.75 \times 10^4$ copies/mL，肝功能恢复正常，出院门诊随访。

患者口服恩替卡韦半年后 HBV-DNA 转阴，规律服用1年后 HBsAg 转阴维持半年后停药。末次随访2021年12月，复查乙肝两对半提示 HBsAg（－），HBsAb（＋），HBeAg（－），HBeAB（－），HBcAB（＋），肝功能正常范围。

## 案例分析

目前肝移植术后新发乙肝感染率在0.3%～18%，与各移植中心使用的 HBcAb 阳性供肝数、围手术期预防乙肝感染的措施、不同地区人群中乙肝感染率有关[1]。儿童肝移植患者术前大部分为胆道闭锁等非乙肝相关性疾病，肝移植后新发乙肝感染常常会被忽略。患儿术前乙肝疫苗接种不完全、使用 HBcAb 阳性供肝、术中术后输血、术后免疫状态、术后长期使用激素等是术后新发乙肝感染的高危因素。大部分患儿在术前由于高胆红素血症等原因未能完成两剂乙肝疫苗接种，增加了术后乙肝感染的风险。乙肝病毒的感染会造成移植肝受损，严重者甚至出现肝功能衰竭，影响预后。

已有研究报道，受体术前 HBsAb 滴度 >200 U/L 能有效预防肝移植术后新发乙肝感染的发生[2]。但是大部分肝移植患儿术前由于高胆红素血症、营养状态差等原因都未能完成两剂乙肝疫苗的接种，所以绝大部分患儿在术前无法达到理想的表面抗体滴度。若患儿自身的乙肝核心抗体阳性或者接受 HBcAb（＋）供肝，在不加剧肝功能恶化的前提下，仍建议患儿尽可能完成乙肝疫苗的接种，维持乙肝表面抗体滴度大于200 U/L，建立主动免疫，有效预防肝移植术后新发乙肝感染。如果患儿在接种疫苗后未能达到理想滴度，可以在肝移植术前肌内注射乙肝免疫球蛋白（HBIG）进行被动免疫以达到目标滴度产生保护作用。

HBcAb 阳性供肝是非乙肝患者肝移植术后新发乙肝感染的主要原因，中国是乙肝高发国家，供肝 HBcAb 阳性率可高达52%，如果患者术后未接受抗乙肝病毒治疗，肝移植术后乙肝感染率可达38%～100%。2017年 EASL、2018年 AASLD 指南均推荐接受 HBsAg 阴性但抗-HBc 阳性供肝的患者长期进行预防性抗乙肝病毒治疗[3, 4]；而对于 HBsAg 阴性、抗-HBc 阳性的受体而言，无须进行预防性抗 HBV 治疗，但应警惕 HBV 再激活，每隔1～3个月监测 ALT、HBV-DNA、HBsAg，或者也可考虑在移植后免疫抑制最强的6～12个月进行预防性抗病毒治疗[5]。2020年 ELITA 指南推荐 HBV 再激活低风险患者（肝移植术前 HBV-DNA 检测不出）接受核苷类似物加/不加 HBIG 4周治疗，抗病毒治疗应持续至 HBsAg 清除。2021年，APASL 指南推荐接受抗 CD20 抗体免疫抑制治疗或造血干细胞移植患者，接受预防性抗 HBV 治疗，药物优先使用 ETV、TAF、TDF，预防性抗 HBV 治疗应贯穿整个免疫抑制治疗始终，并持续至免疫抑制治疗完成后至少6个月（抗 CD20 抗体治疗完成后12个月），密切监测 HBV-DNA 至预防性抗 HBV 治疗后12个月[6, 7]。一旦患者出现肝功能异常，应考虑 HBV 再激活可能，抗病毒药物首选 ETV、TAF、TDF。

## 专家点评

　　本例患儿肝功能异常前1周曾有免疫抑制剂减药处理，首先应该考虑减药后发生的急性排斥反应可能。肝穿刺病理检查中发现存在界面性炎、小胆管增生表现，虽然可见胆管炎，但未见静脉内皮炎，肝细胞中-重度变性，轻度淤胆，排除急性排斥反应诊断。但同时，汇管区界板炎症伴肝实质内炎症细胞浸润，需要和EBV肝炎鉴别（患儿EBV-DNA高拷贝）。后经EBER检测（－），病理排除EBV肝炎诊断，结合生化检查结果考虑新发乙型肝炎。

　　本病例供体术前HBcAb阴性，患者本身术前HBcAb阳性。根据指南HBsAg阴性、抗-HBc阳性的受体，术后无须进行预防性抗HBV治疗。但是有研究报道HBcAb阳性受体术后仍然有0～13%乙肝再激活率[8]，该患儿考虑正是免疫抑制过强引起的HBV再激活，发生时间上看也基本符合。针对这类患儿，建议术后每个月监测ALT、HBV-DNA、HBsAg，或者也可考虑在移植后免疫抑制最强的6～12个月进行预防性抗病毒治疗。术后1年在服用抗病毒药的同时注射乙肝疫苗，乙肝表面抗体滴度能维持在>200 U/L，可以尝试停用核苷类抗乙肝病毒药物，但仍应密切监测乙肝病毒学指标。

（张家旭，奚志峰 编写；钱永兵 校稿）

## · 参考文献 ·

[1] 张闻辉，邓永林，郑虹，等.肝移植术后新发乙型肝炎病毒感染的临床分析[J].中华器官移植杂志，2012，33（5）：295-298.

[2] Su WJ, Ho MC, Ni YH, et al. High-titer antibody to hepatitis B surface antigen before liver transplantation can prevent de novo hepatitis B infection[J]. J Pediatr Gastroenterol Nutr, 2009, 48: 203-208.

[3] European Association for the Study of the Liver. European Association for the Study of the Liver. EASL 2017 Clinical Practice Guidelines on the management of hepatitis B virus infection[J]. J Hepatol, 2017, 67(2): 370-398.

[4] Terrault NA, Lok ASF, McMahon BJ, et al. Update on prevention, diagnosis, and treatment of chronic hepatitis B: AASLD 2018 hepatitis B guidance[J]. Clin Liver Dis (Hoboken), 2018, 12(1): 33-34.

[5] Sarin SK, Kumar M, Lau GK, et al. Asian-Pacific clinical practice guidelines on the management of hepatitis B: a 2015 update[J]. Hepatol Int, 2016, 10(1): 1-98.

[6] Lau G, Yu ML, Wong G, et al. APASL clinical practice guideline on hepatitis B reactivation related to the use of immunosuppressive therapy[J]. Hepatol Int, 2021, 24: 1-18.

[7] Duvoux C, Belli LS, Fung J, et al. 2020 position statement and recommendations of the European Liver and Intestine Transplantation Association (ELITA): management of hepatitis B virus-related infection before and after liver transplantation[J]. Aliment Pharmacol Ther, 2021, 54(5): 583-605.

[8] Seong-Hwan Chang, Kyung-Suk Suh, Nam-Joon Yi, et al. Active immunization against de novo hepatitis B virus infection in pediatric patients after liver transplantation[J]. Hepatology, 37(6): 1329-1334.

# 肝移植后难治性移植后淋巴增殖性疾病 – 淋巴瘤

## 病史摘要

患儿女性，3岁10个月，2019年4月3日因"胆管闭锁，肝硬化"在全麻下行活体肝移植术。术后予常规抗排斥、预防感染及对症支持治疗，患者恢复良好，顺利出院。出院后规律服用他克莫司（1.75 mg，bid）、吗替麦考酚酯（0.25 g，bid）等免疫抑制，他克莫司浓度维持在6～10 ng/mL。2019年8月11日在无明显诱因下出现发热，最高温度38.5℃，伴有腹泻，最多5～6次/天。8月12日至当地医院门诊就诊，出现脐周疼痛，当地医院收治入院，给予对症支持治疗。病程中出现腹围增大，无黄疸，腹泻、胃纳有好转。患者为进一步明确诊治，门诊拟"肝移植术后随诊检查"收治入院。

## 体格检查

体温37.5℃，脉搏92次/分，呼吸21次/分，血压92/57 mmHg。

专科检查　神清，精神可，发育正常，体型适中，营养一般，贫血面容，表情痛苦，双腿蜷缩体位被抱入病房。全身皮肤、黏膜无黄染，无皮下出血，腹部稍膨隆，全腹压痛，脐周压痛更明显。肝肋下未触及，脾肋下未触及，移动性浊音（－），肠鸣音5次/分，双下肢无水肿。

## 实验室检查

▶ 2019年8月22日

1. 血常规　白细胞计数$1.23 \times 10^9$/L ↓，红细胞计数$2.66 \times 10^{12}$/L，血小板计数$88 \times 10^9$/L ↓，血红蛋白66 g/L ↓。

2. 出/凝血功能　凝血酶原时间16.6秒↑，部分凝血活酶时间33.8秒，国际标准化比值1.47↑，纤维蛋白原2.24。

3. 生化检查　总蛋白47.5 g/L ↓，白蛋白25.9 g/L ↓，前白蛋白79.2 mg/L ↓，丙氨酸氨基转移酶4 U/L，天门冬氨酸氨基转移酶18 U/L，碱性磷酸酶106 U/L，谷氨酰转肽酶7 U/L，直接胆红素10.2 μmol/L ↑，总胆红素21.6 μmol/L ↑，肌酐27 μmol/L ↓，总胆汁酸8.9 μmol/L。

4. EBV-DNA拷贝数（copies/mL）　系列检查结果见表3-8-1。

表 3-8-1　EBV-DNA 拷贝数系列检查结果

| 项目 | 2019 年 5 月 27 日 | 2019 年 6 月 26 日 | 2019 年 8 月 28 日 | 2019 年 9 月 4 日 | 2021 年 1 月 28 日 |
|---|---|---|---|---|---|
| EBV-DNA（copies/mL） | $1.01 \times 10^4$ | $1.02 \times 10^4$ | $3.86 \times 10^5$ | $2.57 \times 10^5$ | <400 |

## 辅助检查

▶ 2019 年 8 月 22 日

肝血管 B 超检查　肝内回声正常，分布正常，回声强度正常，血管走向清。肝内胆管未见明显扩张。右肝见强回声，大小 3 mm×2 mm。门静脉供体段内径 9 mm，供体段最大流速 26 cm/s，吻合口内径 2.9 mm，吻合口最大流速 111 cm/s，自体段内径 6 mm，自体段最大流速 36 cm/s。门静脉右支内径 12 mm。肝动脉内径 2 mm，最大流速 42 cm/s，最小流速 11 cm/s，阻力指数 0.73。下腔静脉肝后段内径 6 mm，最大流速 37 cm/s。患儿平卧位：左、右下腹腹腔见游离无回声区，最深处 47 mm。患儿坐位：双侧胸腔未见明显游离无回声区。另见：腹主动脉左前方见多发低回声团块，较大 33 mm×14 mm，边界清，形态类椭圆形。结论为：小儿肝移植术后，肝内钙化灶；门静脉右支增宽；门静脉吻合口处管径偏细，流速偏高；左、右下腹腹腔积液；另见腹主动脉左前方多发低回声团块（考虑肿大淋巴结）。

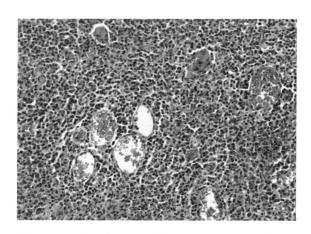

图 3-8-1·病理检查提示单型性移植后淋巴增殖性疾病，弥漫大 B 细胞淋巴瘤。肿瘤细胞 CD20（+）、CD79a（+）、CD3（少量 T+）、CD5（少量 T+）、MPO（-）、ki-67（70%）、Bcl-2（80%+）、Bcl-6（40%+）、C-myc（2%+）、mum-1（-）、CD10（-）、CD19（90%+）、CD30（部分+）、EBV（原位杂交+）

▶ 2019 年 8 月 30 日

病理检查　大体标本为空肠回肠肠壁，提示单型性移植后淋巴增殖性疾病，弥漫大 B 细胞淋巴瘤。肿瘤细胞 CD20（+）、CD79a（+）、CD3（少量 T+）、CD5（少量 T+）、MPO（-）、ki-67（70%）、Bcl-2（80%+）、Bcl-6（40%+）、C-myc（2%+）、mum-1（-）、CD10（-）、CD19（90%+）、CD30（部分+）、EBV（原位杂交+）（图 3-8-1）。

## 临床诊断

肝移植术后，肠穿孔，弥漫大 B 细胞淋巴瘤。

## 多学科讨论关键问题

术后免疫抑制治疗和抗 EBV 病毒治疗的平衡点选择。

患儿入院后，出现急腹症表现，于8月29日行腹腔穿刺引流术，引流液混浊。同时患儿出现发热，体温38℃，腹胀、腹痛明显，腹壁紧张。当日急诊开腹探查，证实小肠穿孔，见局部肠段成团7 cm×6 cm×2 cm，部分肠段、肠壁缺损，缺损处黏膜见灰红脓性物质附着（图3-8-2）。术中见腹腔内大量混浊性液体，量约600 mL，仔细分离肠道，发现在Y吻合口至回盲部穿孔10余处，逐一缝合修补，予以大量生理盐水冲洗后关腹。术中出血400 mL，输RBC 4 U。2019年9月3日晚患儿再次发热，体温最高至39.2℃，9月4日清晨患儿下腹部压痛、肌紧张明显，切口无明显红肿、渗出，腹腔引流在位通畅，引流液黄绿色混浊，并混有气体引出。考虑患儿再次肠穿孔可能，再次急诊剖腹探查。术中见腹腔内黄色混浊腹腔积液约300 mL，小肠表面覆盖大量脓苔，原小肠穿孔修补处可见多处溃烂穿孔，屈氏韧带以下空肠至回肠交界处肠壁可触及多发肿大淋巴结，小肠系膜根部肿大淋巴结融合成团，范围约10 cm×10 cm，质硬。溃烂穿孔处予缝合修补，盆腔留置双套管，大量碘伏水及生理盐水冲洗腹腔后，检查术区无活动性出血，逐层关腹。术后患儿停用免疫抑制剂，予以腹腔引流，美罗培南（美平）、万古霉素（稳可信）、氟康唑（大扶康）等加强抗感染治疗，肠外营养支持。病情稳定后接受利妥昔单抗+CHOP联合化疗，2020年1月底结束治疗疗程。2020年3月恢复服用他克莫司，患儿目前恢复良好。

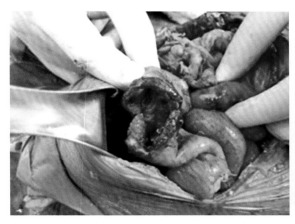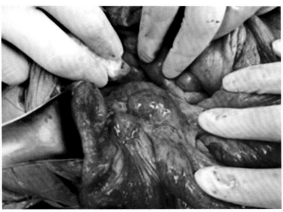

图3-8-2·小肠穿孔，局部肠段成团7 cm×6 cm×2 cm，部分肠段、肠壁缺损，缺损处黏膜见灰红脓性物质附着

移植后淋巴增殖性疾病（post-transplant lymphoproliferative disease, PTLD）一般由于过度免疫抑制引发，是在实体器官移植或造血干细胞移植后存在的淋巴组织不受控的增生状态。50%～80%的PTLD与Epstein-Barr病毒（EBV）感染有关，大多数来源于B淋巴细胞（90%），少数来源于T细胞或NK细胞。实体器官移植后PTLD的发生时间呈双峰分布，第一个峰值出现在移植后的前2年，第二个峰值出现在移植后5～10年。早发型PTLD常见于EBV阳性的多形性B细胞病变，晚发型PTLD少数可见于EBV阴性[1]。PTLD的发生率与移植器官的种类及免疫抑制的

强度有关[2]，不同器官移植发生率有所差异，其中肝移植后的发生率为2%～3%，儿童更多见。诱发PTLD的危险因素主要有受者移植时EBV感染状态、移植后免疫抑制疗程的强度及时间。与移植时EBV阳性的受者相比，EBV阴性的受者术后发生PTLD的风险增加了12倍以上[3]。

儿童PTLD临床表现多样。可以表现为乏力不适、疲劳、发热、体重减轻、贫血等全身症状，也可以因为PTLD迅速恶化引起移植器官失功。由于PTLD可以多系统、多器官累及，CT、MRI、PET-CT检查可以评估累及情况；腰椎穿刺对脑脊液的分析评估中枢神经系统累及[3]。PTLD的确诊主要依据肿瘤的组织病理学检查，依据世界卫生组织制定的分类标准分为四大类：单形态PTLD，多形态PTLD，早期病变，经典霍奇金淋巴瘤[4]。

PTLD的治疗依据病理诊断结果。基本治疗是减少/停用免疫抑制剂，纠正过度免疫抑制状态。多形性B细胞PTLD可以采用利妥昔单抗治疗，PTLD-淋巴瘤需要使用利妥昔单抗联合化疗（CHOP）方案。其他治疗还包括手术治疗、放射治疗，以及新型免疫细胞治疗等[5]。

## 专家点评

移植后淋巴增殖性疾病（PTLD）是儿童肝移植术后最严重的并发症之一，低龄儿童、术后1年内、EBV-DNA高拷贝量、因药物浓度偏低或治疗急性排斥反应需求而增大免疫抑制剂都是发生术后PTLD的风险因素。监控EBV-DNA拷贝量在预防儿童肝移植术后PTLD中至关重要。儿童PTLD的表现形式多样，尤其是出现不能解释的贫血、胃肠道症状、腺样体增生等需要考虑到此疾病的可能。早期明确诊断治疗效果好，PET-CT、EBV-DNA检查，一有腹膜炎体征应尽早探腹，首先要降低或停用免疫抑制剂，根据病理诊断采取相应的治疗，多数患儿转归良好。

（高君达，周韬，薛峰 编写；陈其民 校稿）

## ·参考文献·

[1] Quinlan SC, Pfeiffer RM. Risk factors for early-onset and late-onset post-transplant lymphoproliferative disorder in kidney recipients in the United States[J]. Am J Hematol, 2011, 86: 206-209.

[2] Qin T, Gu X, Jeong S, et al. Impact of EBV infection and immune function assay for lymphoproliferative disorder in pediatric patients after liver transplantation: a single center experience[J]. Hepatobiliary & Pancreatic Diseases International, 2020, 19: 3-11.

[3] Gottschalk S, Rooney CM, Heslop HE. Post-transplant lymphoproliferative disorders[J]. Annual Review of Medicine, 2005, 56(1): 29-44.

[4] Campo E, et al. The 2008 WHO classification of lymphoid neoplasms and beyond: evolving concepts and practical applications[J]. Blood, 2011, 117: 5019-5032.

[5] Dharnidharka V, Webster A, Martinez O, et al. Post-transplant lymphoproliferative disorders[J]. Nat Rev Dis Primers, 2016, 2: 15088.

# 九

# 肝移植后微小病毒 B19 感染

病史摘要

患儿女性，2岁8个月，因"肝移植术后贫血"入院。

患儿原发病为鸟胺酸氨甲酰基转移酶缺乏症（ornithine transcarboxylase deficiency, OTCD），于2018年10月行经典原位肝移植术。手术恢复顺利，免疫抑制方案为他克莫司+吗替麦考酚酯+激素，术后2周出院回当地儿童医院随访。术后2个月患儿因腹泻去当地儿童医院就诊，腹泻每日4或5次，无发热，无体重减轻。入院检查提示中度贫血，进行输血、补充铁剂、抗感染、调整肠道菌群等支持治疗。1个月后复查，腹泻治愈，但患儿再度表现为中度贫血，血红蛋白（Hb）降至4 g/L，入住儿童医院输血治疗，血液科检查排除慢性失血和溶血性贫血，血浆叶酸、维生素B$_{12}$、促红细胞生成素、直接和间接抗人球蛋白试验结果均未见异常。进一步骨髓穿刺检查，提示"单纯红细胞再生障碍性贫血"。为求进一步诊治，收住院。

患儿肝移植术后食欲良好，正常添加辅食，二便正常，有挑食不良习惯。

## 体格检查

体温36.5℃，脉搏115次/分，呼吸22次/分，血压102/57 mmHg。

专科检查　神清，精神一般，发育正常，体型瘦弱，营养一般，贫血面容。全身皮肤、黏膜无黄染，无皮下出血，毛发分布正常，皮肤无破溃。腹部稍膨隆，腹部软，无压痛，未触及腹部包块，上腹部可见陈旧性手术瘢痕，肝肋下未触及，脾肋下未触及，移动性浊音（－），肠鸣音5次/分，双下肢无水肿。

## 实验室检查

▶ 2019年2月15日

1. 血常规　白细胞计数5.07×10$^9$/L，红细胞计数2.03×10$^{12}$/L↓，血小板计数704×10$^9$/L↑，血红蛋白60 g/L↓，网织红细胞绝对值13×10$^9$/L↓。

2. 肝生化检查　总蛋白70.8 g/L，白蛋白38.9 g/L，前白蛋白128.8 g/L↓，球蛋白31.9 g/L↑，丙氨酸氨基转移酶27 U/L，天门冬氨酸氨基转移酶28 U/L，碱性磷酸酶85 U/L，谷氨酰转肽酶17 U/L，直接胆红素1 μmol/L，总胆红素2.5 μmol/L↓，肌酐32 μmol/L↓，总胆汁酸2.3 μmol/L。

3. 血清铁蛋白 + 血清转铁蛋白　血清铁蛋白332.1 μg/L↑，血清转铁蛋白1.6 g/L↓。

4. 血清铁 + 总铁结合力　总铁结合力25.3 μmol/L↓，血清铁6.8 μmol/L↓。

5. 粪便轮状病毒　阳性。

6. 微小病毒B19 DNA载量　阳性。

7. EBV-DNA+CMV-DNA　EBV-DNA $6.79 \times 10^3$ copies/mL↑，CMV-DNA $3.59 \times 10^4$ copies/mL↑。

## 辅助检查

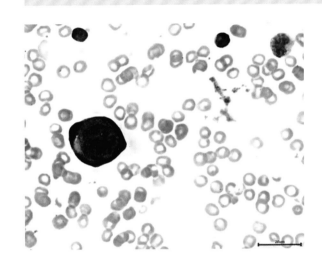

血细胞形态学检查　有核细胞增生活跃，粒系占77.2%，红系占2.8%，C/E为27.6∶1，比例增高；粒系增生明显活跃，各阶段细胞可见，形态少数可见巨幼样改变，偶见双核改变；红系增生低下，形态可见巨幼样改变（图3-9-1）。

图3-9-1 · 血细胞学检查结果：有核细胞增生活跃，粒系占77.2%，红系占2.8%，C/E为27.6∶1，比例增高；粒系增生明显活跃，各阶段细胞可见，形态少数可见巨幼样改变，偶见双核改变；红系增生低下，形态可见巨幼样改变

## 临床诊断

单纯红细胞再生障碍性贫血，肝移植术后。

## 多学科讨论关键问题

该疾病的明确诊断和治疗方案选择。

## 治疗经过

患儿肝移植术后2个月开始出现贫血，为明确贫血原因，入院后邀请儿童血液科、感染科、营养科和肝移植科医师会诊讨论。患儿肝移植术后短期出现进行性Hb降低，且网织红细胞绝对值降低，血细胞形态学检查不支持缺铁性贫血，骨穿刺结果提示"单纯红细胞再生障碍性贫血"，结合患儿人微小病毒B19（HPV-B19）、CMV、EBV核酸阳性，考虑肝移植后免疫抑制过强。与CMV、EBV感染相比较，人微小病毒B19感染更容易发生"单纯红细胞再生障碍性贫血"。因此减少患儿免疫抑制，将他克莫司转换为环孢素，同时予输注丙种球蛋白2.5 g/d，连续10天抗病毒治疗。其后复查Hb 105 g/L、肝功能正常范围内，HPV-B19及CMV-DNA拷贝数转阴，EBV-DNA载量降低（$1.70 \times 10^3$ copies/mL），予出院。患者门诊随访至今，血红蛋白维持在110 g/L左右。

## 案例分析

贫血是儿童肝移植术后较为常见的表现，发生率接近30%。术后早期贫血多见于手术出血、感染、脾功能亢进及溶血。由于儿童血管纤细，轻度贫血可以预防血栓形成，因此，肝移植术后早期轻度贫血并不需要特别处理[1]。

术后中长期贫血可见于营养不良（如挑食、未及时添加辅食）、术后慢性腹泻、病毒感染（HPV-B19、CMV、EBV等）、药物因素（免疫抑制剂及激素）及移植后淋巴增殖性疾病（PTLD）等，好发于移植术后1年内[2]。营养不良与慢性腹泻引起缺铁性贫血，以皮肤/黏膜苍白、头晕、易疲乏等为主要症状，血常规检查可以发现血红蛋白浓度低于正常，同时，患者的红细胞平均体积低于正常，血清铁、铁蛋白及总铁结合力低于正常范围。补铁治疗后患者的网织红细胞升高，血红蛋白升高，则补铁治疗有效。药物性贫血可能原因是骨髓抑制或过敏反应引起的溶血性贫血，多见于吗替麦考酚酯及雷帕霉素[3]，溶血性贫血通过Coombs试验阳性可以进行诊断。慢性病毒感染可以引起包括贫血在内的全身表现和多器官、多系统累及，典型代表是儿童PTLD。其贫血可由骨髓抑制或消化道慢性失血所致[4]。

人微小病毒B19（human parvovirus B19, HPVB19）是一种直径25 nm、无包膜的单链线性DNA病毒，仅在骨髓的红系祖细胞中复制，是造成单纯红细胞再生障碍性贫血的重要原因[5]。由于HPV-B19体积小、无包膜，对热不敏感等特点，用于血液制品的病毒灭活程序很难将其灭活。肝移植围手术期应用大量血制品，加上术后免疫抑制治疗，使感染HPV-B19的风险升高[6]。儿童肝移植术后HPV-B19感染多见于移植术后2～3个月，感染率为9.3%，其中37.7%的HPV-B19感染者存在贫血表现，部分患者还可出现发热、关节疼痛、皮疹表现[7]。

美国器官移植协会建议：器官移植受者出现网织红细胞减少伴促红细胞生成素抵抗性贫血时，在排除营养不良性贫血、溶血、药物性骨髓抑制等原因后，应怀疑HPV-B19感染[8]。对于这类患者，若病毒DNA阳性，HPV-B19感染致单纯红细胞再生障碍性贫血诊断成立，其诊断的预测值为84.6%[9]。对于核酸阴性、临床高度怀疑者，可通过骨髓检查及免疫组化染色进行确诊。典型的骨髓表现包括巨大的原母细胞，胞质呈细颗粒状，透明核内包涵体有一清晰的中央晕（灯笼细胞；图3-9-2），且伴有红细胞发育不全。

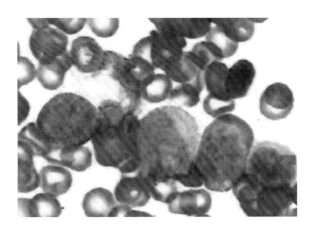

图3-9-2 · 透明核内包涵体

治疗方法是减少免疫抑制剂和静脉注射丙种球蛋白（IVIG）补充外源性抗体，针对细小病毒B19感染，IVIG治疗的最佳剂量和治疗时间尚未确定，美国器官移植协会推荐IVIG 400 mg/（kg·d），连续5天为一个疗程；同时降低免疫抑制强度，以他克莫司为基础用药方案的患者可将他克莫司转换为环孢素[10]。后续监测病毒DNA、网织红细胞、血红蛋白变化。IVIG治疗大部分疗效良好，但HPV-B19感染复发率较高，为20%～30%[11]，复发后可继续下一个IVIG疗程。器官移植后微小病毒B19感染的治疗是以血红蛋白回升、缓解贫血症状为目标，而非追求病毒转阴，部分患者治疗后仍可能存在低拷贝数病毒。

综上所述，肝移植术后贫血，需要根据发生时间、程度、特征，结合实验室检查明确病因，做出准确病因诊断才能获得良好治疗效果。

## 专家点评

本例患儿肝移植前没有贫血，不考虑疾病本身因素。术后近期出现持续中-重度贫血，由于患儿有挑食不良习惯，且曾有慢性腹泻，首先要考虑营养不良性贫血可能。同时，移植术后服用的免疫抑制剂有一定骨髓抑制副作用，或药物过敏发生溶血，均可能导致贫血。另外，患儿发生的CMV、EBV病毒感染也可以造成贫血，特别是EBV感染所致的PTLD，临床上多有包括贫血在内的全身症状表现。然而，本例患儿除贫血外，无其他明显不适，一般状态良好。外周血细胞形态分析、网织红细胞计数、骨髓细胞学检查结果均支持单纯红细胞再生障碍性贫血诊断，考虑病毒感染所致。EBV、CMV病毒感染，以及药物导致的骨髓抑制，也会发生在此时间段，但多数同时有白细胞减少和血小板减少表现，很少发生单纯血红蛋白再生抑制。且EBV、CMV病毒感染往往还有包括发热、乏力、纳差等更明显的全身症状，本例患儿临床表现不支持上述诊断。

人微小病毒B19感染临床上容易被忽视，由于该病毒仅在骨髓的红系祖细胞中复制，持续性感染可导致严重的慢性贫血。低龄儿童由于免疫系统发育不完善，肝移植后发生HPV-B19感染并不少见，儿童移植术后不明原因的中-重度贫血，应该考虑此病的诊断。经过治疗，多数预后良好。

（吉浩，万平，薛峰 编写；张婷 校稿）

## 参考文献

[1] Misra S, Moore TB, Ament ME, et al. Profile of anemia in children after liver transplantation[J]. Transplantation, 2000, 70(10): 1459-1463.

[2] Al-Uzri A, Yorgin PD, Kling PJ. Anemia in children after transplantation: etiology and the effect of immunosuppressive therapy on erythropoiesis[J]. Pediatr Transplant, 2003, 7(4): 253-264.

[3] Al-Uzri A, Yorgin PD, Kling PJ. Anemia in children after transplantation: etiology and the effect of immunosuppressive therapy on erythropoiesis[J]. Pediatr Transplant, 2003, 7(4): 253-264.

[4] Simakachorn L, Tanpowpong P, Lertudomphonwanit C, et al. Various initial presentations of Epstein-Barr virus infection-associated post-transplant lymphoproliferative disorder in pediatric liver transplantation recipients: case series and literature review[J]. Pediatr Transplant, 2019, 23(2): e13357.

[5] Heegaard ED, Brown KE. Human parvovirus B19[J]. Clin Microbiol Rev, 2002, 15(3): 485-505.

[6] Human parvovirus B19. AM J TRANSPLANT, 2004, 4 Suppl 10: 92-94.

[7] Wurdinger M, Modrow S, Plentz A. Impact of parvovirus B19 viremia in liver transplanted children on anemia: a retrospective study[J]. Viruses, 2017, 9(6).

[8] Eid AJ, Ardura MI. Human parvovirus B19 in solid organ transplantation: guidelines from the American society of transplantation infectious diseases community of practice[J]. Clin Transplant, 2019, 33(9): e13535.

[9] Park JB, Kim DJ, Woo SY, et al. Clinical implications of quantitative real time-polymerase chain reaction of parvovirus B19 in kidney transplant

recipients — a prospective study[J]. Transpl Int, 2009, 22(4): 455–462.

[10] Al-Uzri A, Yorgin PD, Kling PJ. Anemia in children after transplantation: etiology and the effect of immunosuppressive therapy on erythropoiesis[J]. Pediatr Transplant, 2003, 7(4): 253–264.

[11] Eid AJ, Brown RA, Patel R, et al. Parvovirus B19 infection after transplantation: a review of 98 cases[J]. Clin Infect Dis, 2006, 43(1): 40–48.

# 供肝来源的 HHV–6 病毒感染

**病史摘要**

患儿女性，1岁，因"胆道闭锁，肝硬化失代偿，胆道Kasai术后"来诊。

患儿于2020年4月28日在全麻下行原位肝移植术，术中见肝脏约12 cm×10 cm×8 cm，呈胆汁淤积性肝硬化表现，与周围组织明显粘连，黄绿色，质韧。门静脉主干未及血栓，盆腔及腹腔脏器未及明显肿块，黄褐色腹腔积液100 mL。供肝180 g，显微吻合动脉1支，使用原肠肠吻合行胆肠吻合。术中出血300 mL，输RBC 2 U。术后予他克莫司联合甲强龙的免疫抑制方案及常规对症支持治疗，术后1周出现高热，体温最高39.3℃，伴严重腹泻，每日黏液便8～9次，无寒战，无咳嗽、咳痰，无腹痛、腹胀等。转入PICU经抗感染、对症支持治疗1周后热退，随后患儿出现肝功能异常，持续1月余。

**供体信息**

供体女性，6月龄，不明原因性脑炎，缺血缺氧性脑病，脑死亡。病程为高热，重型腹泻，喷射性呕吐，惊厥伴窒息发作2天后即进入脑死亡状态，第3天行器官捐献。获取前当地医院查脑脊液常规未见明显异常，脑炎病毒阴性，血培养18小时未见细菌生长。

**体格检查**

体温38.2℃，脉搏142次/分，呼吸25次/分，血压100/62 mmHg。

专科检查 身长68 cm，体重7.6 kg。神志清，精神状态可，发育正常，面色苍白，营养不良，浅表淋巴结未及。口唇无明显干燥、无异常，咽不红，扁桃体无肿大，口腔黏膜完整。心律齐，心音有力，未及明显杂音。双侧呼吸音清，无啰音。腹部软，无明显压痛、反跳痛，未触及腹部包块，切口愈合良好，移动性浊音（－），肠鸣音5次/分，双下肢无水肿。

**实验室检查**

2020年5月

1. 血常规+CRP C反应蛋白96 mg/L↑，白细胞计数16.96×10⁹/L↑，淋巴细胞百分比

22.9%，嗜中性粒细胞百分比68.3%，血红蛋白61 g/L↓，血小板计数223×10⁹/L↑。

2. 出/凝血功能　凝血酶原时间12.1秒，国际标准化比值1.12。

3. 肝生化　白蛋白30.9 g/L↓，丙氨酸氨基转移酶36 U/L，天门冬氨酸氨基转移酶38 U/L，γ-谷氨酰基转移酶151 U/L↑，总胆红素8.5 μmol/L↑。

4. 降钙素原　2.81 ng/mL↑。

5. 血沉　45 mm/h↑。

6. 铁蛋白　3 313.6 ng/mL↑。

7. 呼吸道7项RNA　流感病毒A-RNA（−），流感病毒B-RNA（−），呼吸道合胞V-RNA（−），副流感病毒-RNA（−），腺病毒-RNA（−），肺炎支原体-RNA（−），肺炎衣原体-RNA（−）。

8. EBV-DNA定量＋CMV-DNA定量　CMV-DNA < 500 copies/mL，EBV-DNA < 5×10³ copies/mL。

9. 血培养及鉴定　血培养5天，无细菌生长；腹腔积液细菌培养及鉴定：无细菌生长。

▶ 2020年6月

1. 血清感染宏基因组检测　检出人类疱疹病毒6B型（玫瑰疱疹病毒属）序列数52；屎肠球菌（肠球菌属）序列数9，大肠埃希菌（埃希菌属）序列数3；真菌、寄生虫未检出。

2. 血常规+CRP　C反应蛋白 < 1 mg/L，白细胞计数13.49×10⁹/L，淋巴细胞百分比25.4%，中性粒细胞百分比62.3%，血红蛋白99 g/L↓，血小板计数457×10⁹/L。

3. 肝生化　白蛋白45.5 g/L，丙氨酸氨基转移酶374 U/L↑，天门冬氨酸氨基转移酶227 U/L↑，γ-谷氨酰基转移酶2 602 U/L↑，总胆红素90.1 μmol/L↑。

## 辅助检查

▶ 2020年5月

1. 胸部CT平扫检查（仁济医院）　胸廓两侧对称，气管居中，纵隔无移位。右肺上叶、左肺下叶斑片状增密度影，两肺门影未见明显增大，两侧胸膜未见异常，两侧胸腔未见明显积液，纵隔内未见明显肿大淋巴结。心影未见明显增大。右肺上叶、左肺下叶肺炎。

2. 肝血管超声检查（仁济医院）　肝内回声正常，分布正常，血管走向清。肝内胆管未见明显扩张。门静脉供体段内径5 mm，供体段最大流速26 cm/s，自体段内径5 mm，自体段最大流速37 cm/s。肝动脉内径2 mm，最大流速33 cm/s，最小流速9 cm/s，阻力指数0.73。下腔静脉肝后段内径6 mm，最大流速29 cm/s。肝静脉内径最宽处约5 mm，最大流速36 cm/s，流速曲线呈双相波。患者平卧位：脾窝见无回声区，最深处6 mm；盆腔肠间隙见无回声区，最深处11 mm。双侧胸腔目前未见明显游离无回声区。

▶ 2020年6月

肝穿刺活检病理检查（仁济医院）　汇管区少-中量炎症细胞反应，肝实质多灶性气球样变性，有空泡，可见嗜酸性小体（箭头）。肝细胞轻度变性、淤胆，3区毛细胆管胆栓形成（图3-10-1）。

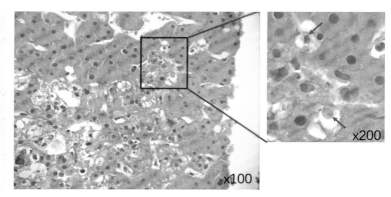

图3-10-1·肝穿刺活检病理：汇管区少-中量炎症细胞反应，肝实质多灶性气球样变性，有空泡，可见嗜酸性小体（箭头所示）。肝细胞轻度变性、淤胆，3区毛细胆管胆栓形成

## 临床诊断

腹腔感染，肝功能不全，肝移植术后状态。

## 多学科讨论关键问题

肝移植术后早期肝功能异常的原因及处理手段是什么？

## 治疗经过

患儿术后第1周恢复顺利，第7天开始在无明显诱因下出现高热，深静脉置管培养、血培养、腹腔积液培养、大便常规、血清病毒学检查结果均呈阴性，调整抗生素方案为美罗培南联合万古霉素、更昔洛韦加强抗感染，减少他克莫司剂量降低免疫抑制，增加静脉注射丙种球蛋白提高抵抗力，同时采用益生菌调节胃肠道菌群、蒙脱石散止泻等对症处理，患者腹泻症状好转，但高热不退。第15天起停用他克莫司，继续予美罗培南、万古霉素、氟康唑、阿昔洛韦全覆盖抗感染治疗，2周后体温恢复正常、腹泻好转、炎症指标基本正常。但肝功能指标出现异常，考虑停用免疫抑制剂有发生移植排斥可能，第21天恢复使用他克莫司，联合激素冲击治疗，效果欠佳（详细经过见图3-10-2）。

为进一步明确诊断，行肝穿刺病理并召集儿童肝病科、感染科及病理科进行了多学科讨论。患儿的病理切片解读提示汇管区有较多炎症细胞浸润，以淋巴和单核细胞为主；肝细胞较重变性、淤胆，部分肝细胞嗜酸性变性、坏死。胆管上皮及血管内皮完整，3区有毛细胆管胆栓形成。上述改变可见于病毒性感染或药物性肝损，结合患儿术后早期曾出现病因不明的严重感染，血清感染宏基因检测中检出高拷贝数的HHV-6B型病毒序列，追问病史，患儿有热退后出皮疹临床表现，考虑HHV-6B感染所致肝炎。调整丙种球蛋白、更昔洛韦加强抗病毒治疗，熊去氧胆酸胶囊改善肝细胞性淤胆治疗，患儿肝酶指标逐步好转，1个半月后恢复至正常值范围。

## 案例分析

HHV-6属于β-疱疹病毒亚群，根据限制性片段的差异分为A、B两个亚型[1]，其中A型分离株

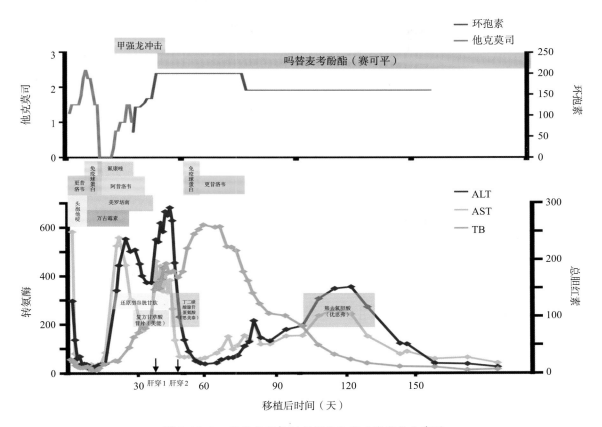

图3-10-2 · 患儿免疫抑制剂量和肝功能变化曲线图

多来自免疫抑制患者，B型在免疫正常和免疫抑制患者中均可分离[2]。HHV-6感染十分普遍，95%以上在2岁以内发生初次感染，高峰期是6～12个月，HHV-6感染可成为婴儿的第一次发热性疾病[1, 3]。HHV-6感染的临床表包括高热（多数＞39℃）、皮疹、肺炎、脑炎、肝炎、骨髓移植等[1, 4]。

本例患者肝移植术后早期恢复良好，术后1周出现不明原因高热，根据患者病程特点高度怀疑病毒性感染，常见病原体无阳性发现，后病原二代测序发现人类疱疹病毒6B型。患者经积极抗感染治疗后好转。该病毒高度怀疑来源于供体，回溯病史，有与受体相似的高热和消化系统症状，考虑到供体发病病程短，未充分寻找病原学证据，脑炎的病因不明，因此，不排除供体脑炎和受体术后感染为同一病原菌的可能性。

HHV-6的传播途径主要是唾液传播，在儿童肝移植受者，HHV-6初始感染也可发生于HHV-6阴性受体接受HHV-6阳性供肝时[5]。通过血液或脑脊液中的定量 PCR 检测病毒核酸是诊断HHV-6感染的首选方法，指南暂不推荐对无症状患者进行 HHV-6 血症的常规筛查[6]。移植后HHV-6阳性分为原发感染、病毒重新激活和混合感染[3]。一项单中心、前瞻性队列研究表明，肝移植后HHV-6再激活受高剂量糖皮质激素和排斥影响，且通常与CMV感染相关；原发感染可首先表现为缺乏CMV等病原学依据下的不明原因发热。HHV-6感染与肝移植生存率无相关性，与术后30天之后的急性排斥有一定的相关性（$P$=0.019）[7]。

供者来源感染（donor-derived infection, DDI）是肝移植术后一类少见但严重的并发症。因供者在器官捐献前可能存在长期ICU住院史、透析史、体外膜肺氧合、深静脉导管留置等因素，其发生院内感染的风险增高，尤其是多重耐药（MDR）菌的感染。近期国内一项单中心回顾性研究显示[8]，供者感染中最常见的病原菌包括鲍曼不动杆菌、金黄色葡萄球菌、铜绿假单胞菌及白念珠菌等，14.6%接受感染供者肝脏捐献的受体出现了DDI。一旦发生DDI，受者发生肾脏、肺脏等并发症的可能性及死亡率会显著升高[9]。

根据器官移植供者来源性感染诊疗技术规范（2019版）[10]，对于DDI的预防应做到快速规范的供体状态评估、供体院内感染预防及高风险供肝移植后受者的防控。供体评估应结合病史、临床表现和实验室检查综合分析，将供者感染状态分为不可接受风险、高风险和低风险。不可接受风险的感染性疾病应禁止用作器官捐献的供体，高风险供者应及时送检标本并密切关注培养结果。ICU是院内感染高发场所，因此应严格执行接触隔离、手卫生、环境清洁与消毒、MDR菌的主动筛查等管理规范。接受高风险供肝的受体应在术后采用经验性抗病毒、抗菌治疗，抗细菌治疗疗程常为7～14天，抗真菌治疗疗程一般为2周。术后出现发热等菌血症表现时应及时予广谱抗菌药物治疗，后根据药敏结果调整用药方案。若供者检出MDR感染，受体应接受至少14天的敏感抗菌药物治疗，但需注意药物相互作用带来的不良反应[11]。

## 专家点评

人类疱疹病毒6型（HHV-6）在人群中普遍存在，初始感染常发生在2岁以内的幼儿，以发热、皮疹为最常见临床表现，多数预后良好。肝移植术后免疫抑制状态下，HHV-6病毒感染与原发感染及病毒再激活有关，病毒再激活在术后2～4周达到高峰。因此，遇到不明原因高热的肝移植早期受者，应该考虑HHV-6病毒感染可能。临床表现方面，相关表现包括发热、肝炎、肺炎和神经系统疾病，更为凶险。肝功能异常表现在肝移植后HHV-6病毒感染中比较常见，与病毒直接损伤及感染后继发性移植物排斥反应有关。

本例患儿从年龄、起病时间和临床表现都和HHV-6病毒感染高度吻合，回溯病史，考虑供体来源感染（DDI）的可能性最大。HHV-6病毒等目前不属于DDI主动筛查的致病原范围，对于临床上不明原因脑炎死亡的捐献者（高风险供体），接受其器官仍需要非常谨慎。已经接受高风险器官的肝移植受者，术后应加强全覆盖预防感染措施，密切关注供体标本病原学检查结果。

（陈晨，朱建军，薛峰 编写；张婷 校稿）

## 参考文献

[1] Pappo-Toledano A, Dovrat S, Soufiev Z, et al. Primary human herpesvirus 6 infection in young children[J]. N Engl J Med, 1992, 326(22): 1445–1450.

[2] 周越．人疱疹病毒6型的原发感染与中枢神经系统感染[J].国外医学微生物学分册，1998，21.

[3] Razonable RR, CV Paya. The impact of human herpesvirus-6 and -7 infection on the outcome of liver transplantation[J]. Liver Transpl, 2002, 8(8): 651–658.

[4] 唐志慧，梅道启，王媛，等．人类疱疹病毒6型感染所致儿童急性坏死性脑病一例[J].中华神经科杂志，2021，54（1）：34–39.

[5] 刘敏，孙丽莹.肝移植术后人类疱疹病毒6型感染的研究进展[J].器官移植，2020，11（4）：502–507，515.

[6] Pellett Madan R, J Hand. Human herpesvirus 6, 7, and 8 in solid organ transplantation: Guidelines from the American Society of Transplantation Infectious Diseases Community of Practice[J]. Clin Transplant, 2019, 33(9): e13518.

[7] Humar A, Kumar D, Caliendo AM, et al. Clinical impact of human herpesvirus 6 infection after liver transplantation[J]. Transplantation, 2002, 73(4): 599−604.

[8] Tong L, Hu XG, Huang F, et al. Clinical impacts and outcomes with possible donor-derived infection in infected donor liver transplantation: a single-center retrospective study in China[J]. J Infect Dis, 2020, 221(Suppl 2): S164−S173.

[9] Len Ó, Ramos A, Pahissa A. Donor infection and transmission to the recipient of a solid allograft[J]. Am J Transplant, 2008, 8(11): 2420−2425.

[10] 张雷，朱有华. 器官移植供者来源性感染诊疗技术规范（2019版）[J]. 器官移植，2019，10（4）：369−375.

[11] Sifri CD, MG Ison. Highly resistant bacteria and donor-derived infections: treading in uncharted territory[J]. Transpl Infect Dis, 2012, 14(3): 223−228.

# 第四部分
# 儿童肝移植新治疗与新技术

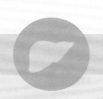

- PTLD-淋巴瘤是儿童肝移植后的一种严重并发症，威胁患儿的生存。我们首次尝试的 CAR-T 免疫细胞治疗为耐药难治性 PTLD-淋巴瘤提供了一种新的治疗手段。

- 肝移植术后儿童慢性腹泻成因复杂，粪菌移植（FMT）对其他治疗效果不佳、疑似 GVHD 或存在肠道 PTLD 等复杂原因导致的腹泻具有较好的治疗效果。

- 门静脉发育不良是婴幼儿肝移植血管重建的一大难题。我们首创了利用自体门静脉补片扩大门静脉管径的血管重建技术，避免了供者不必要的手术创伤，同时提供了理想的组织相容性，降低了手术难度和术后并发症风险。

# 一

# CAR-T 治疗肝移植后难治性移植后淋巴增殖性疾病 - 淋巴瘤

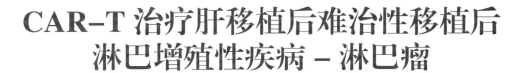

**病史摘要**

患儿男性，3岁5个月，肝移植术后2年5个月，确诊移植后淋巴增殖性疾病（PTLD）–Burkitt淋巴瘤7个月入院。

患儿新生儿期确诊"胆道闭锁"，2016年2月4日于儿科医院行Kasai手术，2017年1月4日因肝硬化失代偿于仁济医院行亲体肝移植手术。术后早期免疫抑制方案为他克莫司（1 mg，bid）+霉酚酸酯（0.25 g，bid），半年后改为他克莫司单药，浓度在6～9 ng/mL。术后半年出现EBV病毒血症，减少他克莫司用药（0.5 mg，bid），肝功能正常。

2018年10月家长无意间发现患儿右腹有肿块，大小约7 cm×10 cm，质地软，先后于仁济医院行腹腔肿块穿刺术，于上海儿童医学中心行颈部软组织肿物切除术，病理均提示：PTLD–Burkitt淋巴瘤。2018年11月患儿停用免疫抑制剂，开始接受以利妥昔单抗为基础用药的多轮化疗，并在2019年4月19日接受了回盲部肿瘤切除及淋巴结清扫手术。患儿在手术后再次接受了R-CC方案及A方案的化疗各一次。但化疗后的腹部CT复查提示腹腔内出现大量软组织影，疾病快速恶化（图4-1-1）。

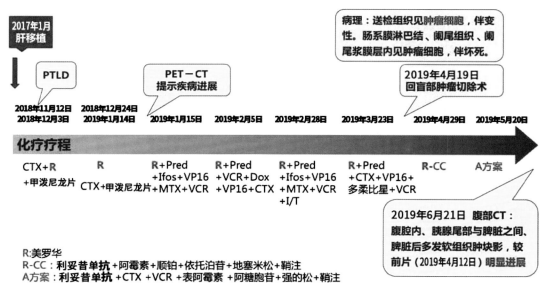

图4-1-1 · 患儿移植后接受化疗及疾病进展情况

## 体格检查

体温36.2℃，脉搏92次/分，呼吸20次/分，血压91/61 mmHg。

专科检查　神清，精神差，消瘦，体型适中，自主体位。全身皮肤、黏膜无黄染，无皮下出血，腹部稍膨隆。其余心、肺查体无殊。上腹部可见陈旧性手术瘢痕，腹腔内可及包块，质地硬，脾肋下未触及，移动性浊音（−），肠鸣音5次/分，双下肢无水肿。

## 实验室检查

▷ 2018年11月

1. 血常规　白细胞计数6.81×10⁹/L，嗜中性粒细胞百分比50.5%，淋巴细胞百分比45.0%，单核细胞百分比2.3%，血红蛋白105 g/L↓，血小板计数360×10⁹/L。

2. 肝生化检查　总蛋白58 g/L↓，白蛋白33.5 g/L↓，丙氨酸氨基转移酶9 U/L，天门冬氨酸氨基转移酶39 U/L，总胆红素5.7 μmol/L，直接胆红素0.9 μmol/L，谷氨酰转肽酶11 U/L，碱性磷酸酶137 U/L。

3. EBV+CMV-DNA定量　CMV-DNA定量<500 copies/mL，EBV-DNA定量5.51×10⁵copies/mL。

## 辅助检查

▷ 2018年11月7日

1. 腹部超声检查　肝移植术后，回盲部、肠系膜及其淋巴结、回肠淋巴组织增殖性病变（PTLD）可能。腹腔中等量混浊积液。脾大，双肾增大、右肾盂分离，胰腺稍大。

2. PET-CT检查　几轮化疗期间肿瘤逐渐增大，较2019年1月15日的检查结果明显进展（图4-1-2）。

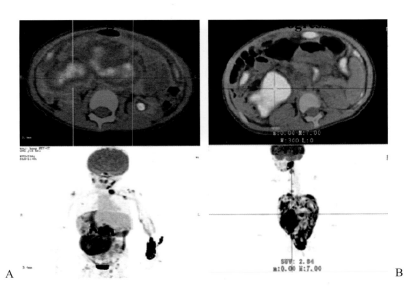

图4-1-2·PET-CT检查显示几轮化疗期间肿瘤进展情况。A. 2018年11月1日检查结果。B. 2019年1月15日的检查显示肿瘤进展

3. 病理检查 淋巴组织增生，细胞形态较单一，结合病史符合移植后淋巴增殖性疾病（PTLD）（图4-1-3）。

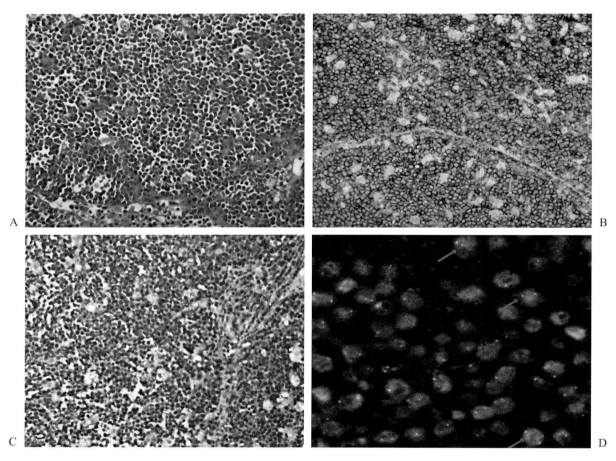

图4-1-3 · 病理检查显示淋巴组织增生，细胞形态较单一，结合病史符合移植后淋巴增殖性疾病（PTLD）。A. H&E染色。B. CD19染色。C. EBER染色。D. FISH-C-myc断裂重排

▶ 2019年6月21日
腹部CT检查 腹腔内、胰腺尾部与脾脏之间、脾脏后多发软组织肿块影，较前片（2019年4月12日）明显进展（图4-1-4）。

▶ 2019年8月21日
PET-CT检查（仁济医院） 肝移植术后、PTLD综合治疗后，前次检查（2019年1月9日）所示的腹、盆腔及骨骼多发病灶，在此次检查时完全缓解（CR）（图4-1-5）。

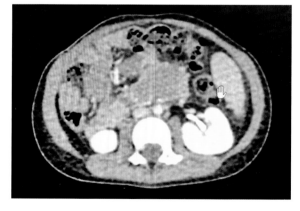

图4-1-4 · 腹部CT检查显示腹腔内、胰腺尾部与脾脏之间、脾脏后多发软组织肿块影，较前片（2019年4月12日）明显进展

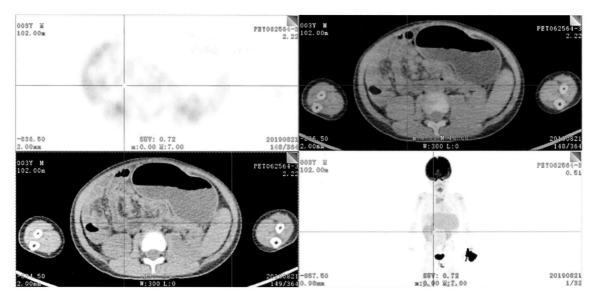

图4-1-5 · PET-CT（仁济医院，2019年8月21日）：肝移植术后、PTLD综合治疗后，前次检查（2019年1月9日）所示盆、腹腔及骨骼多发病灶，此次检查基本消失

## 临床诊断

PTLD，Burkitt淋巴瘤，肝移植手术史。

## 多学科讨论关键问题

CAR CD19-T细胞治疗的适应证和不良反应监测。

## 治疗经过

患儿PTLD-Burkitt淋巴瘤诊断明确，经手术减瘤、R-CC方案及A方案的化疗无效，疾病仍然进展，经血液肿瘤科、小儿外科和肝移植科多学科讨论后，在患儿家长充分知情情况下，同意尝试CAR CD19-T细胞治疗。患儿在接受放疗预处理后，于2019年6月26日予CAR CD19-T细胞输注，细胞数$9 \times 10^6$/kg。患儿在此过程中曾出现以C反应蛋白、白介素6、乳酸脱氢酶及体温上升为主要表现的Ⅱ级细胞因子释放综合征（CRS），予以白介素6受体抗体控制CRS及积极对症支持治疗，细胞输注后第6天体温恢复正常，生命体征平稳，予以出院随访。

患儿出院后每周监测血常规、肝功能，8周后复查PET-CT，提示盆、腹腔内肿瘤活性病灶基本消失，四肢骨骼未见异常高吸收表现（图4-1-5），证实CAR19-T细胞治疗效果显著。后续改为每个月监测血常规、淋巴细胞计数和肝功能，免疫抑制剂持续停药状态。由于患儿外周B淋巴细胞计数始终未得到恢复，仍需定期入院输注IVIG预防感染。证实CAR CD19-T细胞治疗1年后患儿回院随访，肝功能指标正常（图4-1-6），肝活检病理检查提示汇管区少量纤维组织，胆管、血管内皮完整，肝细胞形态基本正常（图4-1-7）。患儿重返幼儿园生活、学习正常。

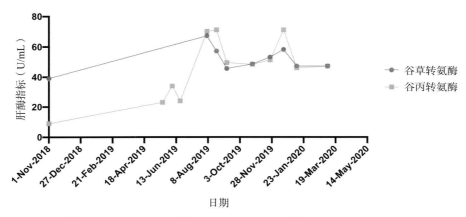

图 4-1-6 · 免疫抑制剂停用 1 年 4 个月，肝功能处于正常上限之内

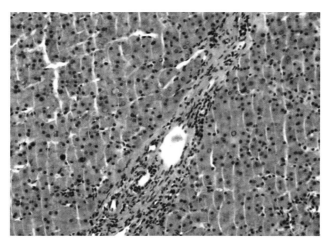

图 4-1-7 · 患儿末次随访 2020 年 4 月肝穿刺结果提示汇管区少量纤维组织，胆管、血管内皮完整，肝细胞形态基本正常

## 案例分析

移植后淋巴增殖性疾病（post-transplant lymphoproliferative disorders, PTLD）是实体器官移植或造血干细胞移植患者在免疫抑制状态时淋巴和（或）浆细胞异常增殖所导致的一类具有潜在致命性的并发症，且在儿童移植患者中的发病率较高[1]。而其中移植后的 Burkitt 淋巴瘤（Burkitt post-transplantation lymphoma, BL-PTLD）作为一类罕见的单型性 B 细胞 PTLD，目前尚无统一的治疗方案。经典的基于利妥昔单抗联合化疗的方案对于 PTLD 有较好的效果[2]，然而，仍有一小部分难治性 PTLD 对传统药物治疗耐药[3]，此时，CAR-T 治疗是目前可以尝试的治疗方案，自体 CAR-T 治疗从患者血液中分离 T 细胞，然后对其进行基因修饰以表达嵌合表面抗原受体，这些受体让 T 细胞能够识别并结合肿瘤抗原，如 B 细胞表面标记 CD19 等，通过细胞毒性作用杀灭肿瘤细胞。CAR-T 疗法最初应用于急性淋巴细胞白血病，对于复发或难治性 ALL 患者，可明显改善其结局。CAR-T 疗法现在已被批准用于复发性或难治性大 B 细胞淋巴瘤（DLBCL），在复发性难治性大 B 细胞淋巴瘤患者中的总体缓解率约为 80%，CAR-T 治疗后 1 ~ 2 年的完全缓解率约为 50%，无病生存率为 35% ~ 40%[4]。本例患儿多轮化疗不敏感且疾病进展，在使用 CAR-T 治疗后 55 天，

PET-CT提示患儿的BL-PTLD完全缓解，并且到目前为止已有30个月的无复发生存[5]。提示自体抗CD19的CAR-T细胞治疗BL-PTLD是有效且安全的，有潜力成为耐药性BL-PTLD的一种新型的治疗方法（图4-1-8）。

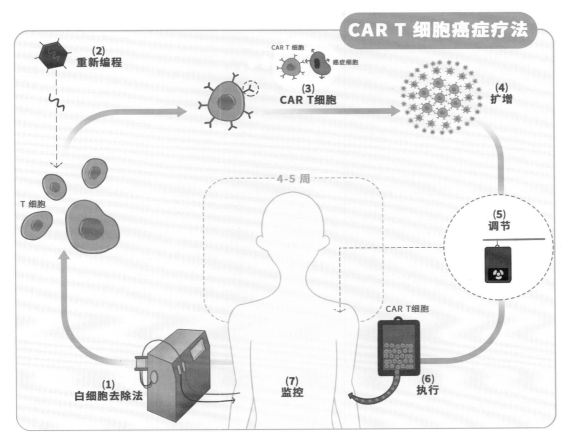

图4-1-8·CAR-T细胞治疗原理示意图

**专家点评**

肝移植后PTLD的临床治疗需要根据病理类型、受累的细胞成分、一线治疗的效果来确定治疗方案。儿童肝移植术后PTLD绝大多数和免疫抑制过度、EBV感染相关，因此多数患者经过免疫抑制剂减量、妥昔单抗联合小剂量化疗及手术治疗就能获得满意疗效。对于那些传统治疗效果不佳的PTLD-淋巴瘤，如果病例类型以CD19、CD20、CD22阳性B细胞为主，则可以开展针对这些抗原的CAR-T细胞治疗，本例是我国首例CAR-T细胞治疗PTLD-Burkitt淋巴瘤的成功尝试，后续我们又治疗了3例相似的病例，同样取得了较为满意的临床效果。目前针对EBV的CAR-T细胞也在临床前研究中，若能证实其安全、有效，将为CAR-T细胞治疗在PTLD中提供更为精准、有效的治疗手段。

（黄永馨，封明轩 编写；薛峰 校稿）

# · 参考文献 ·

[1] Dharnidharka VR, Webster AC, Martinez OM, et al. Post-transplant lymphoproliferative disorders[J]. Nat Rev Dis Primers, 2016, 2: 15088.

[2] Orjuela M, Gross TG, Cheung YK, et al. A pilot study of chemoimmunotherapy (cyclophosphamide, prednisone, and rituximab) in patients with post-transplant lymphoproliferative disorder following solid organ transplantation[J]. Clin Cancer Res, 2003, 9(10 Pt 2): 3945S−3952S.

[3] Cairo MS, Sposto R, Perkins SL, et al. Burkitt's and Burkitt-like lymphoma in children and adolescents: a review of the Children's Cancer Group experience[J]. Br J Haematol, 2003, 120(4): 660−670.

[4] Krishnamoorthy S, Ghobadi A, Santos RD, et al. CAR−T therapy in solid organ transplant recipients with treatment refractory posttransplant lymphoproliferative disorder[J]. Am J Transplant, 2021, 21(2): 809−814.

[5] Wang T, Feng M, Luo C, et al. Successful treatment of pediatric refractory Burkitt lymphoma PTLD after liver transplantation using anti-CD19 chimeric antigen receptor T-Cell therapy[J]. Cell Transplant, 2021, 30: 963689721996649.

# 粪菌移植治疗肝移植后顽固性腹泻

## 病史摘要

患儿女性，1岁8个月，因"肝移植术后1年余，反复腹泻5月余，间断发热2个月"入院。

患儿2017年4月因"先天性胆道闭锁"行"活体肝移植术"，术后予他克莫司抗排斥治疗并规律随访。入院前5个月出现腹泻，为黄稀糊便，无黏液脓血，5～6次/天，入院前2个月出现间断发热，热峰39℃，仁济医院随访，完善检查，提示EBV-DNA阳性。PET-CT检查提示：① 胆道闭锁肝移植术后改变；移植肝未见异常软组织肿块及FDG代谢异常。② 结肠弥漫性增厚伴FDG代谢增高，移植后淋巴增殖性疾病（PTLD）不能除外。予停用他克莫司，并予甲强龙治疗（2018年5月），入院前1个月（2018年5月22日）患儿于上海儿童医学中心行胃肠镜检查，胃镜未见明显异常，肠镜提示直肠、乙状结肠多发性溃疡，肠镜病理提示慢性黏膜炎，中度活动性，局灶腺腔脓肿形成，可见小溃疡，CD20部分阳性，结合PET-CT考虑"PTLD"，予利妥昔单抗治疗3次后患儿体温正常，腹泻仍无明显好转，为治疗腹泻，拟"慢性腹泻"收治入上海市儿童医院。

## 体格检查

体温36.5℃，脉搏125次/分，呼吸25次/分，血压95/55 mmHg。

专科检查　神清，反应可，无特殊面容，面色苍白，无脱水貌，全身无皮疹及黄染，上腹见一横向约7 cm的手术瘢痕。巩膜无黄染，球结膜苍白，浅表淋巴结未及肿大，咽正常，双侧扁桃体无肿大，双肺呼吸音粗，未及干、湿啰音，心音有力、律齐，未及病理性杂音，腹软不胀，肠鸣音8～9次/分，无压痛，无反跳痛。肝右肋下未及，剑突下5 cm；脾肋下4 cm，质中；四肢活动可。颈阻阴性，双侧克氏征、巴氏征及布氏征阴性，CRT < 3秒。肛门见皮赘。

## 实验室检查

> 2018年5月（上海儿童医学中心）

1. 血常规　白细胞计数$16.1 \times 10^9$/L ↑，血红蛋白94 g/L ↓，CRP 142 mg/L ↑。

2. 肝生化检查　谷丙转氨酶15 U/L，谷草转氨酶22 U/L，白蛋白25.2 g/L ↑。

▶ 2018年7月（上海市儿童医院）

1. 血常规　白细胞总数$5.92 \times 10^9$/L，血红蛋白67 g/L↓，血小板总数$279 \times 10^9$/L，C反应蛋白101 mg/L↑。

2. 出/凝血功能　凝血酶原时间15.3秒，国际标准化比值1.32，活化部分凝血活酶时间36.2秒，纤维蛋白原2.62 g/L，凝血酶时间18.9秒。

3. 肝生化检查　直接胆红素4.20 μmol/L，总胆红素13.52 μmol/L，丙氨酸氨基转移酶43 U/L↑，天门冬氨酸氨基转移酶54 U/L↑，γ-谷氨酰基转移酶22 U/L，碱性磷酸酶211 U/L，总胆汁酸6 μmol/L，总蛋白46.19 g/L↓，白蛋白21.41 g/L↓，球蛋白25 g/L。

## 辅助检查

▶ 2018年5月

1. PET-CT检查（仁济医院）　① 胆道闭锁肝移植术后改变；移植肝未见异常软组织肿块及FDG代谢异常。② 结肠弥漫性增厚伴FDG代谢增高，PTLD不能除外；肠系膜间隙多发淋巴结，FDG代谢未见异常，建议密切随访。③ 鼻咽后壁软组织增厚伴FDG代谢增高，考虑腺样体肥大可能。④ 全身骨骼FDG弥漫性增高，考虑生理性摄取所致。

2. 胃镜检查（上海儿童医学中心）　浅表性胃窦炎；胃镜病理：中度慢性浅表性胃炎，HP阴性，十二指肠轻度黏膜慢性炎。

3. 肠镜检查　直肠、乙状结肠多发性溃疡；肠镜病理:（乙状结肠）黏膜慢性炎。中度活动性，局灶腺腔脓肿形成，可见小溃疡，特殊检查CD20部分+。

▶ 2018年7月（上海市儿童医院）

1. 病毒学检测　EB衣壳IgG亲和力测定99.84，EB衣壳抗体IgM 阴性0.28，EB早期抗体IgG 32.14，EB衣壳抗体IgG 384.59↑，EB核抗体IgG 25.29。

2. EB病毒DNA　$9.52 \times 10^5$ copies/mL↑。

3. 粪便常规和培养　无特殊。

4. 腹部超声检查　肝、脾形态饱满，余正常。

5. 盆、腹部CT检查（上海市儿童医院）　结肠扩张，肠壁增厚强化；肝移植术后改变；脾脏大（图4-2-1）。

## 临床诊断

慢性腹泻；移植后淋巴增殖性疾病。

## 多学科讨论关键问题

儿童肝移植术后慢性腹泻的原因和治疗方案是什么？

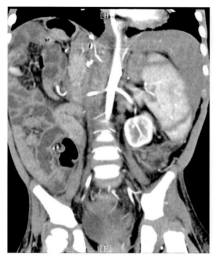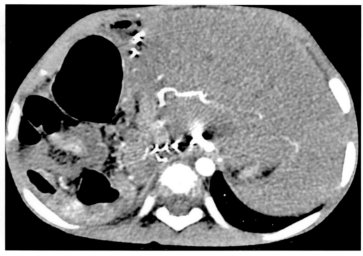

图4-2-1 · 盆、腹部CT检查结果：结肠扩张，肠壁增厚强化肝移植术后改变；脾脏大

## 治疗经过

患儿完善肝移植随访相关检查，针对肝移植术后慢性腹泻迁延不愈进行了包括儿童消化内科、感染科、肝移植团队及影像科在内的多学科讨论。鉴于患儿肝移植术后长期服用免疫抑制剂，反复发热，考虑感染性腹泻不能除外，同时患儿为肝移植术后，EBV感染存在高风险。患儿肠镜病理检查提示结肠细胞CD20部分阳性，且PET-CT提示结肠弥漫性增厚伴FDG代谢增高，肠系膜间隙多发淋巴结，诊断为PTLD，予停用免疫抑制剂，并予利妥昔单抗治疗3次后患儿体温正常，但腹泻无好转，为进一步治疗腹泻，于2018年7月转入上海市儿童医院，转入后先后予美罗培南、万古霉素、阿昔洛韦等综合抗感染治疗，同时输注静脉丙种球蛋白、白蛋白及少浆血支持治疗，患儿体温恢复平稳，期间大便次数仍5～6次/天，为稀糊便，便中含黏液，予益生菌、蒙脱石散、口服补液盐等对症处理后好转不明显。因患儿为肝移植术后慢性腹泻，常规抗感染及利妥昔单抗治疗无效，考虑患儿为肝移植术后顽固性腹泻，遂于入院后3周（腹泻病程3个月）行粪菌移植（FMT）治疗，FMT后患儿大便性状和次数改善，随访1年无腹泻。

## 案例分析

腹泻在移植术后患儿中并不少见，但病因大多不明，发病率为10%～43%。腹泻可分为感染性腹泻和非感染性腹泻，感染性腹泻主要是由病毒、细菌、寄生虫等感染引起，其中30%可能由艰难梭菌感染引起。除感染外，常用免疫抑制剂的不良反应中也有腹泻。免疫抑制剂如霉酚酸莫非替（MMF）、环孢素A（CSA）、他克莫司（TAC）、西罗莫司（SRL）均可引起腹泻[1]。移植物抗宿主病（GVHD）及PTLD表现为腹泻在移植术后也不少见。儿童实体器官移植GVHD发生率为8.3%～13.4%，肝移植术后GVHD发生率约1.5%，其中43%累及胃肠道[2]。PTLD在肝移植术后的儿童中发生率约10%，其中25%～30%累及胃肠道。原发性胃肠道的PTLD患者的症状包括消化道出血、贫血、体重减轻、发热、低蛋白血症、蛋白丢失性肠病、厌食、慢性腹泻和腹痛等。虽然这些症状大多是非特异性的，但腹泻常可伴有低白蛋白血症[3]。目前针对肝移植术后腹泻，其主要的处理意见如图4-2-2所示[1, 3]。

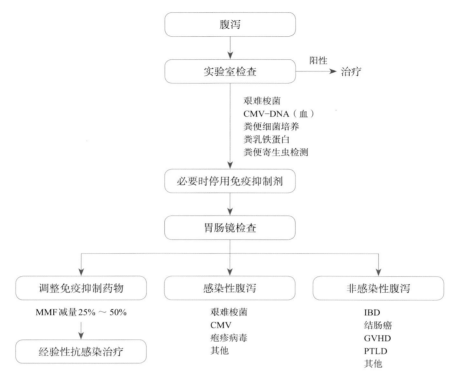

图4-2-2 · 肝移植术后腹泻的主要处理流程

　　粪菌移植（FMT）是指从健康人（供体）粪便中分离的菌群、病毒等多种微生物，食物分解消化后及微生物的各种代谢产物和天然抗菌物质等，通过鼻胃管、内镜、肠菌胶囊等方法注入患者（受体）肠道内，以重建肠道菌群平衡、修复肠黏膜屏障、控制炎症反应、调节机体免疫、治疗特定肠道内和肠道外疾病的一种特殊方法[4]。FMT可用于治疗肠道疾病如艰难梭菌感染、炎症性肠病、肠易激综合征，代谢性疾病如2型糖尿病、肥胖，自身免疫性疾病如类风湿关节炎，过敏性疾病，心血管疾病等，其中治疗最成功的是艰难梭菌感染，治愈率达70%～90%[4, 5]。

　　国外已有FMT治疗肝移植术后艰难梭菌感染引起的慢性腹泻的报道[6, 7]。目前尚无FMT治疗PTLD的相关研究，针对FMT治疗GVHD的研究也较少，主要集中在FMT对急性GVHD干预的有效性分析，2016年首次报道了成功应用FMT治疗伴有胃肠道症状的急性GVHD的案例[8]。2020年荷兰的一项研究针对FMT治疗15名接受同种异体造血干细胞移植后肠道GVHD患者的研究发现，FMT可明显缓解其腹泻症状，且耐受性良好，无不良事件发生[9]。FMT主要通过植入有益的供体菌群，特别是那些抗炎代谢产物，对改善GVHD可起到重要作用[9-12]。FMT存在治疗GVHD的潜能，尤其在慢性GVHD患者中，FMT或可维持或改善器官受累情况，恢复对免疫抑制药物的敏感性，但未来仍需大量的临床试验以进一步研究其有效性及安全性。因此，目前建议对于肝移植术后病因不明的慢性腹泻，在其他治疗方法不起效、疑似GVHD，尤其存在肠道排斥时，可尝试应用FMT进行治疗（图4-2-3）。

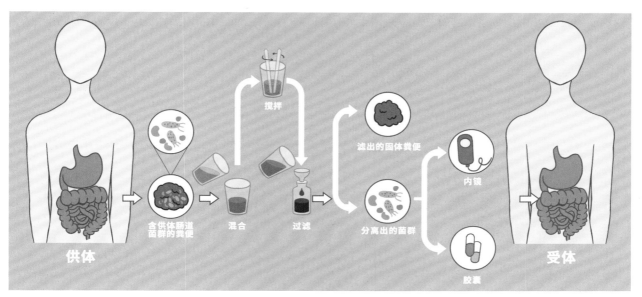

图4-2-3 · 粪菌移植技术

## 专家点评

慢性腹泻作为肝移植术后小儿的常见病和多发病，必须引起足够的重视，在患儿发生腹泻后应积极寻找病因，必要时可结合消化内镜及组织病理学检查，采用相应的治疗方案，同时根据病情分析是否需要调整免疫抑制剂。

肠菌移植的不良反应包括嗳气、腹胀、腹痛、呕吐、腹泻、发热等，大部分症状在移植1～2天缓解[4, 13]。粪菌移植（FMT）用于治疗肝移植术后慢性腹泻，在儿童应用中尚缺乏足够的随机对照临床试验研究，且其中的机制和长期的安全性还有待于进一步观察。此例患儿存在PTLD，经过利妥昔单抗治疗后腹泻无明显好转，应用FMT后腹泻明显改善。本病例体现了移植术后慢性腹泻病因的复杂性及临床的复杂性，如何平衡肠道排斥、感染或PTLD至关重要。FMT可在其他治疗方法无效的情况下作为抢救治疗使用，且目前文献报道无明显不良反应。此外，该患儿合并PTLD，也显示出肝移植术后仍需多学科合作，共同评估，找到最佳治疗方案。

（李小露 编写；张婷 校稿）

## · 参考文献 ·

[1] Chascsa DM, Vargas HE. The gastroenterologist's guide to management of the post-liver transplant patient[J]. Am J Gastroenterol, 2018, 113: 819–828.

[2] Green T, Hind J. Graft-versus-host disease in paediatric solid organ transplantation: a review of the literature[J]. Pediatr Transplant, 2016, 20: 607–

618.

[3] Ginsburg PM, Thuluvath PJ. Diarrhea in liver transplant recipients: etiology and management[J]. Liver Transpl, 2005, 11: 881−890.

[4] Gupta A, Khanna S. Fecal Microbiota Transplantation[J]. JAMA, 2017, 318: 102.

[5] McDonald LC, Gerding DN, Johnson S, et al. Clinical Practice Guidelines for Clostridium difficile Infection in Adults and Children: 2017 Update by the Infectious Diseases Society of America (IDSA) and Society for Healthcare Epidemiology of America (SHEA)[J]. Clin Infect Dis, 2018, 66: e1−e48.

[6] Munez E, Ramos A, Banos I, et al. Fecal transplantation for the treatment of relapsing diarrhea associated with Clostridium difficile infection in a liver transplantation patient[J]. Med Clin (Barc), 2016, 146: e3−e4.

[7] Bonatti HJR, Sadik KW, Krebs ED, et al. Clostridium difficile-associated colitis post-transplant is not associated with elevation of tacrolimus concentrations[J]. Surg Infect (Larchmt), 2017, 18: 689−693.

[8] Kakihana K, Fujioka Y, Suda W, et al. Fecal microbiota transplantation for patients with steroid-resistant acute graft-versus-host disease of the gut[J]. Blood, 2016, 128: 2083−2088.

[9] van Lier YF, Davids M, Haverkate NJE, et al. Donor fecal microbiota transplantation ameliorates intestinal graft-versus-host disease in allogeneic hematopoietic cell transplant recipients[J]. Sci Transl Med, 2020, 12.

[10] Ouyang J, Isnard S, Lin J, et al. Treating from the inside out: relevance of fecal microbiota transplantation to counteract gut damage in GVHD and HIV infection[J]. Front Med (Lausanne), 2020, 7: 421.

[11] Zhang F, Zuo T, Yeoh YK, et al. Longitudinal dynamics of gut bacteriome, mycobiome and virome after fecal microbiota transplantation in graft-versus-host disease[J]. Nat Commun, 2021, 12: 65.

[12] Qi X, Li X, Zhao Y, et al. Treating steroid refractory intestinal acute graft-vs.-host disease with fecal microbiota transplantation: a pilot study[J]. Front Immunol, 2018, 9: 2195.

[13] Zhang XY, Wang YZ, Li XL, et al. Safety of fecal microbiota transplantation in Chinese children: a single-center retrospective study[J]. World J Clin Cases, 2018, 6: 1121−1127.

# 门静脉自体补片应用于门静脉发育不良患者

## 病史摘要

患儿男性，6个月，因"发现皮肤黄染6个月，腹围增大2个月"入院。

患儿出生时出现皮肤、巩膜黄染，伴尿黄及白陶土样大便。患儿皮肤、巩膜黄染逐渐加深，无皮下出血，无呕吐，有发热，无咳嗽。遂至当地医院就诊，行肝穿刺活检提示肝脏胆汁淤积样表现。4月龄时于当地医院就诊，肝功能提示总胆红素300 μmol/L，予行剖腹探查术，术中造影证实诊断为肝内胆道闭锁，未行Kasai术。术后出院继续对症支持治疗。患儿腹围逐渐增大，黄疸加深伴有尿量减少，遂至仁济医院就诊，拟行肝脏移植治疗。

## 体格检查

体温36.8℃，脉搏100次/分，呼吸30次/分，BP 100/51 mmHg。

专科检查 神清，精神可，皮肤有黄染（重度），巩膜有黄染（重度），腹部膨隆，未触及腹部包块，上腹部见陈旧性手术瘢痕。脐可见隆起，质柔软，按压可回纳。肝肋下可触及，肋下2 cm，质硬；脾肋下可触及，肋下2 cm，质软。移动性浊音（＋），肠鸣音4次/分，双下肢有水肿。

## 实验室检查

▸ 2016年5月7日

1. 血常规 白细胞计数$9.01 \times 10^9$/L，嗜中性粒细胞41%，血红蛋白102 g/L，血小板计数$146 \times 10^9$/L。

2. 出/凝血功能 凝血酶时间16.3秒，国际标准化比值1.45。

3. 肝生化检查 白蛋白28.3 g/L，总胆红素341.4 μmol/L，丙氨酸氨基转移酶（ALT）103.2 U/L，天门冬氨酸氨基转移酶（AST）248.1 U/L，肌酐13 μmol/L。

4. 血型鉴定 ABO血型A型，RH（D）血型阳性。

▶ 2016年5月7日

上腹部CTA检查 肝硬化，脾脏增大，门静脉主干明显狭窄，胃冠状静脉显著扩张（图4-3-1）。

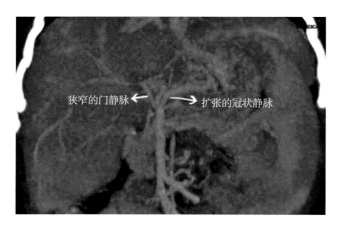

图4-3-1·上腹部CTA检查提示肝硬化，脾脏增大，门静脉主干明显狭窄，胃冠状静脉显著扩张

### 临床诊断

胆管闭锁，肝硬化失代偿期，门静脉高压症。

### 多学科讨论关键问题

如何确保冠状静脉以下水平的门静脉主干有足够大的管径，重建后门静脉主干全程无狭窄部分？

### 治疗经过

完善患儿术前准备后，于2016年5月行左外叶活体肝移植术。术中探查见第一肝门处门静脉纤细，门静脉血管壁质地僵硬，冠状静脉代偿性扩张。切除病肝后将受体纤细门静脉行纵行剖开至扩张的冠状静脉水平，将从受体病肝上获取的自体门静脉矢状段血管补片材料与切开的门脉主干行侧侧吻合，扩大门静脉主干管径，再将重建的、管径合适的门静脉与供肝门静脉进行吻合。胆道行Roux-en-Y胆肠吻合，各吻合口满意，术中出血约150 mL，输RBC 1U（图4-3-2）。

术后16个月复查上腹部CTA，显示门静脉走行正常、管腔通畅，肝内门静脉充盈良好。

### 案例分析

胆道闭锁儿童门静脉发育不良以门静脉主干管径狭小或血管硬化为特征，其成因多为Kasai手术后反复发作的胆管炎刺激或肝门部肿大淋巴结对门静脉的压迫，是婴幼儿肝移植血管重建的一大难题。小儿活体肝移植中发生门静脉血流流速低的风险约为10%[1]，而门静脉发育不全的患者中

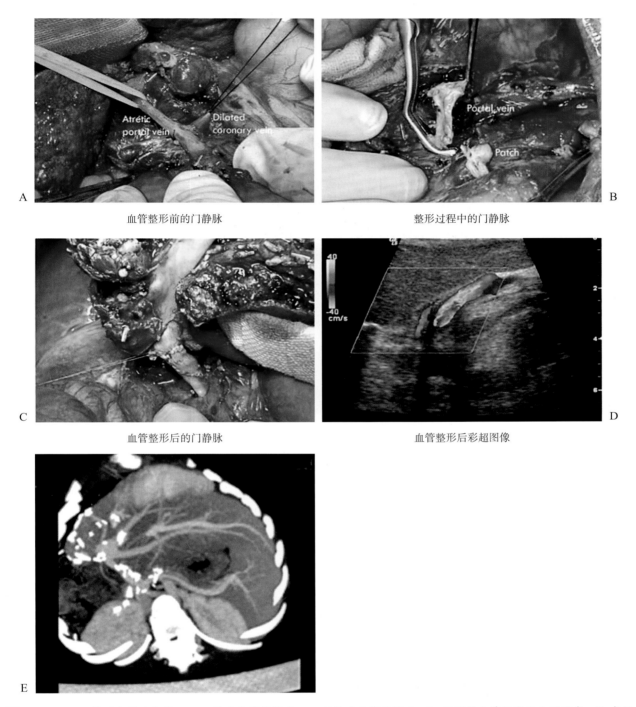

图4-3-2·A. 门静脉血管重塑前。B. 门静脉血管重塑时。C. 门静脉血管重塑后。D. 门静脉血管重塑后血流满意。E. 术后
CT检查。atretic portal vein，萎缩闭塞的门静脉；dilated coronary vein，扩张的冠状静脉；portal vein，门静脉；patch，补片

这个比例将更高。严重门静脉发育不全的患儿需进行静脉成形术。在脾静脉及肠系膜上静脉接合
处行吻合[2, 3]或通过血管补片来扩大门静脉管径[4]等方法可以有效维持移植后的门静脉通畅性及移
植物功能。但有数据表明，这些干预性的门静脉重建会增加移植术后门静脉栓塞的风险[5, 6]。而供
体或受体血管移植物的获取都会增加手术创伤及血管重建的时间，将门静脉截断至SMV和SV汇
合处也会增加术中出血和术后乳糜性腹腔积液的风险。因此，笔者团队首创了利用自体门静脉补

片将门静脉冠状静脉以上水平门静脉管径增大的血管重建技术（图4-3-3）。该技术使用受体自体肝内门静脉组织作为整形用补片，避免了供者不必要的额外损伤的同时提供了理想的组织相容性，同时对冠状静脉分叉的使用简化了门静脉游离的步骤，降低了手术难度和术后并发症的风险。

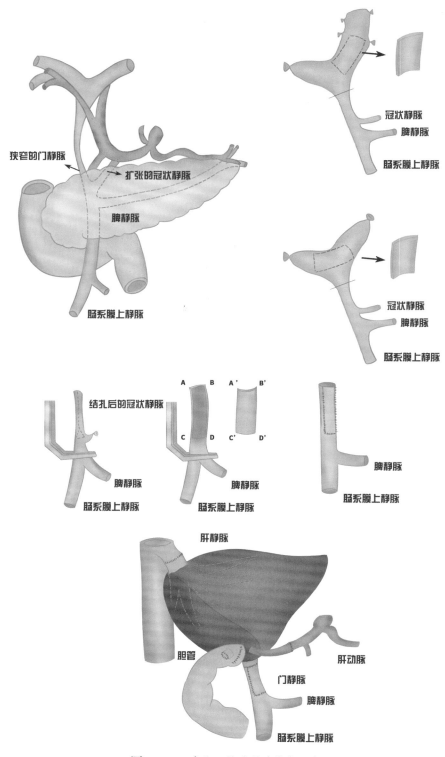

图4-3-3 · 自体门静脉补片技术示意图

## 专家点评

儿童肝移植的门静脉重建是至关重要的手术环节，必须保证门静脉重建后持续充分的血流。门静脉管径偏细、门静脉血流离肝、供肝体积较大是门静脉重建的风险因素。通过使用自体补片对管径明显缩小的门静脉主干进行整形，扩大管径，能获得十分理想的效果。笔者团队目前已经完成累计21例使用该技术的活体肝移植病例，19例获得成功。该技术的关键在于应确保冠状静脉以下水平的门静脉主干有足够大的管径，重建后门静脉主干全程无狭窄部分。另外，冠状静脉和门静脉的解剖关系也是需要注意的，当冠状静脉直接汇入门静脉时，可以选择将补片直接插入冠状静脉-门静脉主干水平，当冠状静脉汇入脾静脉时，补片应整形在肠系膜上静脉和脾静脉汇合水平。做到这些细节，受体门静脉的管径将得到全程的显著扩张，大大降低了门静脉重建失败风险。

（封明轩 编写；罗毅 校稿）

## · 参考文献 ·

[1] Lin TL, Chiang LW, Chen CL, et al. Intra-operative management of low portal vein flow in pediatric living donor liver transplantation[J]. Transpl Int, 2012, 25(5): 586–591. doi: 10.1111/j.1432-2277.2012.01464.x. Epub 2012 Mar 26.

[2] Tokunaga Y, Tanaka K, Yamaoka Y, et al. Portal vein graft in living related hepatic transplantation[J]. J Am Coll Surg, 1994, 178(3): 297–299.

[3] Goldstein RM, Secrest CL, Klintmalm GB, et al. Problematic vascular reconstruction in liver transplantation. Part I[J]. Arterial Surgery, 1990, 107(5): 540–543.

[4] Marwan IK, Fawzy AT, Egawa H, et al. Innovative techniques for and results of portal vein reconstruction in living-related liver transplantation[J]. Surgery, 1999, 125(3): 265–70. PMID: 10076610.

[5] Neto JS, Fonseca EA, Feier FH, et al. Analysis of factors associated with portal vein thrombosis in pediatric living donor liver transplant recipients[J]. Liver Transpl, 2014, 20(10): 1157–1167.

[6] Nikitin D, Jennings LW, Khan T, et al. Twenty years' follow-up of portal vein conduits in liver transplantation[J]. Liver Transpl, 2009, 15(4): 400–406.

# 常用术语缩略词英汉对照

| AAT | alpha-1-antitrypsin | α1-抗胰蛋白酶 |
|-----|---------------------|--------------|
| ACLF | acute on chronic liver failure | 慢加急性肝衰竭 |
| ACR | acute cellular rejection | 急性细胞性排斥反应 |
| AFP | alpha fetoprotein | 血清甲胎蛋白 |
| AGT | alanine glyoxylate aminotransferase | 丙氨酸乙醛酸转氨酶 |
| ALGS | Alagille syndrome | Alagille综合征 |
| ASCVD | atherosclerotic cardiovascular disease | 动脉粥样硬化性心血管疾病 |
| BCKAD | branched chain keto acid dehydrogenase complex | 支链酮酸脱氢酶复合体 |
| BL-PTLD | Burkitt post-transplantation lymphoma | 移植后的Burkitt淋巴瘤 |
| CAPV | congenital absence of portal vein | 先天性门静脉缺失 |
| CEPS | congenital extrahepatic portosystemic shunt | 先天性肝外门-体静脉分流 |
| CHD | congenital heart disease | 先天性心脏病 |
| CLTR | China Liver Transplant Registry | 中国肝移植注册中心 |
| CMV | cytomegalovirus | 巨细胞病毒 |
| CNI | calcineurin inhibitor | 钙调磷酸酶抑制剂 |
| COSSH | Chinese Group on the Study of Severe Hepatitis B | 中国重症乙型病毒性肝炎研究小组 |
| CTLN2 | adult onset type Ⅱ citrullinemia | 成年发作Ⅱ型瓜氨酸血症 |
| DDI | donor-derived infection | 供者来源感染 |
| EASL | European Association for the Study of the Liver | 欧洲肝病协会 |
| EBV | Epstein-Barr virus | EB病毒 |
| FAH | fumarylacetoacetate hydrolase | 延胡索酰乙酰乙酸水解酶 |
| FH | familial hypercholesterolemia | 家族性高胆固醇血症 |
| FIC | familial intrahepatic cholestasis | 家族性肝内胆汁淤积症 |

| FTTDCD | failure to thrive and dyslipidemia caused by citrin deficiency | 希特林蛋白缺乏所致发育异常及血脂异常 |
|--------|------|------|
| G6PD | glucose-6-phosphates dehydrogenase | 葡萄糖-6-磷酸脱氢酶 |
| GRWR | graft to recipient weight ratio | 移植物受体体重比 |
| GSD | glycogen storage disease | 糖原贮积症 |
| HB | hepatoblastoma | 肝母细胞瘤 |
| HHT | hereditary hemorrhagic telangiectasia | 遗传性出血性毛细血管扩张症 |
| HoFH | homozygous familial hypercholesterolemia | 纯合子家族性高胆固醇血症 |
| HPS | hepatopulmonary syndrome | 肝肺综合征 |
| HPVB19 | human parvovirus B19 | 人微小病毒 B19 |
| HT-1 | hepatorenal tyrosinemia | 肝肾酪氨酸血症 |
| ILTS | International Liver Transplantation Society | 国际肝移植学会 |
| LCH | Langerhans cell histiocytosis | 朗格汉斯细胞组织细胞增生症 |
| LDH | lactate dehydrogenase | 乳酸脱氢酶 |
| LDL-C | low-density lipoprotein cholesterol | 低密度脂蛋白胆固醇 |
| MDS | mitochondrial DNA depletion syndrome | 线粒体 DNA 耗竭综合征 |
| MMF | mycophenolate mofetil | 吗替麦考酚酯 |
| MSUD | maple syrup urine disease | 枫糖尿症 |
| mtDNA | mitochondrial DNA | 线粒体 DNA |
| nDNA | nucleus DNA | 核 DNA |
| NICCD | neonatal intrahepatic cholestasis caused by citrin deficiency | 希特林蛋白缺乏所致新生儿肝内胆汁淤积症 |
| NPD | Niemann-Pick Disease | Niemann-Pick 病 |
| NTBC | 2-(2-nitro-4-trifluoromethylbenzoyl)-1, 3-cyclohexanedione | 尼替西农 |
| OTC | ornithine transcarbamylase | 鸟氨酸氨甲酰转移酶 |
| OTCD | ornithine transcarbamylase deficiency | 鸟氨酸氨甲酰基转移酶缺乏症 |
| PA | propionic acidemia | 丙酸血症 |
| PH | primary hyperoxaluria | 原发性高草酸尿症 |
| PoPH | portopulmonary hypertension | 门肺动脉高压 |
| PPHN | persistent pulmonary hypertension of the newborn | 新生儿持续性肺动脉高压 |
| PTLD | post-transplant lymphoproliferative disorder | 移植后淋巴增殖性疾病 |
| SOS | sinusoidal obstruction syndrome | 肝窦阻塞综合征 |
| TIPS | transjugular intrahepatic portosystemic stent shunt | 经颈静脉肝内门-体静脉分流术 |